# Linfedema

"En una época en la que existen pocos recursos, este libro responde a un llamado desesperado por parte de las mujeres con cáncer de mama. Increíblemente bien escrito –conciso y fácil de leer– *Linfedema* transmite con exactitud la información que los pacientes desean. El conocimiento práctico y la guía en cuanto a aplicación de tratamientos aquí reunidos satisfacerá a todos los posibles lectores a través de un tono enfático y de empoderamiento.

"Este libro, además de ser una adición bienvenida a cualquier biblioteca de consulta, es una buena recomendación para agregarse a la biblioteca personal de los pacientes. Su bajo costo hace que esta información sea accesible para muchas personas, así como un gran hallazgo".

— *Oncology Nursing Forum*

"Si eres una de esas miles de mujeres que sufre de linfedema, una complicación común de la cirugía y el tratamiento de cáncer de mama, recupera el ánimo. Hunter House acaba de publicar *Linfedema,* el primer libro en proveer información clara acerca de esta condición crónica, el cual describe técnicas específicas de tratamiento y –quizás lo más importante– enseña a las mujeres que el alivio está en sus propias manos.

"Los autores conocen a fondo el tema: Jeannie Burt es sobreviviente de cáncer de mama y paciente de linfedema; Gwen White es su fisioterapeuta. Su texto es meticuloso, fácil de leer, y ofrece lecciones prácticas de alivio.

"Mientras arroja luz sobre una condición que suele pasarse por alto, la fortaleza de este libro radica no solo en su contenido, sino en el espíritu de la esperanza que genera".

— MAMM

"[Las autoras] han escrito un libro enfocado en la educación del paciente y su fortalecimiento, al mismo tiempo recopilan una amplia gama de información y conocimientos que ofrecen una excelente fuente para los médicos".

— *Physical Therapy*

"Para mí, en lo personal, el libro validó el tratamiento que yo recibí para mi cáncer. Además, tuve un sentimiento renovado de agradecimiento por la atención recibida y por la buena fortuna de haber sido tratada por médicos que se preocuparon y que fueron minuciosos en todos los aspectos y las ramificaciones de mi cáncer".

*ente Journal*

**Ordering**

Trade bookstores in the U.S. and Canada please contact

Publishers Group West
1700 Fourth Street, Berkeley CA 94710
Phone: (800) 788-3123     Fax: (800) 351-5073

For bulk orders please contact
**Special Sales**
Hunter House Inc., PO Box 2914, Alameda CA 94501-0914
Phone: (510) 899-5041     Fax: (510) 865-4295
E-mail: sales@hunterhouse.com

Individuals can order our books by calling **(800) 266-5592**
or from our website at **www.hunterhouse.com**

# Linfedema

## UNA GUÍA DE PREVENCIÓN Y SANACIÓN PARA PACIENTES CON CÁNCER DE MAMA

SEGUNDA EDICIÓN REVISADA

Jeannie Burt  Gwen White, T.F.

PUBLISHERS

Hunter House Inc., Publishers
PO Box 2914
Alameda CA 94501-0914

**Library of Congress Cataloging-in-Publication Data**

Burt, Jeannie.
[Lymphedema. Spanish]
Linfedema : una guía de prevención y sanación para pacientes con cáncer de mama / Jeannie Burt y Gwen White, PT.
pages    cm
Translation of: Lymphedema : a breast cancer patient's guide to prevention and healing, c2005.
Includes bibliographical references and index.
ISBN 978-0-89793-644-6 (pbk.)      ISBN 978-0-89793-656-9 (ebook)
1. Lymphedema. 2. Breast — Cancer — Treatment — Complications.
I. White, Gwen (Gwendolyn Mae)  II. Title.
RC646.3.B8718 2013
616.99'449 — dc23                                                    2012041682

**Project Credits**

Cover Design: Kathy Warriner;
Spanish edition revisions: Jinni Fontana
Book Production: John McKercher
Translator: Dominique Reynolds
Copy Editor: E. Tonatiuh Trejo Gómez
Proofreader: Peonia Kempenich
Indexer: María Yolanda Rivera
Managing Editor: Alexandra Mummery
Publicity Coordinator: Martha Scarpati

Acquisitions Coordinator:
Susan Lyn McCombs
Special Sales Manager: Judy Hardin
Rights Coordinator: Candace Groskreutz
Customer Service Manager:
Christina Sverdrup
Order Fulfillment: Washul Lakdhon
Administrator: Theresa Nelson
Computer Support: Peter Eichelberger
Publisher: Kiran S. Rana

Printed and bound by Bang Printing, Brainerd, Minnesota
Manufactured in the United States of America

9 8 7 6 5 4 3 2 1      Second Edition      13 14 15 16 17

# contenido

*Primera Parte:*
*LINFEDEMA: ¿QUÉ ES y CÓMO se PREVIENE?*

*Segunda Parte:*
*TRATAMIENTO para LINFEDEMA*

*Tercera Parte:*
*MÁS ALLÁ de los TRATAMIENTOS*
*CONVENCIONALES*

## Nota Importante

El material de este libro intenta proporcionar una revisión de la información existente en cuanto al linfedema y su tratamiento. No se han escatimado esfuerzos para proporcionar información precisa y fiable. El contenido de este libro ha sido recopilado por medio de investigación profesional y consultado con médicos profesionales. Sin embargo, estos mismos profesionales de la salud tienen diferentes opiniones y la investigación médica y científica avanza muy rápidamente, así que parte de la información puede resultar obsoleta al momento de su lectura.

Por lo tanto, la editorial y los autores, igual que cualquier profesional citado en el libro, no se hacen responsables por errores, omisiones o material obsoleto, tampoco por el resultado de la aplicación de la información de este libro en un programa de autocuidado aun bajo la supervisión de un practicante autorizado. Si tiene dudas acerca de la aplicación de la información que se describe en este libro, consulte a un profesional de la salud calificado.

# *prólogo*

La difusión y el conocimiento sobre la rehabilitación física oncológica, particularmente referente al linfedema, están severamente subdesarrollados en México y Latinoamérica. El deterioro de la calidad de vida de una paciente con linfedema está sumamente subestimado por la institución médica, los gobiernos, los grupos de apoyo y los seguros de gastos médicos. El linfedema no es simplemente una hinchazón de un brazo; es una limitación real para la vida normal de la paciente y un riesgo latente de problemas graves de salud física y emocional si no se trata correctamente.

El linfedema comienza gradualmente y las molestias iniciales son a veces poco perceptibles. Sin embargo, sin la fisioterapia especializada adecuada, el linfedema puede producir la incapacidad para trabajar, altos riesgos de infecciones, problemas de columna vertebral y hasta la pérdida del brazo por amputación. Sin subestimar el sufrimiento por el que atraviesan las pacientes durante sus tratamientos oncológicos, algunas de ellas han declarado que preferirían haber muerto de cáncer que vivir con linfedema grave, el cual les ha robado por completo su calidad de vida.

El tratamiento del linfedema comenzó en México en 1999 con un enfoque multidisciplinario. Durante todos estos años se ha difundido en congresos oncológicos, libros de texto médicos, en revistas médicas, programas de radio y televisión y en el Consenso Nacional de Cáncer de Mama. Mientras que los esfuerzos han sido constantes, todavía existe una gran oportunidad de concientización sobre la existencia del tratamiento. Cirujanos oncólogos y oncólogos médicos deben referir a las pacientes a fisioterapia especializada desde el mismo día de la cirugía. La previsión social gubernamental y los seguros de gastos médicos deben incorporar estos tratamientos a su cobertura básica. Las escuelas de oncología deben incluir la existencia de la terapia del linfedema en sus temarios. Las escuelas de fisioterapia deben diferenciar los tratamientos indicados para sistemas linfáticos sanos –contraindicados para pacientes a quienes se les han retirado ganglios axilares–, de la terapia especializada para pacientes oncológicas.

El linfedema se puede prevenir antes de que aparezca, y se puede reducir y controlar una vez que se ha desarrollado. La calidad de vida de la paciente es el siguiente paso obligado una vez que su tratamiento oncológico le ha salvado la vida. Este libro proporciona las herramientas necesarias para que el linfedema no sea un obstáculo más en el camino.

— Isabelle Aloi-Timeus Salvato, Licenciada en Terapia Física
Clínica de Rehabilitación Física para Pacientes con Cáncer
Centro de Cáncer
Hospital ABC Observatorio, México D.F.

# prólogo

Estoy encantada de que se me haya pedido escribir el prólogo de este libro.

El linfedema es una complicación postcáncer que ha sido ignorada en gran medida. Algunas personas simplemente nacen con insuficiencia linfática y han tenido esta condición durante muchos años. En la mayoría de los casos, se les ha dicho a los pacientes que tienen que vivir con el linfedema y que no hay nada que se pueda hacer por ellos. Esto simplemente no es verdad.

Conforme nuestro conocimiento ha crecido a través de los años, los procedimientos de tratamiento han mejorado considerablemente, igual que nuestro entendimiento de la enfermedad. Se han desarrollado enormemente las técnicas de diagnóstico y hay mayor conciencia acerca de esta condición por parte de los médicos y el público en general.

Un diagnóstico temprano y un plan de tratamiento inmediato individualizado, con educación acerca de la autoaplicación, son esenciales. Mantener este cuidado personal reducirá las molestias y solo tomará un poco de tiempo cada día. Esto significa que el enfoque de vida del paciente no habrá de centrarse en su linfedema, sino en lo que puede lograr y disfrutar sin futuras complicaciones. Este cuidado personal repercute de forma positiva en su autoestima y bienestar, mismos que quedan en sus propias manos.

En todo el mundo existen grupos de apoyo para pacientes. La Lymphoedema Association of Australia (LAA; Asociación Linfática de Australia) fue uno de los primeros en formarse (en 1982), y nuestra primera junta grande de pacientes se llevó a cabo en Adelaide, Australia, en el congreso del International Society of Lymphology (Internacional de la Sociedad de Linfología), en 1985. Hoy el conocimiento del cuidado del paciente y su tratamiento se han extendido a la mayor parte de los países del mundo, los sitios de internet proporcionan recursos valiosos y este libro es una publicación importante desde varios puntos de vista.

En primer lugar, proporciona información clara acerca de lo que es el linfedema y por qué ocurre. En segundo lugar, describe procedimientos de tratamiento para satisfacer una amplia gama de necesidades y destaca que el linfedema puede tratarse exitosamente. De aún más valor todavía es que proporciona esperanza a los pacientes para su futuro, ya que después de leerlo sabrán que no están solos y que hay muchas vías de ayuda y apoyo disponibles.

Felicito a los autores por su persistencia en este proyecto y por un trabajo bien hecho. Les deseo todo el éxito. Estoy segura de que será extremadamente útil para personas con linfedema y que les dará esperanza y valentía para manejar mejor su condición. La enfermedad no debe gobernar la vida de los pacientes; con cuidados y el entendimiento de ésta, las personas con linfedema pueden tener una vida plena.

— Judith R. Casley-Smith, MD

Malvern, Australia

# agradecimientos

Llevar a buen puerto un libro como éste no sería posible sin los esfuerzos y la dirección de muchas personas, y queremos agradecer a todos aquéllos que hicieron de este libro una realidad. Estamos especialmente en deuda por el apoyo, estímulo y la pericia de los doctores Stephen Chandler, James Schwarz, Daniel Ladizinsky, Wayne Gilbert, Jai Nautiyal, Edythe Vickers, Judith R. Casley-Smith y Robert Lerner. Tenemos una deuda de gratitud con el profesionalismo y la visión de Saskia R.J. Thiadens, RN; Ruth Bach, MEd, LPC; Izetta Smith, MA; Vicki Romm, LCSW; Fern Carness, MPH, RN; Ruth Coopee, MOT, OTR/CHT, MLD/CKT, y Kristie Lackey, PTA.

También queremos agradecer a Joan Weddle, Shirley Schreiner, Kathryn Tierney, Nancy Espinoza, RN; Barbara Henarie, Julene Fox, Nancy Friedemann, RN; Vera Wheeler, RN, y Emma Garza por regalarnos su tiempo y conocimientos. Sin su generosidad este libro no hubiera sido posible.

Tenemos que agradecer a las siguientes personas por el conocimiento que han compartido acerca del linfedema: los Vodder, quienes desarrollaron los primeros tratamientos; los Foeldi, quienes hicieron técnicas de tratamiento más ampliamente disponibles; Dres. John R. y Judith Casley-Smith, cuya Lymphoedema Association of Australia (Asociación Linfática de Australia) realiza investigaciones en todo el mundo y promueve la educación; Dr. Robert Lerner, un pionero que trajo el tratamiento para el linfedema y programas de entrenamiento a los Estados Unidos; Dres. Charles y Marlys Witte, por su apoyo a la investigación con la International Society of Lymphology (Sociedad Internacional de Linfología), y Saskia Thiadens, quien por años se ha dedicado a impartir educación respecto al linfedema y ha proporcionado un medio por el cual los profesionales de la salud pueden comunicarse entre sí, al fundar la National Lymphedema Network (Red Nacional de Linfedema).

# prefacio

Escribimos este libro con el objetivo de que sea claro y útil para los pacientes y sus familias. Queríamos que fuera fácil de entender, ya que nos dimos cuenta de que en su mayoría los lectores no tendrían un vocabulario médico. Inevitablemente, sin embargo, una parte del material es bastante técnico, especialmente en los primeros tres capítulos, que contienen una gran cantidad de información sobre fisiología. Sin embargo, querido lector, por favor tenga en cuenta que no necesita entender cada pedazo de información que se presenta para aprender y aplicar técnicas que previenen, tratan el linfedema o brindan maneras de vivir con él. Si usted lo desea, examine rápidamente el material más complicado. Incluso sin un entendimiento profundo de todo puede captar lo que importa para su salud.

Trabajamos como equipo, pero cada quien se enfocó en partes del libro que corresponden a su especialidad. Gwen White, quien tiene más de treinta años de experiencia como fisioterapeuta, escribió los capítulos técnicos; Jeannie Burt, quien tiene linfedema, escribió los estudios de casos y algunos de los últimos capítulos. Abajo se encuentran nuestras historias personales –que hicieron posible este libro– así como información acerca de nuestros consejeros en el proyecto.

Esperamos que encuentre esta publicación informativa y reconfortante. También deseamos que le proporcione un medio para encontrar ayuda para su linfedema y pueda así lidiar con él y librarse de cualquier impacto negativo que tenga en su vida. Continúe leyendo. Existe ayuda, y con la ayuda viene la esperanza.

## La Historia de Jeannie Burt

Yo sé de linfedema. Lo tengo desde mayo de 1997, apenas unas semanas después de que terminé la quimioterapia y la radiación para el cáncer de mama.

La inflamación fue gradual al principio y pensé que se quitaría. Luego, un fin de semana caliente y húmedo, después de trasplantar un sinnúmero de margaritas, se disparó. Mi brazo entero estaba cubierto de grumos blancos carnosos. Me empezó a doler el hombro. Mi codo se hinchó y se puso caliente.

El lunes intenté llamar a mi oncólogo. La recepcionista me dijo que estaría fuera por una semana. ¡Una semana! ¡Una vida entera! Traté de convencerme de que podía esperar a que el doctor regresara, de que todo estaría bien. Pero la verdad es que me entró pánico. No podía dormir en la noche. Mi imaginación se disparó como cuando era niña e imaginaba demonios. ¿Cuánto más asimétrico y enorme se iba a poner mi brazo antes de que pudiera hablar con mi doctor? Levantaba el brazo y lo sacudía. Me sentía totalmente fuera de control. Las sábanas de la cama se enrollaron alrededor de mí al mismo tiempo que yo exprimía mi codo y realizaba algunos ejercicios con la mano, Pero en la mañana mi brazo continuó hinchado.

Me estaba convirtiendo en una bruja consumida por la preocupación. Mis padres me llamaron desde su granja a 300 kilómetros de distancia. Les hablé acerca de la inflamación y me enfurecí cuando no mostraron la preocupación que yo pensé que merecía. Mi marido estaba preocupado y perplejo y parecía que también se sentía indefenso ante la situación. Parece que nadie entendía por qué esto me molestaba tanto después de todo lo que había pasado con el cáncer. Pero así era.

No podía esperar a que regresara mi doctor. Tenía que hacer algo, tenía que tomar alguna especie de acción. Decidí averiguar todo lo posible acerca de las causas de la inflamación, así que indagué en la pila de papeles que me dio la clínica cuando recién me diagnosticaron el cáncer de mama. Revisé páginas que describían las drogas de las quimios, un manual para fabricar sombreros y bufandas para cabezas sin pelo, resmas de exenciones de responsabilidad e instrucciones de qué no comer antes de la cirugía. Solo había una línea miserable que mencionaba una posible inflamación y le dio nombre a mi padecimiento: linfedema. Cuando regresó mi esposo a casa, después de un día de trabajo, agité la hoja de papel en su cara y grité: "¡Al menos ya tengo un nombre para ésto!" Fui a la biblioteca. Estaría exagerando si dijera que la biblioteca tenía casi nada acerca del linfedema. Dos libros de cáncer de mama lo mencionaban en un total de tres párrafos. Ambos libros decían que no había mucho por hacer.

Me sentí totalmente perdida y desamparada. La autocompasión no es un sentimiento que usualmente esté presente en mí. Y déjenme decirles que estaba revolcándome en ella.

Mi oncólogo finalmente regresó de su viaje. Su voz sonaba amable y tranquila por teléfono. Me habló de Gwen, una fisioterapeuta cuya especialidad era linfedema, y me aseguró que existían nuevas técnicas para lidiar con él. Ahora me doy cuenta de lo afortunada que fui porque mi médico haya sabido de linfedema y cómo conseguirme ayuda. La mayoría de los doctores, parece, aún no saben que es posible apoyar a sus pacientes.

Mi plan de terapia comenzó. Gwen no solo me trató el linfedema, también me instruyó acerca de cómo ayudarme a mí misma. saber qué hacer hizo que regresara mi sentido de poder y control. Y Gwen no solo me ayudó a mí, además tomó tiempo de su tremendamente ocupada vida para colaborar en este libro para que otros no tengan que sufrir la zozobra terrible por la que yo pasé.

Mi vida es ahora como yo quiero. Aunque mi brazo no ha regresado por completo a su tamaño y forma original, creo que hoy tengo las herramientas para que lo haga, invirtiendo tiempo y esfuerzo. El linfedema ya no es una voz demandante en mi vida, es simplemente un susurro. Pienso que un extraño jamás notaría que tuve linfedema. Sé que siempre seré vulnerable a otro episodio de inflamación, así que todavía procuro seguir las instrucciones de Gwen. No es un mal resultado.

Si usted tiene linfedema o simplemente está preocupado por su potencial de desarrollarlo, por favor continúe leyendo. Si alguien –su doctor, enfermera o quien sea– le dice que no hay nada por hacer referente a esta condición, no le crea. Hay mucho por hacer amigos. La información en este libro debe ayudarle.

## La Historia de Gwen White

Recuerdo la primera vez que escuché el término drenaje linfático manual. Fue en 1996 y llevaba más de veintidós años laborando como fisioterapeuta. Trabajaba en una clínica de trastornos temporomandibulares con pacientes que sufrían de dolor facial y de cabeza. También era instructora de salud. Mi tercer trabajo (y el más importante) era ser madre de tres niños que en ese momento tenían menos de once años. Un día en una junta de personal, mi jefe anunció que el departamento de oncología en nuestra organización de mantenimiento de salud lo estaba presionando para entrenar a una terapeuta que proporcionara un nuevo tratamiento –masaje linfático– a pacientes con linfedema. Evidentemente algunos pacientes bien informados habían estado insistiendo en recibir la terapia. Mi jefe pidió un voluntario. Mi vaso parecía estar ya bastante lleno (de hecho, a veces se desbordaba), empero ser voluntaria cruzó mi mente por solo un segundo, al preguntarme de qué se trataba este tratamiento y quién querría trabajar con personas que habían tenido cáncer.

Nadie se ofreció. Mi jefe anunció que alguien del personal *iría* a Anaheim la siguiente semana por cuatro días –todo incluido– a capacitarse para el manejo de linfedema en pacientes con cáncer de mama, y él escogería al susodicho si nadie se ofrecía como voluntario. Mentalmente revisé mi horario, el horario de mis hijos, el de mi esposo, y decidí que podía hacer arreglos para ir. Levanté la mano. Pensé que me vendría bien un descanso de mi horario normal, y cuatro días en el Hyatt Regency sonaron maravillosos, sin importar qué fuera esto del masaje linfático.

El giro del destino que resultó de haber levantado la mano me ha llevado a un viaje fascinante. Es chistoso cómo a veces, si damos un paso al frente, una puerta se abre y nos encontramos con algo inesperado y maravilloso. Trabajar con el linfedema ha sido una de las cosas más emocionantes que he hecho. He sido desafiada y estimulada como nunca antes. Completé la certificación Vodder a través de la escuela del Dr. Vodder de Norteamérica, he asistido varias veces a las clases de recertificación y he aprobado la certificación de la Lymphedema Association of North America (LANA; Asociación Linfática de Norteamérica) para terapeutas de linfedema. He asistido a conferencias acerca del cáncer de mama, varias conferencias de la National Lymphedema Network (Red Nacional de Linfedema), a muchos talleres distintos de linfedema y cursos de liberación miofascial, trabajo de cicatriz, Kinesiotaping, vendaje y apoyo a pacientes. Me uní a un grupo local de terapeutas de linfedema que se juntan mensualmente.

He leído todo lo posible acerca del linfedema (la cantidad de material aumenta cada año) y he desarrollado dos programas de linfedema –uno en la organización que me entrenó y me apoyó mientras aprendía acerca de la afección, y otro en la pequeña clínica de terapia física que posee mi marido–. Colaboré para escribir este libro y ahora lo estoy actualizando con todas las cosas que he aprendido en los últimos seis años. Espero que la segunda edición ofrezca beneficios aún mayores a los lectores.

He tenido el privilegio de trabajar durante los últimos años con una maravillosa asistente de terapia física, Kristie Lackie, quien también se certificó por LANA. He aprendido de su perspicacia y manera de resolver problemas creativamente. Mi trabajo como terapeuta de linfedema me sigue emocionando. Nunca he trabajado con herramientas y técnicas tan efectivas (funcionan para casi todos) y tan necesarias para un grupo de pacientes que previamente tenían pocas maneras de ayudarse a sí mismos. Es emocionante trabajar con pacientes motivados en su tratamiento. Llegué a comprender que los pacientes que han tenido cáncer son personas muy especiales. Muchos han sido verdaderamente transformados por sus experiencias y ven el mundo diferente. Ha sido un regalo conocer y trabajar con tantos de ellos.

He recibido comentarios gratificantes por parte de terapeutas de todo el mundo que recomiendan este libro a sus pacientes y me han dicho lo útil que les ha sido. Me conmueve mucho cuando los pacientes me comentan cuánto aprecian el libro o cómo el libro les ayudó a entender mejor el linfedema, tranquilizándolos al saber que pueden hacer algo al respecto. Ésa es la razón por la que Jeannie y yo lo escribimos en primer lugar: para que la gente tuviera acceso fácil a algunas herramientas sencillas que podrían ayudarlos inmediatamente.

Conforme lean *Linfedema*, nuestra esperanza es que encuentren algo que les ayude. Encuentren las partes del libro aplicables a su caso, intenten cosas diferentes y vean qué les funciona. Quizás usted se verá reflejado en algunas de las historias; o quizás solo quiera aprender aspectos de autocuidado; quizás leerá cada palabra de la información médica también. El tratamiento del linfedema no es una ciencia exacta, lo que ayuda a una persona puede no ayudar otra. No hay dos pacientes que tengan necesidades o metas iguales. Nuestra creencia es que cada persona debe aprender lo máximo posible para entender mejor la enfermedad y los tratamientos disponibles, luego hacer lo necesario para manejar efectivamente su condición en el nivel que sea correcto para poder continuar con su vida. Haga que el manejo de linfedema encaje con usted y con su situación.

## Acerca de los Asesores de Este Libro

*Stephen Chandler, MD,* asistió a la Facultad de Medicina de la McGill University (Universidad McGill), en Montréal, y terminó una pasantía durante su rotación en los University of California County Hospitals (Hospitales de Condado de la Universidad de California). Pasó tres años durante la Guerra de Vietnam como cirujano de vuelo en evacuaciones aéreas. Acabó una residencia en medicina interna en la Oregon Health and Science University (OHSU; Universidad de Ciencia y Salud de Oregon), donde también obtuvo una beca de investigación en hematología. Además de ejercer como oncólogo, administra a personas de otros países a través de grupos como Physicians for Social Responsibility (Médicos por la Responsabilidad Social) y Northwest Medical Teams (Equipos Médicos del Noroeste). En este papel ha viajado a Jamaica, Bolivia, Nicaragua, Rusia, Botsuana y Finlandia.

*James A. Schwarz, MD,* asistió a la Princeton University (Universidad de Princeton), recibió su título de médico de la University of California in San Francisco (Universidad de California en San Francisco) y terminó su residencia en cirugía en la Stanford University (Universidad de Stanford). Continuó con una beca en investigación en el Roswell Park Cancer Institute (Instituto de Cáncer Roswell Park), en Búfalo, Nueva York. Desde 1988 ha tenido un consultorio de cirugía general en San José, California, y en Oregon. La mayor parte de su práctica atiende a pacientes oncológicos.

*Edythe Vickers, ND, LAc, BSc,* obtuvo su licenciatura de la University of Toronto (Universidad de Toronto), su licencia en el campo de acupuntura y hierbas chinas del Oregon College of Oriental Medicine (Colegio de Medicina Oriental de Oregon) en 1986 y su licenciatura en medicina naturopática en el National College of Naturopathic Medicine (Colegio Nacional de Medicina Naturopática), en 1987. Ejerce desde 1987.

*Wayne Gilbert, MD,* asistió a la facultad de medicina en la St. Louis University (Universidad de St. Louis), terminó su pasantía en la Oregon Health and Science University (Universidad de Ciencia y Salud de Oregón) e hizo su residencia quirúrgica en el Legacy Emanuel Hospital and Health Center (Hospital y Centro de Salud Legacy Emanuel) y en el Programa de Residencia Kaiser en Portland, Oregón. Ha estado ejerciendo como cirujano general durante diez años.

*Jai Nautiyal, MD,* asistió a la Facultad de Medicina de la University of Chicago (Universidad de Chicago), donde terminó su residencia, después ejerció durante siete años en el departamento de Radiación y Oncología Celular. Actualmente ejerce con Radiation Oncologists (Oncólogos Radiólogos), P.C., en Portland, Oregón.

*Daniel Ladizinsky, MD,* asistió a la University of Michigan Medical School (Facultad de Medicina de la Universidad de Michigan). Terminó su residencia quirúrgica en el University of Arizona College of Medicince (Colegio de Medicina de la Universidad de Arizona), donde se entrenó con los doctores Charles y Marlys Witte, quienes fundaron la International Society of Lymphology (Sociedad Internacional de Linfología). Actualmente ejerce como cirujano plástico en Oregón.

# primera parte

## LINFEDEMA: ¿QUÉ ES *y* CÓMO *se* PREVIENE?

# *1*

# *lo* BÁSICO *acerca del* LINFEDEMA

El sistema linfático humano es extenso y extremadamente complejo. En este capítulo hablamos de lo básico de este sistema y del linfedema en términos que pueden ser entendidos por casi todos. Sin embargo, aun con este enfoque en lo sencillo, la discusión es algo técnica. No se desanime si no entiende por completo. En capítulos posteriores verá que entender el sistema linfático a detalle no es esencial para tratar el linfedema con éxito. Repase estos primeros capítulos si desea y léalos de nuevo más adelante, cuando pueda retenerlo todo.

## ¿Qué es el Linfedema?

El linfedema es la inflamación, normalmente de los brazos o de las piernas, que ocurre como resultado de un sistema linfático defectuoso (ver Figura 1.1). El sistema linfático de una persona puede dañarse en una variedad de maneras: por cirugía, radioterapia, lesión o incluso por infección. El daño puede ocurrir también por un simple deterioro de la conformación genética de la persona.

El sistema linfático forma parte tanto del sistema inmunológico como del sistema circulatorio. Usted verá más a detalle en capítulos posteriores que es el responsable de limpiar los tejidos corporales y de mantener el balance de fluidos. Específicamente, los vasos que integran el sistema linfático drenan el fluido excesivo de las células del cuerpo, junto con moléculas de proteína, bacterias, virus, productos de desecho celular y otras sustancias inservibles. Una vez que este fluido rico en proteínas llamado *linfa* ha entrado al sistema linfático, es transportado a través de los vasos linfáticos a los nódulos linfáticos, donde es filtrado y limpiado de los productos de desecho y otros materiales que sacó de las células. Eventualmente el líquido linfático se vuelve a unir con la sangre al fluir a las venas grandes justo antes de entrar al corazón. A diferencia del sistema sanguíneo circulatorio, que lleva sangre tanto hacia el corazón como fuera de él, el sistema linfático es un sistema de "una sola dirección"; esto es, lleva su fluido *desde* las células del cuerpo *hacia* el corazón.

Si el sistema linfático ha sido dañado el líquido linfático se puede estancar. La inflamación –o linfedema– ocurre cuando la cantidad de líquido en una zona es mayor a la capacidad del sistema linfático para sacarlo de ahí. Al linfedema también se le ha definido como "una acumulación anormal de proteínas tisula-

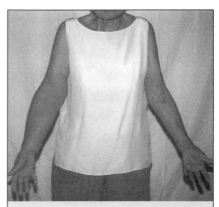

**Figura 1.1** *Paciente con linfedema en brazo derecho*

res, edema, e inflamación crónica en una extremidad".[1] Si la condición permanece sin tratamiento, el exceso de líquido linfático rico en proteínas puede proporcionar un lugar donde se cultivan bacterias que puede resultar en infección y retrasar la curación de heridas, debido a que las células tisulares reciben menos oxígeno.[2] La acumulación de líquido linfático a largo plazo eventualmente causa que los tejidos se engrosen y endurezcan (una condición llamada *fibrosis*), lo cual crea aún más resistencia al drenaje de líquido de la extremidad.

Si los nódulos linfáticos de una persona son removidos o radiados como parte del tratamiento para el cáncer, él o ella estarán en riesgo de desarrollar linfedema el resto de su vida. Algunas sobrevivientes del cáncer de mama –cerca de la mitad de ellas– nunca tendrá un linfedema visible. En otros casos la inflamación comienza inmediatamente después de la cirugía o radioterapia. Para otros puede no aparecer hasta varios años más tarde.[3] Algunos incluso pueden soportar un episodio de linfedema que dure semanas, desaparezca y pueda o no regresar.

## Causas y Tipos de Linfedema

El linfedema puede presentarse en cualquier persona –hombre, mujer o niño– por varias razones diferentes. Puede presentarse en cualquier parte del cuerpo, pero es más común en brazos, piernas o tejido mamario.

Algunas de las causas del linfedema son:[4]

* cirugía, en particular cuando se retiran los nódulos linfáticos durante el tratamiento de alguno de los siguientes tipos de cáncer: mama, próstata, ginecológico, cabeza o cuello, colon, melanoma o sarcoma.

* radioterapia, que mata las células tumorosas pero también produce tejido cicatrizal, que a su vez puede interrumpir el flujo normal del sistema linfático.

* trauma que interrumpe una zona del cuerpo que contiene nódulos linfáticos.

* infección, incluyendo linfangitis (inflamación o infección de los propios vasos linfáticos).

* cáncer, que por si solo puede bloquear el flujo de linfa.

* filariasis, una enfermedad que se encuentra en áreas endémicas de la parte Sudeste de Asia, India y África, causada cuando algunos parásitos llamados filaria entran en los vasos linfáticos que se ubican próximos a la superficie del cuerpo.

* parálisis o inmovilidad.

* insuficiencia venosa crónica (retorno anormalmente bajo de sangre de las piernas al tronco, a través de las venas).

* obesidad.

Cuando el linfedema es el resultado de alguna de estas causas se conoce como *linfedema secundario*. En cada caso, las probabilidades de desarrollar esta condición pueden incrementarse por ciertos factores contribuyentes. Estos pueden variar desde un traumatismo extenso a una lesión pequeña inconsecuente, como el tipo que resulta de un rasguño de gato, un piquete de insecto o actividades de la vida diaria como jardinería o tareas domésticas. Hasta un día caluroso o un vuelo en avión pueden desencadenar un episodio. Cierta paciente con linfedema que vino a la clínica de Gwen fue sometida a mastectomías bilaterales –la primera en 1957, la segunda en 1964–. No presentó problemas de inflamación durante treinta y tres años; de hecho, ni siquiera sabía que existía la probabilidad de desarrollar linfedema. Luego, durante un día caluroso de verano al estar empacando y levantando cajas en preparación para una mudanza, su brazo empezó a hincharse. Aunque nunca lo sabremos con seguridad, esta mujer quizás pudo haber evitado desarrollar linfedema si hubiera espaciado sus tareas pesadas a lo largo de varios días o las hubiera hecho en la parte más fresca del día. Desafortunadamente, no hubo manera de que supiera esto. Uno de los objetivos de este libro es informar acerca de los potenciales factores desencadenantes del linfedema y cómo evitarlos.

Como se menciona arriba, no todas las personas que se someten a radioterapia o extracción quirúrgica de nódulos linfáticos desarrollan linfedema. El sistema linfático remanente (vasos linfáticos) de muchas personas se dilata o forma circulación colateral o nuevos senderos. El Dr. James Schwarz, un cirujano con el que trabaja Gwen, explica que el sistema linfático varía enormemente entre personas, "Esto puede ayudar a explicar por qué, de las muchas mujeres que pasan por la misma cirugía y tratamientos, algunas desarrollan problemas con el linfedema mientras que otras no", dice.

Otro tipo de linfedema –uno que no se asocia a la cirugía o a la radioterapia– es causado por una malformación o un mal funcionamiento del sistema linfático, una condición conocida como *linfedema primario*. Puede presentarse al nacer (enfermedad de Milroy), desarrollarse en la pubertad (linfedema precoz) o desarrollarse después de los treinta y cinco años de edad (linfedema tardío). Comúnmente se relaciona con tener muy pocos vasos linfáticos; no está claro si las personas nacen con esta insuficiencia o se desarrolla con el tiempo. Algunos sugieren que el defecto está programado para causar atrofia o envejecimiento precoz de los vasos linfáticos al nacer, resultando en un drenaje inadecuado.[3] En la enfermedad de Milroy –un trastorno hereditario– existe una ausencia total de los vasos linfáticos iniciales (los vasos microscópicos en donde el líquido inicia su entrada al sistema linfático).[5] El linfedema primario afecta más a las mujeres que a los hombres. En el 95 por ciento de los casos, la inflamación se presenta en las piernas, pero puede desarrollarse en cualquier parte del cuerpo donde existan anormalidades estructurales que afecten el drenaje de linfa. El linfedema primario puede estar vinculado con la herencia o con síndromes genéticos, pero también puede desarrollarse sin ningún componente genético. Casi todos los tratamientos y recomendaciones que se sugieren en este libro pueden ser aplicados tanto al linfedema primario como al secundario. Sin embargo, nos concentraremos en el linfedema secundario, particularmente cuando se encuentra en la parte superior del cuerpo y sucede después del tratamiento para el cáncer de mama.

## Cirugía de Cáncer de Mama y los Nódulos Linfáticos

Desde principios de 1900 hasta décadas recientes, el tratamiento estándar para el cáncer de mama era la mastectomía radical: remover la mama, los músculos de la pared torácica y a veces los tejidos subyacentes, la piel de alrededor y los nódulos linfáticos localizados por arriba de la clavícula. Este procedimiento extensivo disminuía la recurrencia local del cáncer e incrementaba la taza de sobrevivencia. En décadas recientes, el tratamiento ha evolucionado hacia una cirugía más conservadora. Dos cirugías que en la actualidad son comunes son la mastectomía radical modificada y la cirugía conservadora de mama. En la *mastectomía radical modificada* se extirpa únicamente el tumor local y los ganglios linfáticos axilares; usualmente es seguida por radioterapia y/o quimioterapia. En cualquier caso, la extirpación de los nódulos linfáticos de la zona axilar se le llama *disección ganglionar axilar*. Más recientemente, los doctores han estado combinando la lumpectomía con un procedimiento llamado *biopsia del ganglio centinela*, seguido por quimioterapia y/o radioterapia.[6]

Echemos un vistazo más de cerca a algunos de los procedimientos descritos anteriormente.

### *Mastectomía*

Como se mencionó, la mastectomía radical modificada involucra remover la mama completa al igual que los nódulos linfáticos de la axila. Doctores de la clínica donde trabaja Gwen calculan que del 20 al 30 por ciento de las cirugías de cáncer de mama que actualmente se realizan son mastectomías radicales modificadas. Si los nódulos linfáticos que son removidos no presentan evidencia de cáncer, la radiación no es necesaria, Pero algunos pacientes con cáncer presentan nódulos con células cancerígenas. El Dr. Schwarz explica que si cuatro o más nódulos linfáticos son positivos para el cáncer, se recomienda la radiación. Se están realizando estudios para determinar el mejor protocolo a seguir cuando existen menos de cuatro nódulos positivos para el cáncer.

Varios factores pueden hacer recomendable una mastectomía sobre cirugía de conservación de mama. Algunos de ellos son:

* múltiples tumores en la misma mama.

* un tumor grande, especialmente en una mama pequeña,

* un paciente que no quiere o no tolera la radiación.

* cáncer del tipo llamado cáncer de mama inflamatorio.

* los deseos del paciente.

El Dr. Schwarz dice que una de las razones por las que una paciente puede solicitar una mastectomía en lugar de una lumpectomía es porque tiene un historial clínico que la ponga en un riesgo de cáncer más alto; por ejemplo alguien que tuvo la enfermedad de Hodgkin de niña y quiere reducir su futuro riesgo de padecer cáncer de mama. Sin embargo las razones por las que se escoge la mastectomía pueden variar ampliamente. Gwen conoce una paciente con cáncer de mama quien pidió una mastectomía porque era una cazadora ávida, y cada vez que disparaba el rifle éste retrocedía y golpeaba su pecho.

Algunas mujeres piden una mastectomía hasta del lado no afectado (la mama sin cáncer). Las pacientes con alto riesgo de recurrencia de cáncer, tales como mujeres que tienen el gen que las predispone al cáncer, pueden optar por remover la segunda mama para reducir el riesgo. Realizar una mastectomía en un pecho que se considera libre de cáncer es una mastectomía *profiláctica* (preventiva); el procedimiento que se lleva a cabo es comúnmente una *mastectomía simple*. Normalmente los nódulos linfáticos no se remueven en una mastectomía simple. El Dr. Schwarz recomienda que las pacientes que desean una mastectomía profiláctica esperen a que se haya completado el tratamiento para el cáncer. Él dice que quitar un segundo pecho sano puede causar que se prolongue el tiempo de recuperación, lo cual retrasa el tratamiento adyuvante. Es mejor comenzar el tratamiento adyuvante –la quimioterapia, radiación o terapia hormonal prescrita– lo antes posible, después de la cirugía para asegurar que no regrese el cáncer de mama.

## *Disección Ganglionar Axilar*

La disección ganglionar axilar, o extirpación de algunos nódulos linfáticos de la zona de la axila, se realiza en la mayoría de tipos de cirugía para el cáncer de mama para determinar la progresión del mismo. Determinar la extensión y las características del cáncer es un proceso llamado estadificación, y ayuda a que el equipo médico decida cuál tratamiento quirúrgico recomendar, de ser posible. El estado de los ganglios linfáticos axilares sigue siendo el indicador más importante de sobrevivencia del cáncer de mama.[7]

Los ganglios linfáticos axilares se clasifican en nivel I, II o III, que corresponden aproximadamente a su localización en el área axilar (ver Figura 1.2). La disección ganglionar axilar puede involucrar nódulos en cualquiera de estos sitios. En general, nódulos del nivel I y a veces de nivel II se quitan durante el procedimiento. Nódulos del nivel III raramente se quitan. El Dr. Schwarz explica el por qué: "Remover los nódulos del nivel III aumenta el riesgo de destrucción adicional de linfáticos y [por esa razón] se incrementa el riesgo de linfedema. Raramente se realiza excepto en casos en que los niveles I y II estén altamente involucrados en el cáncer".

La disección ganglionar axilar puede contribuir al desarrollo de linfedema. Es ampliamente aceptado que entre más sea la extensión de la disección linfática ganglionar, más es el riesgo de linfedema.[8] Algunas mujeres con linfedema lamentan el hecho de que los médicos hayan removido los nódulos

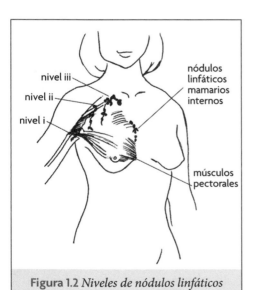

nivel iii
nivel ii
nivel i
nódulos linfáticos mamarios internos
músculos pectorales

**Figura 1.2** *Niveles de nódulos linfáticos*

linfáticos solo para encontrar una ausencia de cáncer en ellos. Aun así, la evidencia demuestra que incluso cuando los nódulos linfáticos sean negativos en cuanto al cáncer, la disección ganglionar axilar puede aumentar las tasas de sobrevivencia.[9]

Algunas situaciones no requieren de disección ganglionar alguna, tales como cuando el cáncer es un pequeño carcinoma in situ (cáncer que no se ha diseminado a tejidos adyacentes). En este caso, el riesgo de compromiso ganglionar linfático es menor al uno por ciento. El Dr. Schwarz explica que existen otros casos donde la disección ganglionar axilar no se recomienda, por ejemplo, si la paciente es una mujer de edad avanzada con un tumor de crecimiento lento.

## *Biopsia de Ganglio Centinela*

En años recientes, la biopsia de ganglio centinela (BGC), que proporciona una alternativa a la disección ganglionar axilar completa, ha sido un avance importante en el tratamiento del cáncer de mama. En este procedimiento, un tinte azul o un coloide de azufre se inyecta en la mama en la zona del tumor original. El tinte viaja a través de los vasos linfáticos al primer nódulo linfático (y frecuentemente al segundo) en la aglomeración de nódulos axilares. El primer ganglio linfático, el ganglio centinela –y adicionalmente uno o dos nódulos más– es removido quirúrgicamente y examinado en busca de cáncer por un patólogo mientras el paciente sigue en cirugía. La idea detrás de este procedimiento es que los nódulos linfáticos más susceptibles al esparcimiento del cáncer serían aquellos a los que primero viajan los vasos linfáticos desde el sitio del tumor. Si no existe evidencia del cáncer en el ganglio (o los ganglios) centinela, no se quitan más ganglios y la disección ganglionar axilar se puede evitar.

Varios estudios han confirmado que la ausencia de metástasis (el esparcimiento de cáncer) en el ganglio centinela predice confiablemente la ausencia de metástasis en los ganglios axilares restantes.[10] En particular, la BGC puede ser un método seguro y preciso para filtrar nódulos axilares con metástasis en mujeres con un cáncer de mama pequeño.[11] Si el ganglio centinela presenta evidencia de células cancerígenas, una disección ganglionar axilar completa puede llevarse a cabo mientras el paciente sigue anestesiado. En este caso, quitar todos los ganglios linfáticos que permanecen es la práctica estándar;

sin embargo, no queda claro que realizar esto mejore el porcentaje de sobrevivencia. Actualmente se están realizando estudios para evaluar esta cuestión.

Mujeres que son sometidas a BGC presentan significativamente menos problemas después de la cirugía que aquéllas que tuvieron disección ganglionar axilar. Pacientes con BGC presentan menos linfedema, mayor rango de movimiento en brazos, menos dolor y entumecimiento, y menos seromas (hinchazón acumulada en el sitio quirúrgico) que aquéllos con disección ganglionar axilar.[10,12,13,14,15] Los estudios demuestran que estos beneficios pueden continuar hasta doce meses.[16,17] Los pacientes con BGC también presentan menos problemas con el síndrome de la red axilar (formación de cordones y endurecimiento de tejido axilar) que los pacientes con disección ganglionar axilar.[18]

El cirujano Wayne Gilbert ha estado involucrado en la investigación de ganglio centinela. En la organización de mantenimiento de salud donde trabaja, la BGC combinada con cirugía de conservación mamaria es la práctica estándar para pacientes con cáncer de mama que cumplen el requisito para ese procedimiento. De los pacientes que califican para una BGC, Gilbert dice que aproximadamente 80 por ciento escoge BGC por encima de la disección ganglionar axilar. Algunos pacientes que califican para la BGC, sin embargo, aún escogen remover los ganglios linfáticos.

Los médicos no recomiendan la BGC en los siguientes casos:

* Cuando el cáncer de mama ha sido biopsiado, pues la biopsia del ganglio centinela se hace menos precisa debido a la existencia de tejido cicatrizal.

* Cuando existe un tumor grande o múltiples sitios de cáncer.

* Cuando existe evidencia clínica de compromiso ganglionar axilar, basada en el examen físico del área revisada por el médico.

* Cuando el paciente ha sido sometido a quimioterapia neoadyuvante (quimio que se da antes de la cirugía para reducir el tamaño del tumor).

* Durante embarazo o lactancia.

En general, entre menos tratamiento reciba un paciente por cáncer de mama, menos probable es que presente linfedema. (Ver a continuación algunas estadísticas acerca del linfedema después del tratamiento para el cáncer de mama). Afortunadamente, la tendencia de los últimos cinco años ha sido que los cirujanos realizan menos disecciones ganglionares axilares.[19] Sin embargo, tan prometedora como suena la BGC, no es una predicción exacta del cáncer metastásico. El Dr. Schwarz señala que las pruebas realizadas después de la biopsia del ganglio centinela ocasionalmente son engañosas. A veces la prueba concluye que el ganglio centinela se encuentra libre de cáncer, aunque pruebas adicionales demuestran cáncer en otros nódulos linfáticos axilares (un escenario llamado *falso negativo*). Los estudios han demostrado que cuando cinco nódulos o más presentan cáncer, la tasa de lecturas falso negativo aumenta.[20]

Adicionalmente, el Dr. Schwarz explica que el éxito de cualquier procedimiento de BGC depende en parte de la experiencia del cirujano y de las características del tumor primario. Utilizar la BGC es todavía un arte. Señala que han ocurrido situaciones donde el cirujano no pudo encontrar el ganglio centinela o las vías linfáticas estaban obstruidas con enfermedad metastásica, causando que el material de detección migre o evite el ganglio centinela por completo.

Esperemos que las mejorías continuas de la BGC beneficien el proceso de diagnóstico y disminuyan la incidencia de linfedema en sobrevivientes de cáncer de mama. La BGC es un avance emocionante en el campo de cirugía para el cáncer de mama. Pruebas aleatorias adicionales están actualmente en marcha para definir su mejor uso.

## Radioterapia

Radioterapia, o tratamiento con radiación, es una terapia esencial para la mayoría de pacientes que desarrollan cáncer de mama invasivo. Se reconoce que la radioterapia mejora la supervivencia después del cáncer de mama.[21] No previene el cáncer, pero trata cualquier cáncer residual de la pared torácica y nódulos linfáticos después de cirugía y quimioterapia.

### ¿Quién es Candidato para el Tratamiento de Radiación?

Los protocolos de radioterapia varían con cada paciente. Los médicos toman en cuenta varios factores al decidir si recomiendan el tratamiento. Generalmente se recomienda para pacientes con alto riesgo de recurrencia del cáncer, tales como los que tienen tumores grandes o agresivos, aquéllos que presentan células cancerígenas en nódulos linfáticos y aquéllos que presentan enfermedad residual microscópica después de cirugía. En la mayoría de casos, cuando se realiza una lumpectomía, la radioterapia se administra al resto del tejido mamario. Algunas veces la axila será tratada también. La mayoría de los pacientes que reciben radiación experimentarán un poco de inflamación en la mama, gran parte de la cual se reducirá mientras el paciente sana de los efectos de la radiación. Algunos pacientes, sin embargo, se quedarán con un linfedema residual en la mama o a un lado del tronco, por debajo del brazo.

## Radiación y Linfedema

Aunque la radioterapia reduce el riesgo de recurrencia del cáncer, también incrementa las probabilidades de desarrollar linfedema.[21] El Dr. Jai Nautiyal, oncólogo radiólogo, dice: "La radiación puede conducir a cicatrización y linfostasis [acumulación de líquido linfático]. El uso de radiación después de disección axilar puede agravar más la cicatrización que ocurre después de la cirugía y por consiguiente aumentar la probabilidad de linfedema". En general, entre más radiación se administre es más alta la incidencia de linfedema. Asimismo, entre más conservador sea el tratamiento de radiación menor será la incidencia de linfedema. (Ver la sección sobre incidencia de linfedema para algunas estadísticas acerca del linfedema después del tratamiento con radiación).

El Dr. Nautiyal explica que en los últimos cinco años se ha refinado la radioterapia para identificar con mayor precisión las dosis más efectivas de radiación y las áreas irradiadas. Los médicos pueden limitar la radiación a campos específicos (áreas) dependiendo del tipo, localización y extensión del cáncer. Constantemente se evalúan nuevas técnicas de radioterapia. La investigación preliminar sugiere que el suministro de una mayor dosis de radiación por sesión, reduciendo la duración del tratamiento a tres semanas, puede ser tan eficaz como un tratamiento más largo. Los investigadores también están estudiando la irradiación parcial de mama.[22]

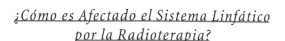

## ¿Cómo es Afectado el Sistema Linfático por la Radioterapia?

Los ganglios linfáticos son susceptibles a los efectos de la radiación. La radioterapia reduce los linfocitos en los ganglios y disminuye la función inmune y de filtración de los ganglios. (Los linfocitos son un tipo de glóbulos blancos altamente involucrados en el funcionamiento apropiado del sistema inmunológico). Los efectos de la radiación son a largo plazo; el proceso de cicatrización puede continuar durante más de un año después del tratamiento y, como insulto final a un sistema ya comprometido, puede ocasionar que desarrolle un linfedema. Por otro lado, sin embargo, la radioterapia solo afecta el área donde los ganglios linfáticos han sido tratados, no todo el sistema linfático.

Es interesante notar que los *vasos* linfáticos son resistentes a la radioterapia. Su estructura y función se mantienen intactas aún cuando han sido irradiadas.[21] Sin embargo puede surgir un problema si el tejido circundante desarrolla fibrosis (endurecimiento) que interrumpa el drenaje de los vasos linfáticos y pueda terminar en linfedema.

## ¿Radiación o No? Evaluando los Riesgos

Dado el riesgo de linfedema, las personas con cáncer de mama pueden llegar a cuestionar si es aconsejable o no proceder con el tratamiento de radiación, empero, mientras el cáncer puede matar, el linfedema raramente lo hace. Algunos linfedemas se pueden prevenir con la atención adecuada, y los que no se pueden prevenir pueden ser manejados efectivamente con un tratamiento apropiado. No se puede insistir demasiado en que los beneficios de la radioterapia superan ampliamente a los riesgos potenciales del linfedema. La investigación muestra claramente que la radioterapia mejora las tasas de supervivencia y realza los beneficios de la quimioterapia después de la cirugía de cáncer de mama.[21]

## Reconstrucción después de la Mastectomía

Para muchas sobrevivientes del cáncer de mama, la reconstrucción después de la mastectomía es un paso importante en el proceso de regresar a una vida confortable. En esta sección damos una breve descripción acerca de las opciones de reconstrucción para las mujeres y los efectos que puede tener el procedimiento sobre el linfedema.

## Opciones para Procedimientos de Reconstrucción

El Dr. Daniel Ladizinsky, un cirujano plástico con muchos años de experiencia realizando cirugía reconstructiva, describe las opciones disponibles para la reconstrucción de mama:

* Implante salino, que a veces requiere de la colocación de un expansor tisular antes de la cirugía de implante.

* Reconstrucción con el propio tejido del cuerpo, comúnmente utilizando el músculo abdominal recto transverso, de la región abdominal (un procedimiento llamado *TRAM flap*), o el músculo latissimus dorsi de la espalda, por debajo del omóplato.

* Reconstrucción utilizando implante y tejido corporal, si es que no hay suficiente tejido para crear un duplicado aceptable.

Además de la cirugía primaria para reconstruir la propia mama, se requieren procedimientos para crear un pezón y aplicar un tatuaje para igualar el color del pezón natural y la areola (el área de piel más oscura que rodea el pezón). Algunas mujeres también requerirán de cirugía en la otra mama para crear un mejor resultado entre el tamaño y la forma de los dos senos. La cirugía de la otra mama puede incluir levantamiento de busto, una reducción o reposicionamiento del pezón.[23] El cirujano plástico trabajará con usted para determinar cuáles procedimientos tendrán los mejores resultados basándose en su anatomía y estilo de vida.

## Reconstrucción y Radiación

Si una paciente *no va* a recibir radiación, la cirugía reconstructiva puede realizarse inmediatamente después de la cirugía de cáncer de mama. Si una paciente *sí va* a recibir radiación, la mayoría de los expertos recomiendan retrasar la reconstrucción hasta después de completar el tratamiento de radiación. No se recomienda realizar la cirugía reconstructiva antes de la radioterapia porque la radiación puede causar cambios tan significativos en la mama reconstruida que se requeriría cirugía adicional. Puede incrementar el riesgo de cicatrización, fruncido, fibrosis (endurecimiento), necrosis de grasa (una masa de células de tejido adiposo endurecida) o contractura de colgajo (se contrae y se jala el tejido corporal que se utilizó para crear la mama).[24] Retrasar la reconstrucción de mama hasta después de que se recupere la paciente de la radioterapia ayudará a prevenir algunos de estos problemas.[25]

El Dr. Ladizinsky reporta que anterior a 1998, aproximadamente 80 por ciento de sus cirugías de reconstrucción de mama se realizaban inmediatamente después de la mastectomía, sin embargo las investigaciones han comenzado a mostrar un incremento significativo en las tasas de supervivencia en pacientes con cáncer de mama cuando la radioterapia adyuvante se sumó al protocolo de tratamiento.[26,27] Ahora solamente del 10 al 15 por ciento de las cirugías de reconstrucción de mama del Dr. Ladizinsky se realizan inmediatamente después de la mastectomía. Como se mencionó anteriormente, algunos pacientes de mastectomía no requieren de radiación. La necesidad de administrar radiación depende del tipo de cáncer, el tamaño y la localización del tumor, además del compromiso de los ganglios linfáticos axilares. Sin embargo estos factores normalmente no se dan a conocer hasta después de que la mastectomía y la estadificación del tumor se han realizado.[24]

En una paciente que presenta algunas de las secuelas indeseables de la reconstrucción de mama, un fisioterapeuta puede mejorar los resultados utilizando una técnica que se llama *estiramiento miofascial* o *liberación miofascial*. Este procedimiento, que pretende mejorar la flexibilidad del tejido, puede realizarse antes y después de la reconstrucción. El Dr. Ladizinsky ha encontrado que este tratamiento es muy útil para muchas de sus pacientes. Las técnicas de liberación miofascial se describen en el Capítulo 10.

## *Reconstrucción y Linfedema*

¿Qué hay de los efectos de la reconstrucción en el linfedema? El Dr. Ladizinsky reporta que a veces ve inflamación en la mama, el tronco o en el brazo inmediatamente después de la cirugía, pero dice que parece ser un problema a corto plazo. Hasta la fecha, la investigación no demuestra que la reconstrucción contribuya a un aumento de incidencia de linfedema. Sin embargo existen variables en los estándares para medir el linfedema. Por un lado, la mayoría de los estudios que investigan esta condición miden únicamente el linfedema en el brazo; eso es, no incluyen linfedema de tronco o de mama, Y aunque la reconstrucción no cause una tasa mayor de linfedema de brazo, la mayoría de los fisioterapeutas que trabajan con pacientes después de la reconstrucción le dirá que percibe un aumento de linfedema en el tronco.

Además, la reconstrucción utilizando el mismo tejido del paciente requiere una gran cirugía que puede contribuir significativamente a la formación de tejido cicatrizal, que a su vez incrementa la probabilidad de contraer linfedema. El tejido cicatrizal crea un obstáculo para el flujo de linfa, particularmente en los canales superficiales de linfa (aquéllos que se encuentran cerca de la superficie de la piel). Las mujeres que han pasado por este tipo de cirugía reconstructiva pueden notar hinchazón sobre o alrededor de las cicatrices, de un lado del tronco, por debajo de la axila o hasta en la mama reconstruida. En pocas palabras: Si bien la buena noticia es que la inflamación del brazo no parece incrementarse con la reconstrucción, es posible que exista un incremento en la inflamación del tronco.

## *Otras Posibles Complicaciones después de la Reconstrucción*

Como nota adicional, otra preocupación con los procedimientos de reconstrucción que utilizan el tejido muscular del propio paciente es que el área de donde se removió el tejido inevitablemente se debilita. Esto puede contribuir a desequilibrios musculares que a su vez producen dolor y disfunción. Enseñanza acerca de la postura, respiración y ejercicio debe proporcionarse a todas las pacientes después de la reconstrucción para ayudarles a desarrollar un mejor balance muscular y fuerza, especialmente a aquéllas que pasaron por un colgajo TRAM o latissimus dorsi.

Además, la reconstrucción de mama puede causar restricciones de movilidad, incomodidad y entumecimiento. Estos cambios son el resultado del daño a los nervios de la axila y del tejido cicatrizal causados durante la cirugía. El adormecimiento en la zona axilar ocurre en *todas* las cirugías que involucran disección ganglionar axilar y comúnmente es un síntoma que molesta más a las mujeres que el tejido cicatrizal o la inflamación. El adormecimiento puede extenderse desde la axila por la mitad del brazo hasta llegar al codo, y a lo largo del tronco por debajo de la axila. Las mujeres dicen sentir como si esa zona estuviera abultada o más gruesa de lo que realmente es –como si tuvieran un balón debajo de la axila o un fajo de algodón contra el costado del tronco–. Es similar a ir al dentista y recibir anestesia; se siente como si usted tuviera un labio hinchado, pero cuando se ve al espejo realmente luce normal. El tamaño de la zona que se siente adormecida disminuye con el tiempo, pero a algunas mujeres les queda una zona pequeña que nunca recupera una sensación normal.

Si usted está considerando reconstrucción de mama, consulte con un cirujano plástico para hablar de sus opciones. Pida ver fotos tanto de resultados exitosos como de los menos satisfactorios. Hable con otras mujeres que han pasado por los diferentes procedimientos. Pregúnteles si volverían a acudir con el mismo cirujano plástico. En su libro *After Breast Cancer* (Después del cáncer de mama), Hester Hill Schnipper enumera algunas buenas preguntas para hacer a otras mujeres acerca de su satisfacción con la cirugía reconstructiva: el periodo de recuperación, problemas que hayan surgido y si volverían a tomar la misma decisión. Schnipper escribe: "La única razón buena para la reconstrucción de mama es que USTED quiera la cirugía y USTED crea que se sentirá más completa".[28]

Para pacientes con cáncer de mama, el rol más común del cirujano plástico es realizar la reconstrucción de mama o una revisión, pero en Suecia el cirujano plástico da tratamiento para algunos casos de linfedema utilizando la liposucción. Los estudios reportan que algunos pacientes con linfedema pronunciado desde hace mucho tiempo mejoran con la liposucción, mas deben usar mangas de compresión las veinticuatro horas del día durante el resto de sus vidas para mantener la reducción de inflamación.[29] La cirugía de liposucción no se utiliza en los Estados Unidos para el tratamiento de linfedema. El Dr. Ladizinsky expresa su preocupación al decir que mientras este procedimiento mantiene los vasos linfáticos más grandes, destruye los vasos superficiales más pequeños. Los terapeutas de linfedema utilizan canales linfáticos superficiales en su tratamiento de linfedema para evitar los canales profundos que han sido comprometidos por el tratamiento del cáncer de mama.

## Incidencia de Linfedema después del Tratamiento para el Cáncer de Mama

Es difícil determinar qué tan frecuentemente se presenta el linfedema después del cáncer de mama. Se ha reportado que ocurre en un 5 hasta en un 70 por ciento de pacientes. Un estudio realizado por el National Cancer Institute (Instituto Nacional de Cáncer) reporta que la incidencia de linfedema en los primeros dos años después del tratamiento para el cáncer de mama tiene un porcentaje promedio del 26 por ciento. La incidencia subió a 45 por ciento después de quince años o más después del tratamiento. Mucha de la confusión surge del hecho de que no existen estándares reales que definan cómo identificar la condición. Es más, la incidencia de linfedema después del cáncer de mama varía tremendamente dependiendo de los tipos de tratamiento por los que haya pasado el paciente. Aquí intentaremos dar un poco de claridad al asunto.

El desarrollo de linfedema después del cáncer de mama se relaciona con varias cosas: el grado de disección ganglionar, la magnitud de la cirugía mamaria y la cantidad de radioterapia administrada.[14] La disección ganglionar axilar y el campo de radiación (la zona del cuerpo irradiada) son los dos factores de mayor riesgo para el linfedema.[31,32] Cuando se realiza la cirugía de conservación de mama sin radioterapia o disección ganglionar axilar, no hay un aumento de la incidencia de linfedema. Agregar la disección ganglionar axilar aumenta la incidencia, y agregar radioterapia a la axila la incrementa aún más.[30]

### *Disección Ganglionar y Linfedema*

Cualquier procedimiento quirúrgico que retire menos ganglios linfáticos tendrá el beneficio de disminuir el riesgo de linfedema. En particular, se ha demostrado que la biopsia de ganglio centinela (quitar y realizar biopsia de únicamente el ganglio o los ganglios linfáticos más cercanos al tumor) disminuye drásticamente la incidencia de linfedema. Un estudio demostró una incidencia del 27 por ciento de linfedema de brazo en pacientes con disección ganglionar axilar, comparado con el 2.6 por ciento en pacientes con biopsia de ganglio centinela.[33] Además de disminuir la incidencia de linfedema de *brazo,* la biopsia de ganglio centinela también disminuye la incidencia del linfedema de *mama.*[34]

El Dr. Gilbert, el cirujano que ha estado involucrado en investigaciones de DGC, está de acuerdo con que es baja la incidencia de linfedema después del procedimiento. Sin embargo, entre las mujeres que desarrollan linfedema después de la DGC él ha visto más linfedema de mama y tronco que de brazo, especialmente cuando la cirugía extensa se realizó en el cuadrante superoexterno de la mama. Sostiene que "La incidencia de linfedema en realidad podría ser más alta de lo que se reporta en la literatura".

El linfedema de mama es ahora más reconocido de lo que fue en el pasado. En la convención de la National Lymphedema Network (Red Nacional de Linfedema) del 2004, una presentación de linfedema de mama sugirió que ocurre en un 15–20 por ciento de pacientes con cáncer de mama.[35]

## Radiación y Linfedema

Independientemente del tipo de cirugía de mama realizada o el número de ganglios axilares extirpados, la radiación contribuye notablemente a una mayor incidencia de linfedema.[36] Un artículo en el *Journal of the National Cancer Institute* (Revista del Instituto Nacional para el Cáncer) apunta que "Una revisión de varios estudios reporta una incidencia del 41 por ciento de pacientes que tuvieron radiación axilar y cirugía, en comparación del 17 por ciento de aquéllos que recibieron cirugía axilar sin radiación".[30]

El riesgo de linfedema aumenta conforme aumenta el campo de radiación. Aquéllos que corren mayor riesgo de linfedema son pacientes que han sido sometidos a disección ganglionar axilar y que también recibieron radiación al tronco, axila y área supraclavicular (cerca del cuello).[37] El Dr. Nautiyal, oncólogo radiólogo, dice que raramente observa linfedema de brazo cuando solamente ha tratado la mama con radiación, pero cuando la radiación incluye la axila, o si un paciente ha desarrollado celulitis (una infección bacteriana de la piel y los tejidos inmediatamente subcutáneos), él ha notado un gran aumento de la condición. Es muy común tener algo de inflamación en la mama después de la radiación. Sin embargo, tan común como lo es, con frecuencia se reduce por cuenta propia mientras las mujeres se recuperan de los efectos de la radiación.

Los radiólogos oncólogos suelen seguir a los pacientes durante un periodo limitado de tiempo y pueden no tenerlos en observación cuando se desarrolla el linfedema. A pesar de esto, la mayoría de los oncólogos radiólogos son más conscientes que otros médicos del potencial de un paciente para desarrollar linfedema y del aumento del riesgo por la radiación. La experiencia de Gwen ha sido que un alto número de pacientes que acuden a ella para tratamiento de linfedema son referidos por médicos radiólogos. De hecho, algunos oncólogos radiólogos le refieren pacientes *antes* de comenzar la radiación, si es que el paciente va a tener un campo grande de radiación y si el médico siente que existe un alto riesgo de inflamación.

## Obesidad y Linfedema

Es importante dedicar algunas palabras a la relación aparente entre el linfedema y la obesidad. Múltiples estudios demuestran que las mujeres obesas tienen un riesgo significativamente más alto de desarrollar linfedema.[37,38] En un estudio realizado en el 2001 por el Dr. Allen Meek se demostró que los pacientes con cáncer de mama que desarrollaron linfedema tuvieron un promedio de índice de masa corporal de 29.5, mientras que las mujeres que no desarrollaron linfedema tuvieron un promedio de índice de masa corporal de 27.6. Se define al índice de masa corporal (IMC) como el peso en kilogramos de un individuo dividido por su altura en metros al cuadrado. Es una medida utilizada por médicos profesionales para determinar si la proporción peso-altura concuerda con los estándares para una buena salud. De acuerdo con las pautas de gobierno, una persona con un IMC de 30 o más se define como obesa, una persona con IMC de 25–29.9 tiene exceso de peso, y una persona con IMC de 18.5–24.9 es normal. Es interesante notar que el 67 por ciento de las mujeres del estudio de Meek tuvieron un IMC por arriba de lo normal.[39]

Un artículo publicado en el 2004 en el *American Journal of Surgery* (Revista Americana de Cirugía) analizó los efectos que tienen la edad, diabetes, fumar, hipertensión, quimioterapia, radioterapia, uso de tamoxifeno, estadio del cáncer, índice de masa corporal, cantidad y metástasis de nódulos linfáticos y volumen total de drenaje de la herida. De todos estos potenciales factores de riesgo, los investigadores concluyeron: "Se encontró que la radioterapia de axila y el índice de masa corporal incrementaron la incidencia de linfedema".[14] Estos hallazgos pueden presentar aún mayores razones para trabajar en deshacerse de esos kilos de más. Si usted está clínicamente pasado de peso, perder peso puede ayudar a reducir los efectos del linfedema. Dieta y nutrición se discutirán a más detalle en el Capítulo 5, sobre la prevención.

## Linfedema en Hombres

Aunque raramente sucede, los hombres también pueden desarrollar cáncer de mama. Cuando es así, usualmente pasan por el mismo régimen de tratamiento que las mujeres: una combinación de cirugía, radioterapia y quimioterapia. Debido a que el cáncer de mama en hombres es tan raro, frecuentemente no se detecta hasta que ha progresado a una etapa más avanzada, cuando generalmente se requiere de un tratamiento más extenso. Como se mencionó anteriormente, el tratamiento extenso incrementa el riesgo de desarrollar linfedema. Esto es cierto tanto para hombres como mujeres. Gwen ha visto a varios hombres que se sometieron al tratamiento para cáncer de mama en su clínica. Dos de ellos desarrollaron linfedema tras realizar actividades extenuantes. Nunca habían escuchado acerca de esta afectación y desconocían las precauciones a seguir. Su tratamiento consistió de lo mismo que el usado para tratar a las mujeres que desarrollan linfedema.

No importa cuán abrumada se sienta una persona por el diagnóstico de cáncer, ni qué tan consternada esté con las decisiones que debe considerar, es importante no dejar que el miedo al linfedema influya en sus decisiones acerca del tratamiento para el cáncer. Las personas se mueren de cáncer, no de linfedema, y es importante recibir el tratamiento que dará el mejor resultado posible. Esto quizás lo pondrá en un riesgo más alto de desarrollar linfedema, pero los beneficios que resultan a favor de la supervivencia tienen mayor importancia. El linfedema puede ser manejado efectivamente; la educación es clave. Continúe leyendo. En el Capítulo 5 usted aprenderá que puede prevenir el linfedema, y en la Segunda parte descubrirá la variedad de cosas que existen para tratarlo.

# 2

# SIGNOS *y* SÍNTOMAS *de* LINFEDEMA

Este capítulo se concentra en los primeros pasos a seguir en el tratamiento para el linfedema: reconocerlo y obtener un diagnóstico.

## Qué Buscar

Aunque el síntoma primario del linfedema es normalmente la inflamación de la zona afectada por el tratamiento del cáncer, varios otros signos pueden indicar su aparición. Si usted nota cualquiera de los signos que se presentan a continuación, o simplemente está preocupado de que pueda desarrollar linfedema, llame a su oncólogo o contacte a la National Lymphedema Network (Red Nacional de Linfedema; ver "Recursos"). A pesar de que las mujeres que han padecido linfedema durante muchos años han logrado recuperarse después del tratamiento. entre más temprano se trate la condición mejores serán las probabilidades de reducir la inflamación y mantener la elasticidad de la piel.[1]

Los signos a los que usted debe prestar atención son los siguientes:[2,3,4]

* Una sensación de presión, pesadez o tirantez en el brazo.

* Una sensación de "relleno", que frecuentemente puede presentarse incluso antes de que la inflamación sea visible. El exceso de líquido en los tejidos del cuerpo no es visible hasta que alcanza 30 por ciento por encima de lo normal. Cincuenta por ciento de

las personas diagnosticadas con linfedema de brazo relatan que el primer síntoma que tuvieron fue una sensación de pesadez o abotagamiento en el brazo, incluso antes de que vieran la inflamación.

* Hinchazón, inflamación o cualquier incremento en el tamaño de la extremidad o en cualquier cuadrante del cuerpo que ha sido sometido a cirugía o radiación (brazo, axila, mama, otra parte del tronco o alrededor de la cicatriz quirúrgica).

* Una sensación de cosquilleo en la extremidad.

* Enrojecimiento e inflamación (esto puede indicar una infección, así que acuda a su médico inmediatamente).

* Depresión (fóvea): revise si oprime la piel, la sostiene así por un momento y no rebota al soltarla.

* Una sensación de que "se revienta" una parte en la extremidad.

* Dolor en la extremidad, el hombro o en la zona de los omóplatos.

* La incapacidad de pellizcar un pliegue de piel arriba de uno de los dedos (entre las articulaciones de los dedos) o entre el dedo índice y el pulgar.

Nuevamente, si observa alguno de estos síntomas, le recomendamos tomarlo como una señal de advertencia de que más líquido puede estar entrando al área, aunque la inflamación todavía no sea visible. Cualquiera de estos síntomas puede ser un precursor de linfedema (a veces se denomina *linfedema latente*). Preste atención a cómo se siente su cuerpo; en particular, monitoree la respuesta de su cuerpo a distintas actividades, y si sospecha que puede estar desarrollando linfedema pare de hacer lo que esté realizando y tómese un momento para tratar de drenar el líquido de la zona. Esto se puede hacer elevando su brazo, tomando agua y aflojando cualquier ropa ajustada. También intente respirar profundamente hacia el diafragma, una técnica que se describe en el Capítulo 7. Todos éstos son pasos sencillos que puede realizar inmediatamente. Encontrará información más detallada de cómo deshacerse de la acumulación de líquido en los capítulos de tratamiento, que se localizan en la Segunda parte del libro. Por supuesto, la inflamación real es un signo de que usted probablemente ya desarrolló linfedema; en ese caso, además de seguir los pasos descritos anteriormente, necesita buscar tratamiento más formal.

Recuerde, del Capítulo 1, que no hay manera de predecir cuándo o precisamente dónde puede desarrollar linfedema. Éste puede comenzar inmediatamente después de la cirugía para el cáncer de mama o mucho más tarde. No es raro que el linfedema se desarrolle mucho después de que termine sus consultas regulares y frecuentes con los cirujanos y oncólogos que trataron su cáncer. El médico oncólogo Stephen Chandler cuenta de una paciente que no tuvo linfedema durante muchos años después de someterse a disección ganglionar. Dice: "Ella vino a verme después de una poderosa tormenta de invierno cuando desarrolló inflamación después de levantar pajas de heno para los animales de su granja". Aunque la condición puede aparecer en cualquier momento después del tratamiento para el cáncer, el Dr. Chandler frecuentemente observa que las mujeres desarrollan linfedema de cuatro a seis meses después del tratamiento. El Dr. Chandler promueve que los pacientes presten atención a los cambios en sus cuerpos y añade que a menudo depende de ellos notar cuando necesitan ayuda.

## *Dolor y Linfedema*

Usted puede leer que el linfedema generalmente no es doloroso, y para muchas personas es cierto. Sin embargo, varios que padecen linfedema sí experimentan incomodidad considerable, especialmente cuando el líquido comienza a entrar a la zona afectada. El líquido ejerce presión contra las células tisulares, lo cual provoca gran incomodidad. Algunas veces el líquido ejerce presión contra el tejido cicatrizal de la mama o del lado del tronco donde se colocaron los drenajes postquirúrgicos. El líquido también puede distender el tejido superficial y la piel. Frecuentemente, después de un periodo de tiempo –desde algunos días hasta varias semanas– el tejido se adapta y la incomodidad disminuye, del mismo modo que durante el embarazo o después de aumentar de peso.

El linfedema también hace que el brazo afectado sea más pesado y hasta altera la manera de usarlo, lo cual puede provocar tensión en el hombro y el cuello y por consiguiente causar dolor. Considere la tensión incrementada a los hombros y al cuello de una mujer que tiene mamas muy grandes y pesadas; el linfedema puede afectar al cuerpo de la misma manera. Para algunos, el linfedema puede exacerbar

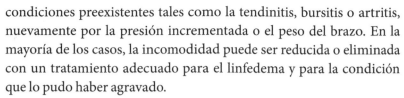

condiciones preexistentes tales como la tendinitis, bursitis o artritis, nuevamente por la presión incrementada o el peso del brazo. En la mayoría de los casos, la incomodidad puede ser reducida o eliminada con un tratamiento adecuado para el linfedema y para la condición que lo pudo haber agravado.

Finalmente, el linfedema puede tener efectos psicológicos, sociales y emocionales muy grandes. Si la inflamación es suficientemente grande, no se puede esconder. De hecho, un brazo inflamado es mucho más visible que la pérdida de una mama.[5] Este tema se discutirá a más detalle en el Capítulo 19, que trata de las emociones y el linfedema.

## Diagnóstico de Linfedema

En la mayoría de los casos, un diagnóstico de linfedema lo puede realizar fácilmente un médico –generalmente su oncólogo médico o su oncólogo radiólogo, aunque posiblemente el médico de atención primaria o cirujano lo puede hacer también–. Su oncólogo probablemente esté más familiarizado con esta condición que un médico de cabecera; además está familiarizado con el tratamiento para cáncer que usted ha recibido.

El doctor realizará un historial clínico y una exploración física. Dependiendo de las circunstancias, él o ella querrá asegurarse de que no haya regresado el cáncer, particularmente si no hay nada que señale ser la causa de la inflamación –por ejemplo, si no realizó actividad más pesada de lo normal o si el clima no se ha tornado caliente o no ha tomado un vuelo en avión–. Si se ha descartado una recurrencia de cáncer y usted tiene inflamación en la zona afectada por el cáncer de mama, probablemente esté presentando linfedema.

La International Society of Lymphology (Sociedad Internacional de Linfología) ha categorizado al linfedema en los siguientes tres niveles:[6]

En el Grado 1, la presión sobre la piel del área inflamada deja una hendidura que toma tiempo en desaparecer, tal como se describe en la lista de síntomas. Esto se reconoce como *edema con fóvea*. A veces se puede disminuir la inflamación elevando la extremidad durante varias horas. Hay poca o nula fibrosis (endurecimiento) en esta etapa, así que normalmente es reversible.

En el Grado 2, la presión en la zona inflamada no deja hendidura, y la inflamación no se reduce mucho con la elevación. Si se deja la condición sin tratamiento el tejido de la extremidad se endurecerá gradualmente y se volverá fibrótico.

En el Grado 3, al que a menudo se le llama *elefantiasis,* puede haber grandes cambios de la piel en la zona afectada, incluyendo protrusión y abultamiento. puede escaparse líquido a través de la superficie de la piel, especialmente si hay una cortada o una úlcera. El Grado 3 ocurre casi exclusivamente en las piernas, después de un linfedema progresivo, a largo plazo, que no ha sido tratado. Aunque la condición responda al tratamiento en esta etapa, raramente es reversible.

Algunas pruebas diagnósticas de alta tecnología, tales como la linfogammagrafía, resonancia magnética o ecografía tridimensional –las cuales pueden visualizar los linfáticos– pueden confirmar el diagnóstico, pero son caras y rara vez son necesarias para hacer un diagnóstico de linfedema después del cáncer de mama. Tales pruebas pueden ser útiles en una situación de investigación, pero no son indicadas para la mayoría de los pacientes.

Algunos pacientes pueden estar interesados en ver a un doctor cuya especialidad es la linfología. Sin embargo, encontrarlo puede ser difícil debido a que no hay muchos y generalmente laboran en grandes centros médicos de enseñanza. Si usted desea encontrar a un especialista en linfología, contacte la National Lymphedema Network (Red Nacional de Linfedema; ver "Recursos"). Es importante tener en mente que su oncólogo probablemente pueda diagnosticar correctamente el linfedema; así que, una remisión a un especialista en linfología rara vez es necesaria. Al mismo tiempo, aunque la mayoría de los médicos están familiarizados con el linfedema, pueden estar menos conscientes de las opciones para su tratamiento, por lo tanto sería conveniente que le pida a su médico una recomendación para acudir con un terapeuta de linfedema si es que él o ella no se lo ofrecen. Si usted no tiene inflamación visible pero simplemente ha notado algunos de los signos de alerta, sería buena idea pedirle a su médico una remisión para ver a un terapeuta de linfedema que valore sus síntomas y ayude a diseñarle un programa específico a sus necesidades con un enfoque en la prevención.

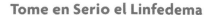

## Tome en Serio el Linfedema

El linfedema puede empeorar con el tiempo si se deja sin tratamiento. Puede volverse incapacitante al entumir las articulaciones o hacer que las extremidades se vuelvan pesadas o engorrosas, y puede causar deformidades cosméticas considerables. Otros efectos incluyen cambios en la piel y fibrosis y, por supuesto, la incomodidad de tener inflamado un brazo, la mama o el tronco.

Una preocupación aún mayor es el potencial desarrollo de complicaciones como la linfangitis (una infección bacteriana del sistema linfático) o celulitis (infección de la piel y tejidos justo por debajo de la piel). Aunque no sucede con frecuencia, una infección en el área afectada por linfedema puede amenazar la vida debido a que hay un menor número de nódulos linfáticos para detener que una infección local se convierta rápidamente en una infección sistémica. Algo aún menos frecuente –pero más amenazante a la vida– es una complicación potencial de linfangiosarcoma, un tipo de cáncer muy raro y agresivo que puede ocurrir en pacientes con un linfedema longevo (de ocho a diez años de existencia) que no ha sido tratado.[7] Las buenas noticias son que debido a un aumento de conciencia en la comunidad médica acerca del linfedema y su tratamiento, rara vez llegará éste a una etapa en que se desarrollen complicaciones tan serias. Las infecciones se tratan de manera temprana y agresiva, y el tratamiento para el linfedema se encuentra cada vez más disponible.

Aunque hay muchas cosas que puede hacer para tratar de prevenir la aparición de linfedema (ver Capítulo 5), si ha tenido cirugía y radioterapia de los ganglios linfáticos usted se considera vulnerable. Es importante conocer y estar al pendiente de los síntomas y, si sospecha que está presentando alguno de éstos, contacte a su doctor inmediatamente. Una vez más, queremos hacer hincapié en que si usted tiene linfedema, entre más temprano inicie el tratamiento y aprenda a autoaplicarlo tendrá mejores resultados.

# 3

# *el* SISTEMA LINFÁTICO

Para entender el linfedema es útil primero entender el sistema linfático en su estado normal. Este capítulo corto le ayudará en este aspecto. (Sin embargo, como se mencionó en el Capítulo 1, su habilidad para *tratar* el linfedema no depende de un entendimiento a fondo del sistema linfático).

El sistema linfático tiene varias funciones importantes:

✳ Mantiene el balance de líquido en el cuerpo, al coleccionar el exceso que no es absorbido por los capilares sanguíneos.

✳ Remueve proteínas, productos de desecho, bacterias, virus y otras impurezas de los tejidos del cuerpo.

✳ Participa en la formación de anticuerpos, proteínas diseñadas para combatir infecciones e invasores del exterior.

Esta lista resume *qué* hace el sistema linfático. Ahora examinaremos *cómo* lo hace.

## Vasos Linfáticos

Recuerde del primer capítulo que el sistema linfático forma parte del sistema circulatorio del cuerpo. Como tal, está compuesto por vasos linfáticos. Los vasos linfáticos comienzan como capilares microscópicos en forma de dedo en los espacios entre las células (llamados *tejidos intersticiales* o *espacios intersticiales*). Cada capilar linfático tiene una "puerta de entrada" llamada *vaso linfático inicial* (recuerde este término; regresaremos a él en un momento). Quizás le ayudará pensar que las células de un tejido son como canicas en una jarra. El espacio intersticial es el espacio entre las canicas; el líquido intersticial rellena ese espacio.

Ahora vamos con el sistema sanguíneo. La sangre rica en oxígeno y nutrientes fluye del corazón a través de las arterias a los capilares sanguíneos. Los capilares sanguíneos difieren de los capilares linfáticos. Son los vasos sanguíneos microscópicos donde las arterias se conectan con las venas. Al "lado arterial" de un capilar sanguíneo se le conoce como *capilar arterial*. Los capilares arteriales reparten líquido y nutrientes a los espacios intersticiales y a las células tisulares. Aproximadamente 90 por ciento del líquido intersticial es reabsorbido por los capilares venosos (el "lado venoso" del capilar sanguíneo) y se reúne con la sangre, que ahora carece de oxígeno y nutrientes y que fluye a través de las venas para regresar al corazón.

Aquí es donde el sistema linfático entra en el panorama. Los vasos linfáticos iniciales absorben el 10 por ciento de líquido remanente que se quedó en los espacios intersticiales, junto con moléculas de proteína, bacterias, virus y otros productos de desecho que son demasiado grandes para ser absorbidos por el capilar sanguíneo

## *¿Cómo Entra el Líquido al Sistema Linfático?*

Los vasos linfáticos iniciales tienen un diámetro ligeramente mayor al de los capilares sanguíneos. También tienen una estructura que permite la entrada de líquidos (ver Figura 3.1). Cuando la presión es mayor en el líquido intersticial que en el vaso linfático inicial, las compuertas del vaso se separan ligeramente, como la apertura de una válvula unidireccional, y entra el líquido. Conforme se llena el vaso, disminuye la presión tisular y se cierra la válvula. Una vez que el líquido intersticial entra al vaso, se le conoce como *linfa* o *líquido linfático*.[1]

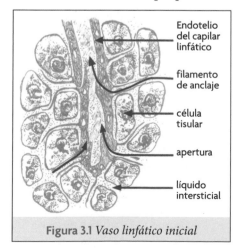

Endotelio del capilar linfático

filamento de anclaje

célula tisular

apertura

líquido intersticial

Figura 3.1 *Vaso linfático inicial*

## ¿Qué Ocurre Una Vez que el Líquido entra al Vaso Linfático?

Imagínese que el vaso linfático inicial es la estructura que abre la puerta al sistema linfático, y que el capilar linfático es el vaso pequeño que lleva el líquido desde esa puerta principal a un vaso linfático más grande. Los capilares linfáticos gradualmente se unen formando vasos más grandes llamados *vasos colectores*, que a su vez se vuelven progresivamente más grandes al unirse y acercarse a los nódulos linfáticos. Después de fluir a través de los capilares linfáticos y los vasos linfáticos más grandes y filtrarse a través de los ganglios linfáticos, la linfa eventualmente se drena al *ducto torácico* –el cual es el vaso linfático principal del tronco– o al *ducto linfático derecho* (ver Figura 3.2). Más de dos terceras partes de la linfa del cuerpo drenan al ducto torácico; el resto drena al ducto linfático derecho.

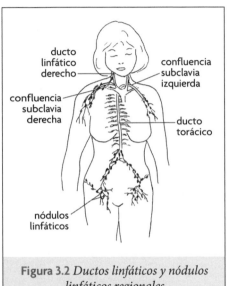

**Figura 3.2** *Ductos linfáticos y nódulos linfáticos regionales*

ducto linfático derecho

confluencia subclavia derecha

nódulos linfáticos

confluencia subclavia izquierda

ducto torácico

Por estos dos ductos el líquido linfático se reúne con la sangre en las confluencias subclavias derecha e izquierda, ambas localizadas en la parte baja del cuello. (*Subclavio* significa "debajo de la clavícula"). La confluencia subclavia izquierda es donde el ducto torácico vacía el líquido linfático en la vena subclavia izquierda, y la confluencia subclavia derecha es donde el ducto vacía el líquido linfático en la vena subclavia derecha. Las venas subclavias izquierda y derecha se unen con otras venas grandes para formar una vena aún más grande llamada *vena cava superior*, que fluye hacia el corazón.

## ¿Cómo se Mueve el Líquido Linfático?

El líquido linfático se mueve a través de un sistema de vasos y nódulos debido a varias fuerzas impulsoras –algunas dentro del sistema linfático y otras por fuera–. Dentro del sistema linfático, el líquido es transportado por las siguientes dos acciones:

1. Contracciones al azar de la pared de músculo liso del vaso linfático, las cuales ocurren de seis a siete veces por minuto. Válvulas localizadas dentro de los vasos colectores permiten que la linfa fluya en una sola dirección.

2. Un reflejo de estiramiento del *linfangión,* el segmento de cada vaso colector que se encuentra entre dos válvulas (ver Figura 3.3). Cuando se llena un angión, se estiran los nervios que lo rodean causando una contracción, la cual mueve el líquido al siguiente angión, causando que ése se estire y luego se contraiga, y así sucesivamente.

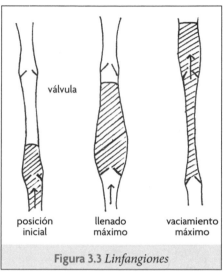

Figura 3.3 *Linfangiones*

Aparte del sistema linfático, otras acciones que tienen influencia sobre los vasos linfáticos son:

* el bombeo del sistema arterial.
* la acción de bombeo de los músculos (ver Figura 3.4 en la página siguiente).
* la respiración abdominal, la cual causa un cambio de presión dentro de la cavidad torácica, estimulando al ducto torácico .
* peristalsis (las contracciones musculares ondulatorias de los intestinos).
* masaje linfático manual.

Debido a que todos estos eventos afectan a los vasos linfáticos, presentan también maneras en que usted puede tomar acción para mejorar la eficiencia de su sistema linfático y así tratar su linfedema. Veremos algunas de estas opciones de tratamiento en la Segunda parte del libro.

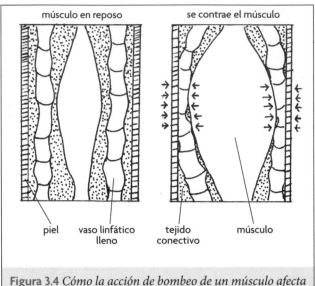

músculo en reposo     se contrae el músculo

piel    vaso linfático     tejido     músculo
lleno     conectivo

**Figura 3.4** *Cómo la acción de bombeo de un músculo afecta al vaso linfático*

## Nódulos Linfáticos

Los nódulos linfáticos son estructuras pequeñas con forma de alubia organizadas en grupos o cadenas a lo largo de los vasos linfáticos. Entre quinientos y mil de ellos se encuentran dispersos por el cuerpo, pero están más concentrados en la axila, ingle, glándulas mamarias y el cuello. La linfa fluye al nódulo linfático desde vasos linfáticos *aferentes* (el flujo entra), en donde es filtrada para capturar y degradar cualquier material extraño o escombros celulares (ver Figura 3.5). La linfa depurada viaja desde el nódulo por vasos *eferentes* (el flujo sale).

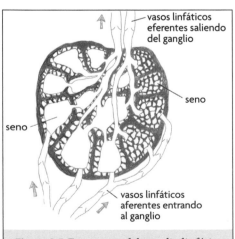

vasos linfáticos
eferentes saliendo
del ganglio

seno

seno

vasos linfáticos
aferentes entrando
al ganglio

**Figura 3.5** *Estructura del ganglio linfático*

Los nódulos linfáticos tienen dos funciones principales. Primera, como se mencionó anteriormente, filtran la linfa, destruyen y remueven células muertas, materiales de desecho, moléculas de proteína, bacterias y virus. Estas acciones limpian y fortalecen la linfa para que esté lista para regresar a la sangre. Segunda, los nódulos linfáticos producen y guardan *linfocitos,* glóbulos blancos que combaten infecciones por medio de la producción de proteínas conocidos como anticuerpos, los cuales combaten invasores externos como bacterias y virus.[2] Cuando ocurre una infección en alguna parte del cuerpo, los linfocitos que se encuentran en nódulos linfáticos cercanos se activan para multiplicarse y batallar contra el problema. Luego, cuando desaparece la infección, la mayoría de los linfocitos de nueva creación se mueren, pero algunos permanecen en caso de que sean llamados para activarse en un futuro problema. Nuestro sistema linfático trabaja para mantenernos sanos en todo momento, incluso cuando estamos inconscientes de que necesitamos sus servicios.

Los ganglios linfáticos no se regeneran al ser removidos o al ser dañados por la radioterapia. En otras palabras, los ganglios no pueden repararse ellos mismos. Mientras esto puede sonar desalentador para aquéllos que han sido sometidos a disección ganglionar o a radiación, es importante recordar que el tratamiento para el cáncer de mama afecta a un porcentaje muy pequeño de nódulos linfáticos, y que el sistema cuenta con cierta habilidad para compensar. En la Segunda parte del libro discutiremos tratamientos efectivos para ayudar a estimular el sistema linfático.

## Anastomosis

Las anastomosis son los límites que separan las diferentes áreas de drenaje linfático en el cuerpo. Piense que son similares a las cuencas de agua en las cimas de las montañas: Agua fluye en una dirección de un lado de la línea divisoria de la montaña y fluye en la dirección opuesta del otro lado. (Una paciente se refirió a la anastomosis que divide los lados derecho e izquierdo de su cuerpo como la División Continental). En esta sección describimos las anastomosis principales del cuerpo; existen más de las aquí mencionadas.

El cuerpo está dividido por tres anastomosis principales, una vertical y dos horizontales (ver Figura 3.6 en la página siguiente). Nos referiremos a cada área resultante como un *cuadrante* linfático. Aunque el término *cuadrante* normalmente se refiere a una cuarta parte de algo, los médicos profesionales utilizan esta palabra para describir un área de drenaje linfático en el cuerpo (a pesar de que existen más de cuatro). Los vasos linfáticos de cada cuadrante drenan a una cama de ganglios linfáticos regionales; por ejemplo, los vasos linfáticos en el área de pecho, espalda y brazo drenan a los ganglios linfáticos de la axila, ya sea del lado derecho o izquierdo del cuerpo. Vasos linfáticos pequeños atraviesan las anastomosis y pueden transportar linfa de un cuadrante a otro. Bajo circunstancias normales, estos capilares linfáticos se mantienen mayormente inactivos; sin embargo, se activan y se convierten en críticos cuando el sistema linfático en un cuadrante no está funcionando bien, justamente como después del tratamiento para el cáncer de mama.

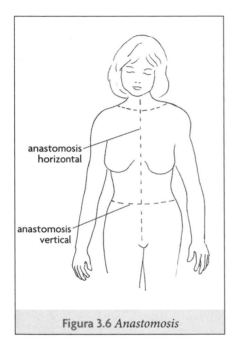

anastomosis horizontal

anastomosis vertical

**Figura 3.6** *Anastomosis*

Tener una comprensión general de los cuadrantes del sistema linfático es importante al trabajar con técnicas de drenaje utilizadas para mover el líquido en el tratamiento de linfedema. Estas técnicas desvían el líquido de un cuadrante comprometido a un cuadrante sano adyacente, donde el líquido puede ser drenado y filtrado.[3] Discutiremos acerca de los cuadrantes a más detalle en los capítulos dedicados al tratamiento de linfedema.

El sistema linfático es frágil y flexible a la vez. Aunque el tratamiento para el cáncer de mama puede alterar el buen funcionamiento del suyo, usted puede compensarlo en gran medida para asegurar su confort y buena salud. Aprenderá lo que puede hacer en capítulos posteriores.

# 4

# *la* HISTORIA *de* JEAN: *una* ASISTENTE *de* TERAPIA FÍSICA TRATA *con el* LINFEDEMA

Jean y yo nos conocimos por primera vez hace más de cinco años en el centro donde ella asistía al tratamiento de pacientes con linfedema. Ella tenía sesenta y un años en esa época. Era de baja estatura, cara redonda y constitución cuadrada. Su cutis era suave y su sonrisa vigorizante y ágil. Trabajaba en la misma instalación donde, varios años antes, había sido diagnosticada con cáncer de mama y se había sometido a una lumpectomía. Hoy en día Jean está retirada, pero después de su tratamiento para el cáncer pospuso sus planes iniciales de retirarse porque "la oportunidad de trabajar con pacientes con linfedema era demasiado interesante".

Los problemas de Jean con el linfedema comenzaron aproximadamente dos años después de que terminó la quimioterapia y radioterapia. Hizo trabajo pesado un día mientras ayudaba a su hija a cambiarse de casa y después tomó un baño muy caliente. Salió de la tina con el brazo inflamado. Cuando la conocí por primera vez, el brazo con linfedema era notablemente más grande que el otro. Ella presionó la parte interna de su antebrazo con los dedos. Al quitarlos, se quedaron marcadas cuatro hendiduras con forma de media luna. "Supongo que necesito vendar mi brazo el siguiente par de días", dijo. (Se habla de vendaje en el Capítulo 12).

Parecía que la vida de Jean explotaba alrededor de las fechas en que tenía cáncer. Cuando estaba a la mitad de su tratamiento de quimioterapia, su esposo la dejó. "Como que me desmoroné", me dijo con un humor irónico. "Todo sucedió a la vez: mudarme de la casa en la que habíamos vivido durante veinte años, el cáncer y mi marido que se marchó". Ella emitió una sonrisa. "Uno puede obtener mucho crecimiento personal cuando todo eso sucede".

Ella respondió desafiante a las crisis que se le presentaron. "Tuve todas las oportunidades de arreglar lo que se había roto", dijo. "Trabajaba en atención a la salud. ¡Hice que el sistema trabajara a mi favor!" Se rió. "Fui con todo tipo de consejeros. Pensé que, como siempre había sido el tipo de persona que se aguantaba todo, tal vez eso pudo haber causado mi cáncer, y quería aprender a ya no aguantarme *nada*. Quería ver a mi nieto. Tenía mucho que hacer. Siempre quise aprender a bailar, así que tomé clases, aunque no tenía esposo para hacerlo. Y me la pasé genial".

Eventualmente Jean y su esposo empezaron a salir de nuevo. Ella dijo, "Para ese tiempo yo ya tenía las cosas bajo control, digo, acerca del cáncer y la soledad sin él. Él estaba viviendo del otro lado del pueblo pero pasaba la mayor parte de su tiempo conmigo. Yo sabía que quería a alguien en mi vida, y empecé a darme cuenta que no quería seguir así como estábamos por siempre, así que una noche le dije 'O te regresas a casa o quiero el divorcio, y creo que no voy a querer verte más'. No estaba enojada. No estaba tratando de aferrarme a él ni a nadie más. Simplemente quería continuar con mi vida". Sonriendo, dijo, "Él regresó a casa". Siguen juntos después de varios años.

Jean es filosófica acerca de su salud. Cuando nos acabábamos de conocer me dijo, "*Odio* que me digan que soy sobreviviente del cáncer porque eso implica que soy víctima del cáncer. No soy víctima. Tuve cáncer, es todo. Quiero seguir con mi vida. Quiero *hacer* algo con ella, no *pensar* en eso. Para mí, trabajar en el tratamiento para el linfedema es hacer algo… Todavía tengo vida. Me encantaría ser parte de una clínica de linfedema para mujeres de escasos recursos que no pueden pagar los tratamientos. Podría enseñarles a vendarse y cuidarse, quizás hasta enseñarles a formar parejas y darse masaje entre ellas".

Ella también hizo observaciones astutas acerca de qué tan bien les iba a las pacientes cuando seguían los autotratamientos que les fueron enseñados en su clínica. "Me di cuenta de que nuestros pacientes que hacen los ejercicios, los automasajes, los que salen y viven la vida, que caminan, nadan y montan bicicleta, son los que se las arreglan bien con linfedema. Los que están deprimidos, que no terminan sus series de tratamiento, que se rinden, son los que realmente terminan con problemas. Tuvimos a una mujer de ochenta años que acudió para tratamiento. Había tenido linfedema durante varios años. Ella era tan escéptica. No podía creer que funcionara, pero siguió y la inflamación de su brazo bajó y le dejó de doler. Hace rato nos escribió una nota. Estaba de vacaciones con su familia en Kansas. *Eso* es lo que puede hacer el tratamiento si lo permites".

Jean dijo que después de su retiro el linfedema "gradualmente se quitó". Todavía se venda ocasionalmente, en particular cuando viaja en avión. "Volé a Japón hace tiempo, y aunque me vendé el brazo comenzó a dolerme, así que tengo mucho cuidado con él ahora. También tomo precauciones con las tinas calientes y al hacer mucho ejercicio a la vez. De no ser por eso, soy muy saludable". Se rió y añadió, "Salvo que me gustaría perder cincuenta libras".

# 5

# PREVENIR *el* LINFEDEMA

No se entiende con claridad por qué algunas personas desarrollan linfedema sin importar las precauciones que tomen mientras otras nunca lo desarrollan pase lo que pase. Como se explicó en el Capítulo 1, cirugía y radioterapia afectan el sistema linfático y dejan a la persona con un riesgo más alto de desarrollar linfedema durante el resto de su vida. Aunque no existe un respaldo científico que prometa que usted no desarrollará la condición a pesar de que siga todas las precauciones del mundo, definitivamente puede *reducir* el riesgo de adquirirlo. Este capítulo describe las precauciones que puede tomar, hábitos que puede adquirir y opciones de estilo de vida por las que puede optar con buen sentido común para reducir su riesgo. Encontrará varias de estas recomendaciones en el folleto *18 Steps for Preventing Lymphedema* de la National Lymphedema Network (Red Nacional de Linfedema; ver "Lectura Recomendada", que se encuentra en la parte final del libro). Si usted ya tiene linfedema, las pautas que se presentan aquí le ayudarán a manejarlo mejor.

## Consejos Útiles

Lo hemos dicho antes, pero es necesario repetirlo: La educación es la clave. Mientras más conozcamos mejores decisiones podemos tomar. Estar informados vale la pena. Por ejemplo, si siente que se viene un episodio de inflamación, sabrá reconocerlo, tendrá idea de lo que pudo haber contribuido a su comienzo y, lo más importante, podrá hacer algo inmediatamente para ayudarse a sí mismo. Los primeros pasos siempre son elevar el brazo, aflojar cualquier prenda de ropa ajustada, practicar la respiración diafragmática (ver Capítulo 7) y tomar agua. Estos pasos, igual que muchos otros, se describen con más detalle en los capítulos acerca del tratamiento. Por ahora nos enfocaremos en ofrecer otros consejos útiles para reducir el estrés al sistema linfático y así reducir las probabilidades de desarrollar linfedema.

## *Evitar Infecciones y Lesiones*

Esta sugerencia puede parecer obvia. Después de todo, ¿quién quiere una infección o una lesión? La mayoría de las personas se pasan la vida tratando de esquivarlas, pero si está en riesgo de linfedema es especialmente importante evitarlas porque una infección trae consigo líquido linfático adicional a la zona, incrementando el potencial para un episodio de inflamación. Muchas mujeres han reportado que su linfedema comenzó con una infección.[1]

Cualquier rasgadura en la piel en un área del cuerpo vulnerable a desarrollar linfedema puede convertirse en infección. Las bacterias están en todos lados. Las respiramos. Las comemos. Cubren nuestra piel. La mayor parte del tiempo nuestros cuerpos lidian bien con la exposición a las bacterias, Pero los individuos con daño a los ganglios linfáticos, o que tuvieron disección ganglionar, tienen una menor capacidad para combatir bacterias y el daño que pueden causar. La piel arañada, quemada o cortada está en gran riesgo de infección. Si usted sufre una cortada, un arañazo o cualquier otra lesión que cause una apertura en la piel en la parte del cuerpo susceptible al linfedema, lávela inmediatamente, luego aplique ungüento antibiótico como Bacitracin. (Algunos especialistas en cuidados de heridas ya no recomiendan Neosporin o antibióticos triples porque mucha gente ha desarrollado sensibilidad a ellos). Sugerimos llevar consigo en todo momento una bolsa de plástico que contenga toallitas con alcohol, un antibiótico tópico de un solo uso y un curita.

Después, vigile de cerca el área durante los próximos días para observar cualquier cambio en la piel. Si nota cualquiera de los signos de infección –salpullido, comezón, dolor, calor, rubor, enrojecimiento, inflamación repentina, endurecimiento o fiebre alta– contacte a su médico. Una infección en la parte del cuerpo vulnerable a linfedema puede desarrollarse rápidamente y volverse seria en cuestión de horas. Su doctor probablemente le prescribirá inmediatamente antibiótico vía oral. Generalmente, los antibióticos en la categoría de penicilinas, tales como la dicloxacilina y Keflex, son muy efectivos, pero su médico decidirá cuál es el que tiene más probabilidad de funcionarle.

Desarrollar un estilo de vida más seguro puede hacer toda la diferencia para evitar infecciones. Empiece por aprender a cambiar pequeños hábitos que pueden causar lesión, por ejemplo:

✴ Ralle queso con la mano no afectada (¿conoce a alguien que no se haya cortado al rallar queso?), utilice un procesador para esta tarea o compre queso ya rallado.

✴ Utilice camisas de manga larga o utilice repelente de insectos para evitar picaduras. Existen repelentes buenos y seguros en el mercado que pueden aplicarse a la ropa y que perduran varias lavadas. Búsquelos en tiendas de campismo o por internet.

✴ Utilice guantes y manga larga cuando trabaje en el jardín y realice tareas de casa.

✴ En vez de cortarse las cutículas, huméctelas con loción y empújelas hacia atrás. Si se hace manicure, asegúrese de solicitar al manicurista que haga lo mismo.

✴ Si le sacan sangre, le ponen una solución intravenosa o le aplican una vacuna, asegúrese de evitar el lado afectado.

✴ Evite los arañazos de animales. Las garras de los animales tienen muchas bacterias. A menudo se desarrollará o aumentará la inflamación debido a una infección causada por un arañazo de gato. Las tiendas de mascotas y veterinarias ahora venden unos tapones pequeños de plástico que pueden pegarse a las puntas de las garras de su gato. Su gato puede protestar, pero no son dañinos y la protegen a usted de rasguños.

✴ Algunos expertos recomiendan tener antibióticos orales si es propensa a infecciones o planea viajar fuera de los Estados Unidos, donde la atención médica es limitada. A veces, a las personas que tienen historial de múltiples infecciones o celulitis, se les da antibióticos para llevar consigo en todo momento, aunque no viajen lejos.

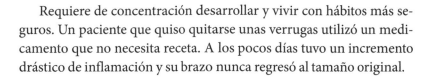

Requiere de concentración desarrollar y vivir con hábitos más seguros. Un paciente que quiso quitarse unas verrugas utilizó un medicamento que no necesita receta. A los pocos días tuvo un incremento drástico de inflamación y su brazo nunca regresó al tamaño original.

### *Evite Presión de la Extremidad Involucrada*

Si su sistema linfático está alterado es importante evitar presionarlo en los lugares vulnerables. La constricción puede eventualmente causar inflamación en pared torácica, hombro o brazo. Evite cualquier cosa que ponga presión a las áreas involucradas. Esto significa incluso pedir que le tomen la presión en el brazo no afectado. Si usted ha tenido tratamiento de cáncer de *ambos* lados, el doctor o enfermera puede utilizar su pierna para tomarle la presión arterial o para aplicar inyecciones, aunque puede ser difícil convencerlos de hacerlo así. Si no consigue que la enfermera o el doctor le tomen la presión o le apliquen la inyección en la pierna, escoja el brazo con menos inflamación o el lado que ha sido sometido a menor tratamiento de cáncer y monitoréelo de cerca para cualquier efecto adverso.

Utilice joyería y relojes únicamente en el brazo no afectado. Una pulsera holgada o incluso un reloj puede causar potencialmente un problema si se pega o atora con algo, causando una cortada o arañazo. Además, recargar el brazo puede causar que la joyería oprima la piel. Vigile que los anillos que utiliza del lado afectado se puedan quitar. Si la inflamación se vuelve excesiva quizás tenga que cortarlos para removerlos. Una posible solución es comprar anillos con aros expandibles, llamados "anillos artritis".

Otro culpable puede ser el tirante de su bolsa; la presión que ejerce éste por colgarla por encima del hombro puede causar un estancamiento de flujo linfático. Evite colgar su bolsa del hombro del lado afectado.

### *Evite Ropa Constrictiva*

Tenga cuidado con mancuernas y mangas apretadas, especialmente si ya desarrolló linfedema. Quizás ya no podrá utilizar su vestido, blusa o camisón favorito porque constriñe el brazo innecesariamente. Utilice ropa y pijamas con mangas y puños holgados. Las mangas de las pijamas y camisones de dormir pueden resbalarse hacia arriba mientras duerme y causar una abolladura en su brazo que pase desapercibida hasta la mañana siguiente.

## *Compre el Sostén Correcto*

Los sostenes plantean varias cosas en qué pensar. A pesar de que muchas mujeres se vuelven mucho más relajadas en cuanto a utilizar sostén después de la cirugía por cáncer, la mayoría aún siguen la norma y continúa usando uno. Para incrementar sus probabilidades de evitar el linfedema, un sostén de buen ajuste es crítico si ha tenido mastectomía o lumpectomía.

Fern Carness, MPH, RN, quien está certificada para ajustar productos de mastectomía, dice que el problema que más comúnmente ve lo conforman sostenes mal ajustados. Muchas mujeres no son la talla que ellas creen. Según Fern, un sostén de mal ajuste no proporciona suficiente apoyo, se sube por la espalda y puede causar constricción en el tronco, por encima del hombro, o de un lado del tronco. Cualquiera de estas situaciones: puede bloquear el flujo linfático. Ella hace énfasis en que no existe un sostén que funcione para todas las mujeres. El tipo de sostén correcto para usted depende de varias cosas: su talla, forma, intervenciones quirúrgicas a las que ha sido sometida, condiciones cómo cicatrización o inflamación, y preferencias personales.

El *National Lymphedema Network Newsletter* (Boletín Informativo de la Red Nacional de Linfedema), en un artículo que habla sobre lineamientos del uso de sostenes, recomienda que cualquier persona con disección ganglionar axilar *nunca* utilice un sostén con alambre.[2] El artículo sostiene que la presión del alambre impide el drenaje del líquido de la mama y pared torácica a otros cuadrantes linfáticos normales. Fern no está del todo de acuerdo con esta valoración. Ella dice que si el sostén está bien ajustado y los alambres proporcionan un soporte adecuado a la mama entonces no debe de existir constricción. Una vez más, ella cree que los problemas con los sostenes de alambre surgen cuando el sostén no está bien ajustado. Si usted desea utilizar un sostén con alambre asegúrese de ser evaluada por una persona con experiencia en ajustes. También asegúrese de monitorear la respuesta de su cuerpo; debe notar si la inflamación incrementa en la mama o en el tronco después de utilizar uno.

Los mejores sostenes para el linfedema tienen tirantes gruesos, acolchonados y ajustables, los cuales disminuyen la presión sobre el área de la clavícula. Tienen páneles anchos, que dan soporte y cubren el área del lado del tronco. Algunas mujeres que han sido sometidas a mastectomía tienen tejido extra, llamado "oreja de perro", por debajo de la axila, dejado allí por el cirujano en caso de que la paciente decida reconstruirse. A menudo se convierte en un reservorio de líquido linfático. Si usted tiene inflamación debajo de la axila, un sostén de panel grueso proporcionará mejor soporte a esa área. Si el panel ancho no le proporciona suficiente soporte, puede utilizar una pequeña almohadilla por debajo para proveer compresión adicional. Un buen sostén para el linfedema también tendrá una banda más ancha debajo de las mamas para distribuir el soporte sobre un área más grande.

Sin importar el estilo que escoja, asegúrese de que su sostén no tenga áreas visibles que puedan atorarse, enrollarse o doblarse. Si ve marcas en su cuerpo después de quitarse el sostén, pídale a alguien que revise el ajuste. De hecho, es mejor que un ajustador profesional le ayude con el estilo y la talla del sostén antes de que realice una compra. Si no lo hace, puede encontrar sostenes de buen ajuste en tiendas departamentales, siguiendo los lineamientos descritos en esta sección.

Si bien esta lista no abarca todas las opciones, aquí hay algunas sugerencias para los productos de lencería diseñados específicamente para las mujeres que han sido tratadas por cáncer de mama. Tenga en mente que aunque recomendemos un sostén, puede no ser de buen ajuste para su forma o puede ya no estar a la venta. También se están desarrollando diseños nuevos todo el tiempo y pueden existir sostenes mejores en el mercado en el momento que usted esté buscando. Puede encontrar los siguientes sostenes en tiendas de especialidad que venden productos específicos para mujeres después de su cáncer de mama. Algunas tiendas departamentales también los tienen.

*Louisa Louisa.* Esta ropa interior, que recomendamos ampliamente, viene tanto en estilo de sostén tradicional como en camiseta. Está hecha de una mezcla de Lycra y algodón que proporciona una compresión ligera, y cuenta con bolsillos para una prótesis o almohadillas de espuma que utilizan algunas mujeres con linfedema en mama. Fern Carness recomienda utilizar la camiseta para viajar porque proporciona una presión suave por todo el tronco, con una banda de soporte debajo de la mama que va parcialmente alrededor del tronco para no obstruir flujo linfático. La parte lateral de la prenda, debajo de la axila, es ancha para proporcionar una compresión constante a la parte lateral del tronco (debajo del brazo).

*Jodee.* Estos sostenes son buenos para pacientes de mayor tamaño, salientes de mastectomía o lumpectomía, que tienen linfedema. Cuentan con una "banda elástica" debajo de la mama que se abre en la porción inferior para que el sostén no se enrosque en las mujeres con un abdomen prominente. Los páneles laterales son muy anchos y tienen un bolsillo en el que se puede meter una almohadilla para reducir la inflamación debajo del brazo. Cada sostén viene con una almohadilla.

*Bellise.* Éste es un sostén excelente, desarrollado por una terapeuta de linfedema, que recientemente salió al mercado. Proporciona buena compresión alrededor del tronco, tiene páneles anchos, se ajusta fácilmente con aperturas delanteras y traseras, y contiene muchos bolsillos para almohadillas o una prótesis. El lado negativo es que es muy caro (alrededor de $250 dólares en el 2004). Las compañías de seguro pueden no cubrir el costo completo.

*Anita Medical Bra.* Este sostén de manufactura europea es bueno para la mujer que tiene pechos asimétricos, lo cual puede ocurrir después de quitar una masa grande o después de radiación. Es muy cómodo en su ajuste. Ofrece muchos de los mismos componentes que el Bellise pero es menos costoso (aunque sigue siendo relativamente caro). Tiene cierre o ganchos en el frente, es moldeado, tiene tirantes ajustables de Velcro en los hombros y viene con piezas que se anexan para adaptarlo adecuadamente.

*Sujetadores deportivos.* Algunos sujetadores deportivos proveen un buen ajuste, son muy confortables y no lastiman en ninguna parte. Usted puede escoger uno con gancho o cierre en lugar del estilo de una sola pieza que se mete por la cabeza.

Si va a una tienda especializada para consultar a alguien capacitado en el ajuste adecuado de sostenes, o va a una tienda departamental por su cuenta, necesitará probarse varios sostenes para ver su

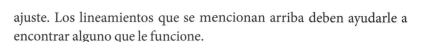

ajuste. Los lineamientos que se mencionan arriba deben ayudarle a encontrar alguno que le funcione.

### Evite la Actividad Vigorosa

No provoque la fatiga muscular. Si hace ejercicio, no trate de sentir cómo "se quema" el brazo afectado –ni ninguna otra parte de su cuerpo en ese caso–. Asegúrese de que lo que carga no sea demasiado pesado, en particular si lo está cargando con el brazo completamente extendido, como en el caso de una maleta llena. Evite hacer movimientos vigorosos y repetitivos contra la resistencia de su brazo afectado –por ejemplo, frotar, tallar, empujar o jalar, como con la aspiradora–. El trabajo doméstico involucra muchos movimientos que pueden desencadenar el linfedema, así que intente buscar a alguien que le ayude. Si no puede convencer a algún miembro familiar para que le ayude con las tareas pesadas, o si no es económicamente fiable pagarle a alguien más por hacerlas, siga algunas precauciones sencillas. Si tiene vendas de extensión corta, envuelva su brazo antes de comenzar los quehaceres y manténgalo vendado todo el tiempo que los esté haciendo. Utilizar vendaje mientras hace las tareas domésticas ofrece dos beneficios: Su casa estará limpia y habrá tomado una acción importante para disminuir el líquido en su brazo. (El vendaje se explicará en un capítulo posterior).

Debido a que la mayoría de nosotras no puede evitar las tareas domésticas, aquí le presentamos algunas ideas para reducir el estrés a su brazo:

✽ Utilice su brazo no afectado o ambos brazos.

✽ Haga pequeñas cantidades de tareas a la vez.

✽ Tome descansos frecuentes.

✽ Haga de la moderación su lema. Tómese su tiempo.

✽ Ajuste sus prioridades. Determine lo que es realmente importante. Después de todo, ¿qué precio está dispuesta a pagar (con inflamación incrementada en su brazo) por tener una casa limpia? Fatiga, calor y hacer demasiado puede incrementar el flujo sanguíneo al área creando más líquido en el tejido, lo cual puede sobrecargar un sistema linfático afectado.

Después de la cirugía y el tratamiento, *gradualmente* regrese a su nivel de actividad anterior, siempre vigilando la respuesta de su brazo, mama o tronco ante lo que está haciendo. Quizás querrá medir la circunferencia del brazo afectado y utilizar esta medición de base para ayudarle a determinar si su condición está bajo control.

## *Tenga Cuidado al Afeitarse*

La recomendación más común para afeitarse las axilas después de la cirugía para cáncer de mama es utilizar una rasuradora eléctrica. Tiene sentido. Pero las rasuradoras eléctricas también pueden plantear problemas. El área a menudo no tiene forma lisa después de la disección ganglionar axilar. Puede ser difícil alcanzar todas las áreas debajo de la axila con la rasuradora eléctrica, lo cual puede hacer que usted presione más mientras se rasura. Rasuradoras eléctricas de seguridad pueden cortar la piel, así que debe tener cuidado con éstas también. Es posible que quiera utilizar un espejo y rasurarse lentamente y con cuidado, ya sea con rasuradora eléctrica o rastrillo. Las "buenas noticias" son que después de la cirugía y la radioterapia muchas mujeres presentan una disminución de vello en las axilas.

## *Evite el Calor*

Evite cualquier cosa que produzca calor en el área con problemas de linfedema, incluyendo asolearse, quemaduras de sol (utilice por lo menos protector solar de FPS 30) y ungüentos que producen calor como el Bengay o Absorbine Jr. Manténgase alejado del sol, pero si no puede cuando menos cubra la piel de las áreas involucradas. Hasta un bronceado, que puede verse saludable, es dañino para la piel porque la seca. Considere utilizar ropa de manga larga o ropa con protección solar integrada. Columbia Sportswear fabrica camisas livianas de manga larga con una tela que ya tiene integrada FPS 30. Una búsqueda por Internet puede arrojar otros fabricantes de ropa deportiva con protección solar. Al viajar, asegúrese de protegerse de quemaduras de sol a través de la ventana del automóvil o el avión.

Evite los baños calientes y el sauna; son algunos de los placeres que pueden provocar linfedema. Puede llegar a pensar que puede disfrutar de una tina caliente mientras mantiene el brazo afectado fuera del agua, pero a menudo la temperatura del agua es tan caliente que eleva la temperatura de todo el cuerpo, incluyendo el tronco del lado afectado. Le aconsejaron a un hombre que fue sometido a cirugía por cáncer y radioterapia hace diez años –y que nunca presentó linfedema– que se metiera a un Jacuzzi después de un accidente automovilístico. Después de varias semanas de meterse a la tina caliente, comenzó la inflamación.

A pesar de la sugerencia de evitar las tinas calientes hemos encontrado que muchos todavía las usan. Si usted decide tratar, reduzca la temperatura a menos de 100 °F, mantenga su brazo fuera del agua y no la utilice más de diez minutos. Como con todas las actividades, monitoree después la respuesta de su cuerpo para ver si comenzó alguna inflamación. Si no hay señales de inflamación, quizás podrá disfrutar de la tina en ocasiones, siguiendo estas indicaciones.

Trate de tomar baños o duchas tibias, no calientes. Evite aplicar cojines calientes o bolsas de arroz de microondas a cualquier cuadrante afectado del cuerpo. Esto significa que si tiene tensión en la espalda que no se relaciona con el cáncer de mama ni con el tratamiento, puede usar hielo en lugar de calor. Si sufre una lesión su doctor podrá sugerir poner calor. Esto es buen consejo para la mayoría de las personas, pero no para una persona con un sistema linfático afectado. (Está bien utilizar calor en otras áreas no involucradas.)

El clima caliente tiende a producir más inflamación. Quizás querrá encontrar un lugar más fresco –como una recámara con aire acondicionado o un sótano fresco– cuando la temperatura y la humedad estén elevados. Planee sus actividades al aire libre para las partes más frescas del día, temprano en la mañana o en la tarde. Cuando sienta calor necesitará permitirse más tiempo para descansar. Otras culturas que se encuentran en climas más calientes entienden mejor; los negocios y las tiendas en México, por ejemplo, frecuentemente cierran durante la parte más calurosa del día para que todos puedan tomar una siesta. Un artículo en el *National Lymphedema Network Newsletter* (Boletín informativo de la Red Nacional de Linfedema) sugiere tomar un baño fresco cuando hace calor afuera.[3]

Utilice vendaje de compresión cuando haya calor moderado (ver Capítulo 12). Pero si hace *mucho* calor, los vendajes o prendas de compresión pueden elevar la temperatura corporal al punto en que ya no ayudan a disminuir la inflamación. En ese tipo de calor, utilice prendas

de compresión en las mañanas, cuando está mas fresco, pero quítese-
las si se vuelven calientes e incómodas.

Finalmente, tome mucha agua. Hacer esto es especialmente crítico
en un clima caliente. La recomendación general es de ocho a diez vasos con agua al día, agregue un vaso más por cada diez grados en que
la temperatura suba por arriba de 80 °F. Muchos de los pacientes de
Gwen reportan una relación directa entre falta de ingesta de agua e
incremento de la inflamación.

### *Evite el Uso Prolongado de Diuréticos*

Los diuréticos reducen los niveles de fluido en el cuerpo y frecuentemente son lo primero en lo que un doctor (en especial un médico
general) piensa cuando la consulta es por inflamación. En el caso de
linfedema los diuréticos no son benéficos a largo plazo. De hecho,
empeoran la condición. Los diuréticos sí disminuyen la cantidad de
líquido, pero no hacen nada para romper las proteínas, bacterias y
productos de desecho que permanecen. En los pacientes con linfedema que utilizan diuréticos, una vez reducido el líquido en la zona
afectada hay evidencia de que persiste una concentración mucho más
elevada de proteína. La concentración elevada puede causar que el tejido se vuelva fibrótico (duro) y engrosado, generando un problema
mayor de eliminación de fluido.[4,5,6,7] Los diuréticos también pueden
deshidratar el resto del cuerpo.

Algunas condiciones médicas requieren el uso de diuréticos. Si su
doctor le prescribe un diurético, pregúntele por qué. Si él o ella solamente está intentando tratar el linfedema, pídale una referencia para
ir con un terapeuta de linfedema. Claro, su médico puede prescribirle
un diurético por cualquier cantidad de problemas, tales como mucho
líquido alrededor del corazón o los pulmones, o por retención excesiva de líquidos en general. Si éste es el caso, tomar el diurético probablemente sea una prioridad mucho más importante que no tomarlo,
aunque no sea bueno para el linfedema. Es importante no alterar los
medicamentos prescritos sin primero consultar con su médico.

### *Mantenga Su Piel en Buenas Condiciones*

Trate de mantener su piel limpia, suave y humectada. Para aquéllos
con linfedema, un buen cuidado de la piel es crítico. La piel seca pro-

porciona una puerta de entrada para las bacterias. Lávese con un jabón suave hipoalergénico que no deje la piel seca. Después de lavar, séquese completamente. Si su piel es frágil no la talle al secarla. Los jabones recomendados para humectar incluyen Dove, Neutrogena, Aveeno, Basis, Tone y Oil of Olay.

Después de bañarse, inmediatamente aplique loción humectante, preferentemente una que no tenga fragancia, que tenga pH bajo y que contenga alfa hidróxidos, vitamina E o aloe vera. Algunos ejemplos son Eucerin, Lymphoderm o Nivea. Lac-Hydrin 5 y Aquaphor son otros productos excelentes que su oncólogo radiólogo seguramente recomendará. En el mercado existen muchos humectantes buenos. Mantenga en mente, sin embargo, que aun los mejores productos pueden causar irritación en una piel sensible; recomendamos prestar atención a la respuesta de su piel a cualquier producto. Lo que puede ser magnífico para una persona puede causar una reacción en la piel de otra.

Durante el día aplique un humectante más suave que no manche de grasa su ropa. Utilice una loción más densa en la noche. No necesita aplicar humectante a las zonas propensas a estar húmedas, tales como la axila, el pliegue del codo y por debajo de la mama; al contrario, estas áreas deben mantenerse secas aplicando harina de maíz o talco.

## *Escoja una Prótesis Ligera*

El folleto *18 Steps for Preventing Lymphedema* de la National Lymphedema Network (Red Nacional de Linfedema) recomienda que si tuvo una mastectomía y escoge usar una prótesis, utilice una ligera. Una prótesis pesada puede ejercer demasiada presión arriba de la clavícula, incrementando el riesgo de interrumpir el flujo linfático.

Algunas prótesis se adhieren a la pared torácica; Aún requieren utilizar un sostén de apoyo, pero el adhesivo disminuye la presión que ejerce el tirante del hombro. Muchas de las mujeres que utilizan prótesis adhesivas las aman y encuentran que son más fáciles de usar que otros tipos. Si usted utiliza una adhesiva, revise su piel para ver si le causa irritación.

La compañía de seguros normalmente le cubrirá una prótesis básica, pero cualquier característica especial, como el adhesivo, puede costar más que la cantidad permitida. De todas maneras, es posible que valga la pena el gasto adicional a cambio de una mayor comodidad.

## *Planee con Anticipación cuando Viaje*

Cuando usted tiene linfedema o está en riesgo de desarrollarlo, viajar puede poner un gran estrés sobre el sistema linfático. Alentamos a las mujeres a que no dejen que el miedo a desarrollar linfedema después del tratamiento para el cáncer de mama les impida viajar. Para hacerlo se requiere planeación anticipada y seguir algunas medidas de precaución.

Hemos mencionado que el calor puede ser culpable de ocasionar el linfedema. Esto es algo que debe considerarse al planear un viaje. Si planea ir a un clima caliente procure viajar en la temporada más fresca. También esté consciente al emprender viajes a lugares más altos, pues la disminuida presión atmosférica puede causar inflamación, Incluso la reducida presión de cabina en un avión puede ponerla en riesgo. Recientemente Gwen tuvo una paciente con un linfedema menor que estaba planeando un viaje de un mes a las montañas de Perú, donde estaría a una elevación de nueve mil pies. Debido a que el largo vuelo y la altitud elevada la ponían en riesgo de inflamación ella tenía que tener mucho cuidado de seguir todas las precauciones y sugerencias descritas en esta sección. También necesitaba utilizar su manga de compresión durante el día y su vendaje en la noche y realizarse automasaje y ejercicios de drenaje linfático regularmente. (Estas técnicas se describen más detalle, en los capítulos de tratamiento). Siguiendo estos consejos, la paciente pudo manejar su linfedema exitosamente durante el viaje.

Elija su vestimenta de viaje con el linfedema en mente. La Dra. Judith Casley-Smith, en un artículo llamado "Consejos para Viajar", ofrece las siguientes sugerencias: "Utilice ropa holgada y cómoda que sea abierta del cuello para moverse con facilidad. La ropa holgada le ayudará a evitar constricción, y si desarrolla inflamación su ropa no le apretará tanto. Utilice un sostén que no le apriete. Utilice una prenda de compresión si es que la tiene, o utilice vendajes cortos que se estiran (descritos en un capítulo posterior)".[8] Si ya tiene linfedema y va a viajar largas distancias o por un periodo de tiempo muy largo, utilizar su manga normal o los vendajes solos pueden no ser suficientes para manejar el estrés adicional sobre el sistema linfático. En ese caso los vendajes pueden aplicarse sobre la prenda de compresión para dar mejor soporte[9] O, como sugiere la Dra. Casley-Smith, utilice dos prendas de compresión; eso es, utilice una segunda prenda (quizás una más vieja o una más holgada) por encima de la primera. De esa manera, si a pesar de sus mejores esfuerzos comienza la inflamación y la compresión se vuelve apretada, puede quitar la capa de arriba y seguirá teniendo soporte. Hay más información en el Capítulo 12, relativo a cómo reconocer una constricción excesiva al usar vendajes.

Como se mencionó anteriormente, si usted tiene historial de infecciones, consulte con su médico acerca de pedir recetas de antibióticos para llevarse al viaje por si fueran necesarias.

Muévase. Retuérzase. Sacúdase. Sin importar cómo llegue a su destino, ya sea en coche, avión o camión, estar sentada durante horas es una forma segura de promover la inflamación. (En un momento describiremos algunos ejercicios que puede hacer en su asiento). Considere viajar cuando el camión o el avión esté menos lleno para que pueda moverse más fácilmente. Párese y muévase tan seguido como le permitan. La Dra. Casley-Smith recomienda salir del asiento cada vez que se apague la señal de "abrocharse el cinturón". Si está viajando en coche, tome descansos frecuentes, sálgase del coche, estírese, beba agua y muévase. Evite empacar el coche con tantas cosas que no haya lugar para moverse o estirarse.

Aunque su vuelo esté casi sobrevendido existe toda una lista de ejercicios que puede realizar en su asiento. Algunos vuelos largos muestran videos de ejercicio, pero si el de usted no lo hace aquí le presentamos unas técnicas para que empiece a moverse. Voltee su cabeza de lado a lado. Apriete los hombros hacia atrás. Presione sus manos juntas en frente de su cuerpo. Contraiga los músculos abdominales y presione la espalda baja contra el asiento, luego levante sus piernas, una a la vez, marchando en su lugar. Realice círculos con los hombros. Rote sus brazos hacia adentro y hacia afuera, como si girara la perilla de una puerta, y doble y gire las muñecas. Apriete una pelota pequeña; cierre y abra los dedos. Realice un par de repeticiones de cada ejercicio cada media hora.

Practique respiración diafragmática por lo menos cinco minutos cada hora (ver Capítulo 7). Mantenga buena postura, lo cual puede ser un desafío en los asientos incómodos de un avión. Ponga una de las almohadas pequeñas del avión detrás de su espalda o lleve su propia almohada pequeña. En un capítulo posterior aprenderá el automasaje linfático para el cuello. Realice algunos masajes durante unos minutos cada hora. Eleve su brazo si puede; levántelo y apóyelo sobre el hombro de un compañero, en el asiento de al lado o sobre la orilla de la ventana.

Mientras viaja evite la cafeína y el alcohol, y reiteramos, tome mucha agua. La comida que sirven en los aviones, en especial los paquetes pequeños de cacahuates o galletas, pueden ser muy salados y la sal causa que el cuerpo retenga líquidos. Considere llevar su propia botana.

Cuando llegue a su destino tenga cuidado con cargar bolsas pesadas, especialmente con su brazo extendido hacia abajo. La Dra. Casley-Smith sugiere llevar una maleta tan pequeña y ligera como sea posible. ¡A nadie más que a usted le importará si utiliza la misma ropa más de una vez! Consiga una maleta con ruedas. Empaque dos bolsas más pequeñas con menos peso en lugar de una pesada. Utilice los carritos disponibles en el aeropuerto o un maletero. Registre su equipaje en la acera si existe ese servicio. No aviente su maleta de mano sobre su hombro afectado. Tenga cuidado al bajar su equipaje de la banda; utilice el brazo no involucrado, pídale a alguien más que lo baje.

Si ha estado utilizando una prenda de compresión, déjesela durante varias horas después de aterrizar. Si su brazo se siente hinchado, trate de elevarlo. Vaya a un lugar fresco donde pueda descansar o tome una ducha fresca. Practique más de los ejercicios de drenaje linfático y automasaje, y asegúrese de tomar mucha agua.

## Opciones para un Estilo de Vida Saludable

Esta sección habla de opciones para un estilo de vida saludable. Si usted tiene linfedema, un estilo de vida sano es más importante que nunca.

### *Mantenga su Peso Ideal*

La mayoría de nosotros sabe que la obesidad se está convirtiendo en una epidemia en los Estados Unidos. Un estudio publicado en el *Journal of the American Medical Association* (Revista de la Asociación Médica Americana) muestra que en la década de 1990 la proporción de personas con sobrepeso se disparó en todos los estados.[10] De acuerdo con el folleto publicado por el American Institute of Cancer Research (Instituto Americano para la Investigación de Cáncer), tener sobrepeso incrementa el riesgo de cáncer de mama, colon, endometrio, vesícula biliar y riñón. El folleto también dice que "la [o]besidad puede incrementar el riesgo de enfermedad coronaria, accidente cerebrovascular, diabetes, hipertensión, enfermedad de la vesícula biliar, apnea del sueño [y] osteoartritis de las rodillas, caderas y espalda baja".[11] Además, existen investigaciones que relacionan la obesidad específicamente con el cáncer de mama. El tejido adiposo (grasa) contiene niveles más altos de ciertos tipo de hormonas que pueden incrementar el riesgo de cáncer de mama o su recurrencia. Noventa años de investigaciones demuestran que lo que comes es un factor importante en el desarrollo o la prevención de la enfermedad.[12]

Como ya comentamos en el Capítulo 1, la obesidad también es un factor de riesgo para el linfedema. La grasa corporal excesiva puede ser un problema especial si usted tiene un sistema linfático defectuoso, haciendo que sea más difícil que el líquido linfático pase por el tejido y entre a los vasos linfáticos. The Memorial Sloan-Kettering Cancer Center (El Centro de Cáncer Conmemorativo Sloan-Kettering) revisó a 263 mujeres que habían sido tratadas por cáncer de mama en la década de 1970. Se encontraron dos factores significativos en el desarrollo de linfedema: aumento de peso e incidencia de lesión o infección en el brazo.[13] En el taller de linfedema de la American Cancer Society (Sociedad Americana de Cáncer), en 1998, el Dr. Allen Meek reportó que el linfedema es más común en pacientes obesos.[14] En el 2003 y 2004 múltiples investigaciones que revisaron factores de riesgo para linfedema encontraron que el índice de masa corporal y la radioterapia axilar eran los dos más importantes.[15,16]

Pacientes con linfedema y sobrepeso que pierden peso no necesariamente observan una reducción en la hinchazón; aún así, la pérdida de peso ciertamente le quita una carga al sistema linfático. Además, muchas personas encuentran que aumentar de peso ocasiona un episodio de inflamación. Otro estudio en el Memorial Sloan-Kettering Cancer Center (El Centro de Cáncer Conmemorativo Sloan-Kettering) reportó: "Nos sorprendimos al encontrar que aumentar de peso después de un diagnóstico de cáncer es un factor de riesgo especialmente alto [para linfedema]".[17] Desafortunadamente, las mujeres que toman tamoxifeno u otro medicamento para la prevención del cáncer son propensas a subir de peso y tienen más dificultad para perderlo.

Es claro que mantener un peso corporal ideal es importante para la salud en general y para prevenir y manejar el linfedema. Sugerimos hablar con su doctor acerca de recomendaciones específicas respecto a su peso.

### Siga un Estilo de Alimentación Saludable

Mientras no existan lineamientos específicos dietéticos para manejar el linfedema o factores dietéticos en el desarrollo de la condición, recomendamos el estilo saludable de alimentación proporcionado por los National Institutes of Health (Institutos Nacionales de Salud) y el American Institute of Cancer Research (Instituto Americano de la Investigación Oncológica).[18,19] (Nos gusta referirnos a los hábitos alimenticios de una persona como un "estilo de alimentarse" en lugar de como una "dieta". Una dieta es algo que uno comienza hoy y termina mañana. Un estilo de alimentarse describe simplemente la forma en que uno se alimenta). Las sugerencias incluyen:

* Consumir una amplia variedad de comidas basadas en plantas.

* Comer muchas verduras y frutas.

* Mantener un peso saludable y ser activo.

* Tomar alcohol únicamente con moderación.

* Seleccionar comidas bajas en grasa y sal.

* Preparar y almacenar alimentos de manera segura.

* No utilizar ningún tipo de tabaco.

Estas recomendaciones constituyen un buen resumen de un estilo alimenticio sano. Los siguientes principios generales ofrecen más detalles:[11,19]

* Coma al menos cinco porciones diarias de vegetales y frutas frescas. Una porción es igual a una pieza mediana de fruta, media taza de fruta o vegetales, ya sea cocidos o crudos, seis onzas de jugo (sin azúcar) o una taza de lechugas crudas. La mejor nutrición se encuentra en frutas y verduras de color rojo, anaranjadas y verdes

brillantes, tales como brócoli, espinaca, zanahorias, jitomates y pimientos rojos. Incluya ajo y cebolla en su dieta diaria. Los arándanos azules y las frambuesas contienen altos niveles de antioxidantes; incluya una porción de estos la mayoría de los días.

\* Coma granos 100 por ciento integrales, incluyendo arroz integral, cebada, avena, pastas y panes integrales. Trate de evitar la harina blanca. Los cereales integrales cocidos, tales como la avena, son mejores elecciones que algunos de los cereales fríos, que a menudo se hacen con harina blanca. Los granos integrales proporcionan una abundancia de fibra, vitaminas y minerales. Se ha reconocido que las dietas altas en fibra tienen un papel importante en prevenir el cáncer de colon y la enfermedad coronaria. Se recomienda que los adultos consuman de veinticinco a treinta y cinco gramos de fibra al día.[20] Finalmente, se piensa que los antioxidantes y otros fitoquímicos que se encuentran en los granos integrales ayudan a prevenir el cáncer.[21]

\* Coma frijoles, chícharos y otras leguminosas. Consiga una cantidad moderada de sus requerimientos de proteína de soya y productos de soya como el tofu y las lentejas. Los productos de soya pueden proteger contra el cáncer de mama, pero limítelos de tres a cinco porciones por semana.[22] Incorpore una variedad de semillas, nueces y pescado en su dieta, y póngale menos importancia a las carnes, el pollo y los huevos. Tenga cuidado con no eliminar las carnes por completo; es importante consumir suficiente proteína. Debido a que el linfedema es un edema alto en proteínas, puede sonar lógico reducir la ingesta de éstas, pero es absolutamente necesario que su cuerpo tenga suficiente proteína. Comer muy poca proteína no reducirá el contenido de proteína en el líquido linfático, pero debilitará el tejido conectivo y empeorará el linfedema.[23] Las nueces, además de ser buenas fuentes de proteína de base vegetal, también son altas en grasas sanas y ácidos grasos omega 3. Las mejores nueces incluyen a las almendras, nueces y avellanas.[22]

\* Trate de minimizar la grasa en su dieta. Las dietas altas en grasa han sido asociadas con el cáncer de colon y de mama. La American Heart Association (Asociación Americana Coronaria) recomienda que el consumo de grasa incluya no más del 25 al 30 por ciento del consumo calórico diario. Tenga en cuenta que algunas grasas son esenciales para la salud. Se ha demostrado que la grasa en el pescado incrementa la descomposición de otras formas de grasa dietética y disminuye la tendencia de formar coágulos sanguíneos. La recomendación es comer pescado dos veces por semana.[22] El aceite de oliva extra virgen es mejor que muchos otros aceites vegetales. Trate de evitar la margarina, la mayoría de la cual contiene ácidos grasos trans (en la forma de aceites vegetales parcialmente hidrogenados).

\* Consuma una o dos cucharadas de linaza molida diarias. La linaza es una fuente de ácidos grasos omega 3 y fibra, los cuales se conoce que tienen cualidades protectoras de mama.[22] Agréguela a productos horneados, cereal, batidos o al yogurt.

\* Siempre que sea posible, coma alimentos naturales en lugar de procesados. Por ejemplo, los vegetales frescos tienen más valor alimenticio que los congelados, los cuales tienen más valor que los enlatados.

\* Minimice su consumo de sal. La sal puede causar retención de líquidos.

\* Minimice su consumo de cafeína y alcohol. El uso excesivo de estas bebidas puede contribuir a retención de líquidos. (Un comentario para mujeres que no se relaciona al linfedema: La cafeína y el alcohol en exceso también ocasionan una excreción de calcio del cuerpo, lo cual puede contribuir a osteoporosis).[21]

\* Incremente el consumo de agua. Contrario a lo que parece razonable con el linfedema, una condición caracterizada por un exceso de líquido en el cuerpo, es imperativo tomar mucha agua. La concentración elevada de proteína en el tejido del brazo, mama o tronco, atrae líquido de otras partes del cuerpo. Consumir menos agua no causará que una menor cantidad de líquido fluya a su brazo, simplemente privará al resto del cuerpo del agua que necesita. Beber mucha agua también ayuda a limpiar su sistema de impurezas. Se recomienda que tome al menos de ocho a diez vasos de ocho onzas de agua al día, y más en climas cálidos. Encontrará esta sugerencia varias veces en el libro. Ésta no solamente es una

buena medida para prevenir el linfedema, también está en la lista
de cosas por hacer si comienza a notar síntomas. Beba un par de
vasos con agua inmediatamente y luego asegúrese de mantenerse
en el nivel recomendado diario de consumo de agua.

* Ponga atención al tamaño de las porciones. Pensar en "grandes
porciones" está de moda y ha contribuido a la epidemia de obesidad del país. Aunque coma alimentos sanos, comer demasiado
hará que aumente de peso. Para perder peso debe quemar más
calorías de las que consume. Ponga atención a la cantidad que in-
giere; vea las porciones en la etiqueta nutricional. Utilice una taza
medidora para determinar con exactitud las porciones. Probablemente se sorprenda.

* No deje que le dé mucha hambre. La mayoría tiende a comer demasiado cuando el cerebro registra la idea de que tiene hambre.
Es mejor comer un poco antes de llegar a ese punto. Los alimentos
altos en fibra –como los frijoles, chícharos, lentejas o vegetales
y frutas frescas– le ayudarán a saciarse. Para evitar tener mucha
hambre algunas personas encuentran que es más fácil comer varias comidas pequeñas a lo largo del día en vez de tres grandes.

* Le tenemos una buena noticia: El chocolate es bueno en pequeñas
cantidades. (Lo sabía todo este tiempo, ¿cierto?) Comer chocolate
de dos a tres veces por semana puede ser una delicia y bueno para
usted. El chocolate contiene flavonoides, los cuales son ricos en
antioxidantes. El chocolate oscuro semiamargo es mejor que el
chocolate de leche por dos razones: Tiene el nivel más alto de flavonoides y no contiene leche adicional, lo cual puede incrementar
el contenido de grasas saturadas. Note que estamos hablando del
chocolate, no de las otras golosinas que pueden estar incluidas,
como los caramelos, malvaviscos o azúcares. Estos no incrementan la cantidad de flavonoides pero sí agregan grasa y calorías.[24]

Veamos el estilo de alimentación de dos culturas que no son occidentales. Resulta que la dieta estilo mediterránea no solamente es rica,
también es sana. La dieta mediterránea, la cual se llama así porque está
basada en un estilo de comida tradicional de varias culturas de la región mediterránea, incluye muchas de las recomendaciones alimenticias que describimos anteriormente. Enfatiza comer más vegetales

de raíces y verdes, frutas frescas, frijoles y leguminosas, pescado, pan integral y crema. El Dr. Miles Hassell, del Providence Cancer Center (Centro para el Cáncer de Providence), recomienda esta dieta. Él cita al estudio "Lyons Diet Heart Study" (Estudio de la dieta para el corazón de Lyon), que durante cuatro años siguió a personas que recientemente habían sido diagnosticadas con enfermedad coronaria. El estudio comparó una dieta estilo mediterráneo con una dieta típica occidental. Los resultados fueron dramáticos: Los individuos que siguieron la dieta mediterránea tuvieron 72 por ciento menos acontecimientos cardíacos, 56 por ciento menos muertes y 61 por ciento menos cánceres que sus contrapartes que comieron una dieta típica occidental.[22] Es sorprendente que no existan más médicos que la recomienden.

Los estudios también demuestran que las culturas asiáticas, cuyos miembros se alimentan con mucho pescado, frutas y vegetales, tienen una tasa menor de cáncer de mama. Los científicos sospechan que la tasa reducida de cáncer tiene que ver con las diferencias en la dieta, pero el tema sigue bajo investigación. Como dice una investigación más: "Estudios adicionales acerca del estilo de vida y hábitos alimenticios de las poblaciones no occidentales pueden ayudar a entender los factores etiológicos subyacentes en el desarrollo del cáncer de mama".[25]

Aquí le presentamos unos libros de cocina que incorporan recetas saludables y ricas: *The Mediterranean Diet Cookbook* (Recetario para una dieta mediterránea), por Nancy Harmon-Jenkins con los doctores Antonia y Dimitrios Trichopoulou; *The Breast Health Cookbook* (Recetario para la salud de los senos), por el Dr. Bob Arnot; y el libro de cocina *The New American Diet* (La nueva dieta americana), por Sonja L. Connor, MS, RD, y Dr. William E. Connor. Están enlistados en la sección de "Lectura Recomendada", en la parte posterior del libro. Muchos otros libros de cocina contienen consejos dietéticos excelentes. Revise su librería o biblioteca local.

### *Haga Ejercicio Regularmente, Pero No se Exceda*

El ejercicio debe estar incorporado a todos los programas de terapia para linfedema.[26] Además de ser bueno para su salud en general, es bueno para el linfedema. El sistema linfático es estimulado por la acción de bombeo de sus vasos sanguíneos y de sus músculos, así que cualquier cosa que pueda hacer para mejorar su sistema circulatorio también ayudará al sistema linfático.

No se exceda. No fatigue ni trabaje sus músculos en exceso, lo cual puede causar un incremento en el líquido linfático y empeorar su linfedema.[27] Normalmente, nadar, caminar y andar en bicicleta son muy buenos ejercicios para las personas con linfedema. Los doctores John y Judith Casley-Smith encontraron que el buceo es otra actividad maravillosa para la reducción del linfedema, con unos efectos que duran hasta dos días.[28] Esto probablemente es por la presión aumentada a la que es sometido el cuerpo cuando se encuentra bajo el agua.

Las cuatro categorías de ejercicio que se recomiendan para el linfedema se detallan más tarde en el libro. Resumidas son:

* ejercicio aeróbico.

* estiramiento.

* fortalecimiento y tonificación muscular.

* ejercicios de drenaje linfático.

Sin importar el tipo de ejercicio que escoja, realice solo una cantidad pequeña al principio –pocos minutos si no ha hecho ejercicio frecuentemente y un poco más si está acostumbrado a ejercitarse con regularidad–. De ahí, *gradualmente* incremente su nivel de ejercicio con el tiempo, utilizando su brazo, pecho y tronco como monitores de cuánto puede hacer. Vigile la temperatura. No se ejercite en la parte más calurosa del día y asegúrese de protegerse del sol.

Discutiremos detalles específicos en cuanto al ejercicio en el Capítulo 16. Por ahora recuerde que el ejercicio es un componente crítico en el programa de alivio/bienestar.

Hasta que más investigaciones nos ayuden a determinar con exactitud cuáles actividades desencadenan el linfedema y cuáles ayudan a reducirlo, recomendamos que siga un enfoque práctico de sentido común para manejar su condición. El linfedema ocurre porque el sistema linfático de la persona está afectado, y un sistema comprometido puede sobrecargarse y causar inflamación. Sea bondadoso consigo mismo.

Recuerde que no importa qué tan cuidadoso sea aún puede desarrollar linfedema. Sentirse culpable de que le haya dado no ayuda para nada. Ningún remordimiento por haber plantado esas flores, por haber tomado ese viaje en avión o cargado al nieto hará que regrese el tiempo. La vida pasa. Hacemos lo mejor que podemos; hacemos lo que creemos correcto. Si estamos en riesgo de linfedema nuestra mejor opción es ponerle atención a nuestro cuerpo. Si usted nota un incremento en inflamación o síntomas, tómese su tiempo, deje de hacer la actividad que esta realizando y tómese un momento para reflexionar. Luego cambie lo que estaba haciendo cuando ocurrió la inflamación y aprenda técnicas que lo mantengan saludable. Finalmente, no se vuelva obsesivo. (Aunque sabemos que si está preocupado será difícil no obsesionarse). El punto es vivir aunque tenga linfedema. Atiéndalo; incorpore el tratamiento a sus hábitos diarios para que lo pueda olvidar y regrese a vivir, trabajar y disfrutar la vida.

La segunda parte de este libro puede ayudarle a lograr estas metas, pues proporciona un plan de tratamiento completo, con descripciones detalladas de técnicas de autotratamiento.

# TRATAMIENTO *para* LINFEDEMA

# 6

# *una* INTRODUCCIÓN *a los* MÉTODOS *de* TRATAMIENTO

Algunos sobrevivientes de cáncer pueden prevenir el linfedema, Otros necesitarán tratamiento. La Segunda parte resume a detalle el régimen completo de dicho tratamiento. Este capítulo abre la discusión proporcionando una breve historia del mismo y una descripción de métodos de tratamiento actuales.

## Una Breve Historia del Tratamiento

Hasta la década pasada existían limitadas opciones de tratamiento para personas que desarrollaban linfedema en los Estados Unidos. A la mayoría de las mujeres se les decía que no se podía hacer nada para paliar su condición y que simplemente debían "vivir con eso", o se les colocaba una bomba de compresión y se les daba una prenda de compresión especial.

Esta situación es sorprendente porque el tratamiento del sistema linfático ha sido ampliamente practicado en Europa durante casi setenta años. El drenaje linfático manual (DLM, una técnica suave de masaje que mueve linfa de una parte del cuerpo a otra) se desarrolló en la década de 1930 por el Dr. Emil Vodder y Estrid Vodder, de Dinamarca.[1] Sus técnicas de vanguardia eventualmente llegaron a conocerse como el método Vodder. El trabajo de los doctores Alemanes Ethel y Michael Foeldi en las décadas de 1970 y 1980 ayudó a validar la efectividad del masaje linfático para reducir el linfedema.[2,3] Los Foeldi combinaron las técnicas de DLM de los Vodder con vendaje, ejercicio y cuidados de la piel. Nombraron a su método *terapia descongestiva completa (TDC)*, un término que todavía se usa ampliamente hoy en día. A través de las décadas los Foeldi han conducido investigaciones extensivas y han publicado muchos artículos y libros relacionados con el linfedema, y la Clínica Foeldi, en Alemania, sigue siendo muy respetada por el entrenamiento que brinda a terapeutas de linfedema de todo el mundo. Mientras que los Foeldi trabajaban en Alemania, la doctora Judith Casley-Smith y el ya fallecido Dr. John Casley-Smith comenzaban su trabajo en Australia. En 1982 fundaron la Lymphoedema Association of Australia (Asociación Linfática de Australia).

Guenther y Hildegard Wittlinger, pupilos de mucho tiempo de Emil Vodder, abrieron una clínica para el tratamiento de linfedema en Austria y fundaron dos escuelas para entrenar terapeutas en el método Vodder de drenaje linfático manual: el Dr. Vodder Schule en Austria en 1971, y la Dr. Vodder School of North America (Escuela Dr. Vodder de América del Norte) en la década de 1990, los cuales siguen funcionando. La técnica Vodder sigue siendo el método más utilizando y el que más comúnmente se enseña en Norteamérica.[4] En 1988 se fundó la National Lymphedema Network (Red Nacional de Linfedema) sin fines de lucro en San Francisco, por Saskia R. J. Thiadens, RN, con el objetivo de proporcionar educación y una guía para pacientes con linfedema y profesionistas del área de la salud de todo el país. La Srita. Thiadens también abrió en San Francisco una de las primeras clínicas del país para el tratamiento de linfedema.

El Dr. Robert Lerner, otro pionero, trajo consigo de Europa a los Estados Unidos la fisioterapia descongestiva completa para el cuidado de linfedema, a finales de la década de 1980. Condujo un estudio histórico con mil pacientes con linfedema en la extremidad superior a quienes había tratado entre 1989 y 1995. Los resultados demostraron que un programa que combina masaje linfático, vendaje, ejercicio y cuidados de la piel produce en promedio una reducción en el volumen de líquido en el brazo del 62 por ciento.[5] Presentó sus resultados a la International Society of Lymphology (Sociedad Internacional de Linfología), que publicó un documento colectivo reconociendo un régimen de cuatro partes como el mejor abordaje de tratamiento para el linfedema.[6]

Los resultados del estudio de Lerner fueron comprobados por otra investigación conducida en 1997 por Marvin Boris, MD, y Bonnie B. Lasinski, PT, la cual observó pacientes que se adhirieron al mismo programa de tratamiento de cuatro partes. Los investigadores reportaron una reducción promedio del 63 por ciento en el volumen de líquido en el brazo del paciente. El estudio también demostró que los pacientes que siguieron con el tratamiento pudieron mantener su reducción inicial de inflamación y hasta mejoraron estos resultados.[7] En el 2003 la Dra. Andrea Cheville, de la University of Pennsylvania (Universidad de Pennsylvania), reportó: "La fisioterapia descongestiva completa (CDP por sus siglas en inglés) ha emergido como el estándar de tratamiento, combinando el vendaje de compresión, drenaje linfático manual, ejercicio y cuidados de la piel con educación extensiva del paciente". Y concluyó: "Series de casos colectivos que describen un promedio de reducción de volumen del 65 por ciento en más de 10,000 pacientes son pruebas de su eficacia".[8]

En 1998, expertos en linfedema de todo el mundo se reunieron en Nueva York y como grupo decidieron oficialmente apoyar el protocolo de masaje linfático, vendaje, ejercicio y cuidados de la piel como la manera más efectiva de tratar la condición.[9] (Nosotros estamos de acuerdo con Andrea Cheville en que la educación del paciente es el quinto componente importante de un programa de tratamiento completo). El grupo acordó un nombre oficial para el régimen: terapia descongestiva linfática. Sin embargo, usted lo escuchará más frecuentemente como terapia descongestiva completa o TDC.

La conciencia sobre el linfedema y cómo tratarlo gradualmente se está expandiendo por la comunidad médica de América debido a los esfuerzos de organizaciones como la National Lymphedema Network (Red Nacional de Linfedema), la Lymphology Association of North America (Asociación Linfática de Norteamérica), la Lymphatic Research Foundation (Fundación para la Investigación Linfática) y la International Society of Lymphology (Sociedad Internacional de Linfología). Debido a que múltiples programas en Estados Unidos y Canadá entrenaban a profesionales de la salud para el tratamiento de linfedema, se debían establecer estándares de conocimientos, así, La Lymphology Association of North America (LANA; Asociación de Linfología de Norteamérica) desarrolló estándares con la ayuda de expertos en el área. También administra un examen nacional para la certificación de terapeutas en linfedema. Ahora existe una clínica para pacientes hospitalizados por linfedema en Olympia, Washington, para proporcionar tratamiento intensivo. Puede encontrar una lista de organizaciones, escuelas, clínicas y productos para linfedema en el apartado "Recursos", que se encuentra en la parte final del libro.

## Principios Generales del Tratamiento

En resumen, entonces, a continuación encontrarán los componentes básicos de un programa de tratamiento integral para linfedema:

* masaje linfático.
* compresión.
* ejercicio.
* cuidados de la piel.
* educación.

Hemos enfatizado la importancia de la educación a través del libro. Los cuidados de la piel se cubrieron en el Capítulo 5. Capítulos posteriores hablan a detalle del masaje, la compresión y el ejercicio. Usted aprenderá cómo funcionan y cómo incorporarlos a su vida.

El tratamiento de linfedema está diseñado para estimular el sistema linfático intacto, mejorar el drenaje de linfa del cuadrante alterado y prevenir el estancamiento de linfa. Como se explicó en los primeros capítulos del libro, el líquido linfático se mueve continuamente por todo el cuerpo y el tratamiento para el cáncer de mama puede dañar la habilidad del sistema linfático para drenar el fluido adecuadamente del cuadrante afectado por el cáncer. Si en una zona se acumula más líquido del que el sistema linfático dañado es capaz de drenar, se estancará. Esto se describe como "exceder la capacidad de transporte".

La fase inicial del tratamiento es intensivo, típicamente involucra visitas frecuentes al terapeuta de linfedema para todos los componentes del programa. El objetivo en esta fase es reducir la inflamación. La duración de la fase intensiva varía dependiendo del paciente y la condición, pero usualmente es de dos a cuatro semanas. Una vez que se ha estabilizado la inflamación se puede seguir con un programa de mantenimiento, utilizando las partes del tratamiento que ayudaron más al paciente. No hay duda, sin embargo, de que entre más consistente y minucioso sea el paciente con el autotratamiento, más efectivo será el manejo de la condición.

En vista de que la mayoría de las personas tienen vidas muy ocupadas, creemos que querrán pasar la mínima cantidad de tiempo controlando sus síntomas y manejando la inflamación. Además, el tratamiento de linfedema no es como cocinar. No existe una receta con resultados exactamente iguales para todos; De alguna forma es a prueba y error. Se utiliza la respuesta del cuadrante afectado como barómetro para medir cuáles aspectos del tratamiento son los más útiles para usted. Lo que presentamos aquí no es "la única manera", es simplemente "una manera recomendada". Como dice el médico oncólogo Stephen Chandler: "Todos mis pacientes que han buscado ayuda han sido gratificados [por este programa] y se han beneficiado de alguna manera. Algunas personas le pueden dedicar tiempo mientras que otras no; y esto consume mucho tiempo. Todos los que han ido a tratamiento para linfedema han quedado satisfechos porque alguien sabe cómo ayudarles. Los enfoques que las mujeres adoptan para lidiar con el linfedema las beneficiarán para el resto de sus vidas".

Las filosofías y los abordajes para el tratamiento del linfedema pueden variar, pero los objetivos básicos siempre son los mismos: redirigir el líquido de una parte del cuerpo que se encuentra dañada a otra para un mejor drenaje; proporcionar compresión a una zona inflamada para prevenir la acumulación de líquido linfático y utilizar la acción de bombeo muscular para estimular los vasos linfáticos. Los siguientes capítulos combinan la experiencia de Gwen como terapeuta de linfedema con un compendio de trabajos de expertos de todo el mundo.

Antes de lanzarnos a una discusión de técnicas de tratamiento específicas, existen algunas cosas sencillas que usted puede realizar ahora para ayudarse: Eleve su brazo, tome más agua y practique la respiración abdominal.

La elevación –utilizar la gravedad para drenar el líquido de la parte del cuerpo afectada– resulta a veces efectiva en las etapas tempranas de una aparición de linfedema.[10] Ésta es una de las pocas sugerencias que los médicos ofrecían en el pasado, y como resultado muchas personas han hecho un gran esfuerzo por mantener la extremidad inflamada hacia arriba. no necesariamente recomendamos amarrar su brazo a una polea empotrada en el techo de su recámara (sí, algunos pacientes lo han hecho) ni caminar con el brazo elevado; le ofrecemos sugerencias más sencillas. Trate de colocar su brazo sobre una almohada mientras esté acostado, ponga su brazo sobre el respaldo del sillón mientras ve la televisión o lee, levante el brazo y apóyelo en el hombro de la persona sentada al lado suyo, y (si es posible) acuéstese durante periodos cortos del día con su brazo elevado por encima del nivel del corazón. Cuando esté en el coche puede descansar su brazo en la orilla de la ventana, siempre y cuando lo cubra para no exponerlo al sol.

La siguiente sugerencia es también sencilla: Como se recomienda varias veces a través del libro, beba de ocho a diez vasos de agua al día.

Finalmente, la respiración abdominal (también llamada *respiración diafragmática* o *respiración de barriga*) es una forma útil de estimular el sistema linfático. En el siguiente capítulo se explica cómo realizarla. Algunos de los métodos de autoayuda que se describen a continuación incluyen la respiración abdominal como parte de sus instrucciones, así que recomendamos aprender esta técnica antes de continuar con las otras.

Estas tres medidas sencillas pueden ayudar a disminuir la inflamación, particularmente durante las etapas tempranas de aparición del linfedema. (En etapas más avanzadas la elevación puede tener pocos resultados). Sin embargo, realizar estas recomendaciones no debe de ser su única herramienta. Si su brazo esta inflamado, busque ayuda. En los próximos capítulos aprenderá muchas estrategias efectivas y aprenderá a encontrar un profesional de la salud que le pueda ayudar. Le sugerimos tratar todas las técnicas que describimos.

# 7

# RESPIRACIÓN ABDOMINAL

Para vivir tenemos que respirar; no hay opción cuando se trata de eso. Pero *cómo* respiramos es algo que podemos escoger. Aprender a respirar de una manera que mueve los músculos abdominales es una forma fácil de crear una acción de bombeo constante al vaso linfático central de la cavidad torácica (el ducto torácico) para así estimular el flujo de linfa. Cuando usted utiliza sus músculos abdominales para inhalar, la presión de la cavidad torácica cambia porque la respiración mueve el diafragma. De la misma manera, cuando exhala utilizando los músculos abdominales, la presión cambia de nuevo. La presión alternante actúa como una bomba sobre el ducto torácico, el cual corre hacia arriba a través de la cavidad torácica y drena hacia el sistema venoso en el cuello. Si aprende a respirar de esta manera todo el tiempo –no solo durante sus sesiones de tratamiento para linfedema– estará bombeando suavemente el sistema linfático durante el día.

Además de estimular el sistema linfático, la respiración diafragmática (abdominal) ofrece muchos otros beneficios, tales como incrementar el aporte de oxígeno a las células tisulares de todo el cuerpo, disminuir la frecuencia cardíaca, disminuir la presión arterial, relajar los músculos y crear una respuesta de relajación. Alice Domar, profesora asistente de medicina en la Harvard Medical School (Escuela de Medicina de Harvard), enseña respiración profunda como habilidad de vida. Ella ha encontrado que las mujeres que la practican son capaces de reducir bochornos, síntomas del síndrome premenstrual, y que ayuda en el control del dolor y la ansiedad.[1] Ella recomienda hacer lo que llama "minis": tomar varias respiraciones conscientes profundas a lo largo del día cuando aparezca la necesidad de promover la relajación (o, en nuestro caso, de estimular al sistema linfático). A continuación, la anatomía de cómo funciona la respiración abdominal.

El diafragma es un pliegue largo de músculo que se encuentra justo debajo de los pulmones, separando la cavidad pulmonar de la abdominal. Cuando está relajado parece un domo. Al inhalar el diafragma se contrae y jala hacia abajo, creando presión negativa, entonces los lóbulos inferiores de los pulmones se llenan de aire. Al mismo tiempo, el diafragma empuja la cavidad abdominal y la barriga expande hacia afuera para acomodar el aire adicional en los pulmones.

Cuando exhala, el diafragma se relaja regresando a su posición de domo, forzando que el aire se salga de los pulmones, entonces la barriga se aplana (ver Figura 7.1). Observe cómo respiran los bebés. Ellos naturalmente hacen respiración de barriga. Cuando un bebe inhala, su barriga se infla como un globo. Cuando exhala, su barriga se aplana.[2]

Note que es imposible que el diafragma se mueva hacia abajo

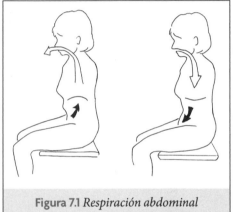

**Figura 7.1** *Respiración abdominal*

cuando los músculos abdominales están tensos. Para sacar provecho de cada respiración necesitará relajar sus músculos abdominales. Desafortunadamente, desde temprana edad nos entrenan a meter la barriga, lo cual se vuelve más habitual conforme envejecemos y tenemos más barriga para meter. Este hábito ha causado que la mayoría de nosotros deje de realizar la respiración diafragmática natural. Requiere de práctica deshacernos de este hábito de hace años y entrenarnos a relajar la barriga y dejar que el diafragma baje.

Cuando hace respiración de barriga, su respiración se vuelve profunda y relajada. También se hace más lenta –debido a que entra más oxígeno con cada respiración, no necesita tomar tantas respiraciones–. La mayoría de las personas, en vez de permitir que los pulmones se llenen completamente con aire, respiran moviendo únicamente la porción superior del tórax y levantan los hombros. Caemos en patrones de respiración superficial por una variedad de razones, como respuesta al estrés o al dolor, debido a problemas respiratorios, alergias, hábitos o por la creencia de que siempre necesitamos meter la barriga. Muchos de nosotros hasta mantenemos la respiración en ocasiones. Para promover la salud, debe proveer a su cuerpo con la cantidad máxima posible de oxígeno y ayudar a su sistema linfático a bombear eficientemente. Un patrón de respiración abdominal suave y parejo es importante.

Ahora explicamos cómo practicar esta habilidad.

## Cómo Respirar con el Abdomen

Primero, concéntrese en su respiración. Debe de estar consciente de cómo respira realmente. Tan esencial como es la respiración, la mayoría de nosotros nunca estamos conscientes de nuestros patrones al respirar. Para concentrarnos en esto, siéntese por un momento en una silla de espalda plana con los pies apoyados en el suelo. Ponga las manos suavemente sobre su abdomen. Sin tratar de cambiar la manera en que respira y sin forzar la introducción de aire de alguna forma en particular, simplemente tome nota de cómo su barriga se expande o se aplana cuando respira. Quizás le sea más fácil cerrando los ojos mientras se concentra en las próximas respiraciones.

Si nota que su barriga se expande hacia sus manos cuando inhala, probablemente está respirando con el diafragma (cuando menos en parte). Si sus manos están quietas y su barriga no se mueve mucho al respirar, lo más probable es que esté respirando con la porción superior de su pecho.

El siguiente paso es comenzar a practicar la respiración abdominal.

Quédese en la misma posición erecta en la silla, y si tiene un cinturón apretado o algo que le ciña la cintura ahora es momento de aflojarlo. Inhale profundamente por la nariz y luego exhale completamente por la boca, aplanando la barriga y sacando todo el aire que quede. Vaciar los pulmones por completo y remover todo el aire del fondo de los pulmones automáticamente estimula la respiración diafragmática. Ahora, de nuevo inhale por la nariz, relaje los músculos abdominales y preste atención a la expansión de su barriga. Permita que la respiración comience en la barriga, sienta cómo gradualmente hace que se expandan ligeramente las costillas y finalmente sube para levantar lentamente las clavículas. Repita la secuencia. Saque el aire por la boca, asegurándose de que la barriga se aplane. Intente una o dos respiraciones más de esta manera. (Algunas personas prefieren inhalar y exhalar por la nariz en lugar de inhalar por la nariz y exhalar por la boca. Si esto es más fácil para usted, entonces hágalo así. Permítase inhalar de la forma que le sea más cómoda). Si se marea intente inhalar más lentamente y haga una pausa antes de inhalar de nuevo.

Después del primer par de respiraciones, continúe con un patrón suave de respiración, inhalando por la nariz y exhalando por la boca, dejando que su barriga se expanda y se contraiga suavemente. No es necesaria una respiración gigantesca, simplemente una que vaya a la porción inferior de sus pulmones mientras su pecho se mantiene quieto o se levanta un poco. Como señala Alice Domar: "respiración abdominal no significa que ésta no lleve aire a la porción superior del pecho. Sí lo hace, pero también está llevando aire a la porción inferior de los pulmones, usando el diafragma para expandir toda la cavidad torácica". Puede ayudarle el mantener las manos en la barriga y tratar de empujar el abdomen suavemente hacia las manos mientras inhala. Algunas personas se acuestan boca arriba y colocan un libro sobre su barriga. Cuando inhalan tratan de hacer que el libro se levante, y cuando exhalan tratan de que baje.

Si utilizar una imagen le ayuda, imagínese un globo en la porción inferior del estómago que se infla cuando inhala y se desinfla cuando exhala.

Finalmente, una buena risa puede ser la gran manera de estimular el diafragma y ayudarle a respirar mejor. La mayoría de las personas han sentido su estómago adolorido y un mejor humor después de reírse por mucho tiempo, después de ver un espectáculo chistoso, un cachorro juguetón o de escuchar a un comediante. Norman Cousins dice que "La risa verdadera es una buena manera de ejercitarse sin salir a la calle". Leerá más acerca de Norman Cousins y los beneficios de la risa en el Capítulo 21, "El Poder de la Mente y el Espíritu".

## Algunos Consejos

Aquí le presentamos algunas sugerencias para comenzar (adaptadas del libro de trabajo utilizado en las clases para el Manejo de Estrés y Ansiedad de Kaiser Permanente):[3]

* Comience a practicar sólamente con cuatro o cinco respiraciones
y lentamente incremente su tiempo de práctica a un minuto o
más. Practique varias veces al día.

* Al principio puede ser útil practicar acostado en la cama o en
el suelo. Doble sus rodillas y coloque los pies en una posición
cómoda y separados.

* Si se siente mareado o ansioso puede estar respirando demasiado
profundo o muy rápido. Si eso le sucede deje de practicar un momento y respire normalmente hasta que se le pasen los síntomas.
Cuando comience de nuevo, respire más lentamente.

* Acuérdese de relajar la barriga para que el diafragma pueda moverse hacia abajo.

* Sea paciente. Al principio esta manera de respirar puede sentirse
extraña; algunas personas se preguntan si es realmente la manera
correcta.

Conforme practique y se vuelva cada vez más consciente de su
respiración, la respiración abdominal se volverá más natural y podrá
encontrarse haciéndola automáticamente. Es una manera sencilla y
efectiva de estimular el sistema linfático durante todo el día.

# 8

# MASAJE LINFÁTICO

El masaje linfático es un tipo de masaje especial muy suave que remueve el líquido excesivo y la proteína de una zona afectada por el linfedema hacia una zona donde puede drenar de manera normal. Los efectos fisiológicos principales del masaje linfático son drenar y limpiar tejidos, causar una respuesta de relajación al estimular la parte parasimpática del sistema nervioso autónomo y aliviar el dolor.[1]

Es importante que aquéllos que sufren de linfedema reciban tratamientos de masaje por parte de alguien que ha sido entrenado minuciosamente en masaje de drenaje linfático. Otros tipos de masaje, tales como el masaje profundo, pueden causar que *incremente* el líquido en la zona afectada por linfedema. Gwen nos cuenta de una paciente que sintió presión, pesantez y dolor en el brazo ocho años después del cáncer de mama. Fue a recibir un masaje profundo y le pidió al masoterapeuta que se enfocara en el brazo por que le había estado molestando. Dentro de pocas horas su brazo comenzó a inflamarse. Está bien recibir masaje profundo en las zonas no involucradas en el tratamiento del cáncer de mama, pero es mejor evitar cualquier tipo de masaje fuerte en el cuadrante afectado por el cáncer. Cualquier terapeuta que proporcione masaje linfático debe entender todos los aspectos de la dinámica del linfedema y su tratamiento.[2,3] Vea la sección "Recursos" si desea encontrar clínicas y terapeutas con el entrenamiento apropiado.

## Principios del Masaje Linfático

El término *drenaje linfático manual* (DLM) fue acuñado por Emil y Estrid Vodder para describir las técnicas especializadas utilizadas en el masaje linfático. Algunos profesionales de la salud se refieren a él como *movilización linfática*. El DLM comienza con áreas del cuerpo que *no* se encuentran afectadas por el linfedema. El objetivo es vaciar esas zonas primero, limpiándolas para dejar un lugar al que el líquido pueda drenar. Debido a que el cuello se encuentra cerca del final del sistema linfático –eso es, donde el sistema linfático se junta con el sistema venoso, justo antes de que las venas grandes entren al corazón– el masaje comienza ahí. Se masajea el área del cuello para vaciarlo de líquido y estimular la contracción de los linfangiones. (Recuerde que los linfangiones son los segmentos individuales de los vasos linfáticos). ¡La investigación indica que el masaje linfático de la zona del cuello puede estimular la actividad de los linfangiones localizados tan lejos como en el dedo gordo del pie![4]

Después, el terapeuta masajea el lado no involucrado del tronco, gradualmente se acerca al lado involucrado y finalmente masajea la extremidad involucrada. El masaje de la extremidad afectada por el linfedema comienza con el área más cercana al tronco. Primero se masajea la parte superior del brazo o de la pierna, luego se va hacia la mano o hacia el pie. Los pases siempre se realizan en dirección al flujo linfático que se desea (por ejemplo, hacia el hombro cuando se da masaje al brazo). Masaje en la zona abdominal puede estar incluido para estimular los vasos linfáticos profundos. Durante el masaje puede ser útil practicar la técnica de respiración abdominal descrita en el Capítulo 7. Ponga las manos suavemente sobre su barriga para que pueda darse cuenta si su abdomen se está expandiendo mientras inhala.

Los pases involucran una presión/liberación especial y son lentos, rítmicos, repetitivos, circulares y suaves. La presión utilizada debe de ser justo la suficiente para causar que se arrugue la piel; nunca debe causar enrojecimiento o dolor. Se utilizan diferentes tipos de pases dependiendo del área que se masajea, el tipo de tejido, la integridad del tejido, el tamaño del área, y así sucesivamente. Aunque todos los pases del masaje linfático emplean una ligera presión, se necesita una presión ligeramente más firme en áreas fibróticas (endurecidas) o engrosadas. En áreas más frágiles la presión debe ser muy ligera.

Se utilizan diferentes secuencias de masaje dependiendo del tipo de cáncer y la cirugía, del lugar donde se localiza el linfedema, de si el paciente ha recibido radioterapia o no, y de si uno o ambos lados del cuerpo están afectados. Normalmente el masaje toma de cuarenta y cinco minutos a una hora pero puede tomar más tiempo si ambos brazos y el tronco están afectados. El procedimiento debe ser muy relajante. A menudo las personas se duermen durante una sesión. Gwen típicamente sugiere que los pacientes practiquen la respiración abdominal durante el masaje y visualicen que el líquido se mueve en la dirección que siguen las manos del terapeuta.

## ¿Cuándo *No* Hacerse el Masaje?

Hay momentos en que es aconsejable no recibir masaje linfático:[5]

* *Si tiene una infección en la zona afectada por el linfedema.* Señales de infección del brazo incluyen enrojecimiento, calor al tacto, dolor e incremento repentino inexplicable de la inflamación. Después de un tratamiento eficaz con antibióticos, cuando ya no exista infección, se puede comenzar de nuevo con el masaje. Algunos médicos permitirán que los pacientes reanuden la compresión (ver Capítulo 12) después de varios días con antibióticos y si claramente está eliminándose la infección.

* *Si usted tiene insuficiencia cardíaca congestiva.* El masaje linfático mueve el líquido de la extremidad a través del cuerpo en dirección al corazón. Una persona con insuficiencia cardíaca congestiva ya tiene demasiado líquido alrededor del corazón, así que el masaje linfático puede tener consecuencias que amenacen la vida. Puede ser permitido bajo algunas circunstancias, pero solo bajo supervisión médica estricta constante. Hable de su situación con su médico y con su terapeuta.

* *Si está siendo tratado por trombosis o coágulos de sangre.* El masaje linfático puede potencialmente desalojar coágulos, permitiendo que se vayan al corazón o a los pulmones, donde pueden ser letales. Se debe de evitar el masaje si usted está bajo tratamiento para esta condición.

* *Si recientemente recibió radiación.* Es mejor posponer el masaje linfático porque la piel estará bastante sensible. En tales casos es posible realizar un masaje modificado, evitando las áreas de piel frágil hasta que hayan sanado.

En el pasado se pensaba que las personas con un cáncer activo no debían recibir masaje linfático porque podía mover las células cancerígenas a una zona nueva, extendiendo potencialmente el cáncer, Sin embargo ahora esta teoría se considera obsoleta. La mayoría de los médicos piensa que el riesgo de extender las células cancerígenas por medio de medidas mecánicas como el masaje es insignificante, y que tener un cáncer activo no debe ser contraindicación para el tratamiento del linfedema. Debido a que todos los casos son diferentes, platique de su situación con el médico y el terapeuta y decida lo que es mejor para usted. Si una persona con cáncer terminal tiene linfedema, el cuidado paliativo a menudo puede ofrecer confort y aliviar el dolor. Sin duda debe proporcionarse si el paciente lo solicita.

## Preparaciones para el Tratamiento

Para diseñar un tratamiento apropiado y un programa de ejercicio personalizado, su terapeuta probablemente le hará un historial clínico que incluya sus síntomas actuales. El terapeuta puede preguntar mucho acerca de su presión arterial, problemas de tiroides, inflamación crónica, asma y otros temas de salud que pueden afectar el tratamiento. El terapeuta querrá tomar precauciones si sufre de enfermedad renal, diabetes, hipertensión, asma o enfermedad arterial. Después de revisar su historial clínico él o ella podrá decidir incluso que el tratamiento completo de linfedema no debe llevarse a cabo –por ejemplo si existe un coágulo sanguíneo en el área afectada o en cualquier otra parte del cuerpo–. En tal caso pueden enseñarse partes del programa de autotratamiento, como elevar la extremidad, respiración abdominal e incrementar el consumo de líquidos, pero evitando la compresión, el masaje y el ejercicio.

## Técnicas de Automasaje

El masaje linfático realizado por un terapeuta es solo una parte del programa total para controlar el linfedema. También puede practicar el automasaje para mantener y promover la reducción de inflamación. Ciertamente, es probable que el automasaje se convierta en una parte integral de su programa de tratamiento. Creemos que el trabajo que puede hacer por usted mismo ofrece beneficios a largo plazo y es un suplemento importante del tratamiento proporcionado por el tera-peuta. Le brinda una manera más efectiva de controlar su linfedema y le permite tratarse inmediatamente cuando no está disponible un pro-fesional. Si nota que incrementa el linfedema –como podría ocurrir en un clima caliente o cuando viaja por avión– puede tomar acción rápidamente para limitar o eliminar la acumulación de líquido.

De la misma manera en que su terapeuta realiza DLM, cuando usted se dé masaje comience por el cuello y tronco antes de pasar al brazo o pecho afectados. Incluso puede ser útil masajear solo el cue-llo y el tronco, porque hacer esto libera el camino y brinda una me-jor oportunidad de drenaje a la extremidad. De hecho, el masaje de tronco es tan importante que Gwen ha encontrado mejor enfatizarlo al principio para que los pacientes, en la prisa por disminuir la infla-mación de su brazo, no se pasen demasiado rápido a masajear la ex-tremidad. Si únicamente se masajea el brazo el líquido irá a su parte superior, pero luego regresará de nuevo. Se deben de vaciar el tronco y el cuello primero para abrir un espacio que recibirá el fluido.

Gwen sugiere que los pacientes realicen el automasaje antes de aplicarse los vendajes de compresión y antes de hacer ejercicios; unos y otros se describen en capítulos posteriores.

## *Pautas Generales*

Lo que describimos a continuación es una posible rutina de automa-saje; su terapeuta puede sugerirle otra. Lo importante es seguir la se-cuencia de estimular el cuello primero, luego el tronco y finalmente el brazo; también observar otras indicaciones que aquí recomendamos. Le repetimos, es importante trabajar con un terapeuta minuciosa-mente entrenado en el tratamiento de linfedema.

Asegúrese de que el área esté libre de aceites, cremas o talco, para que sus manos no resbalen sobre la piel.

Utilice los dedos planos o la palma de su mano. Entre más contacto tenga su mano con la piel, más vasos linfáticos estimulará. No empuje con las yemas de los dedos. El masaje requiere de dos tipos de pases: *círculos estacionarios,* que son movimientos de medio círculo que se realizan en un solo lugar, y *bombeos,* mediante los cuales suavemente se empuja la piel en la dirección que queramos enviar el líquido. En ambos casos, realice los pases muy lentamente; cada pase debe tomar al menos un segundo en ser completado.

La presión de su mano debe ser muy muy ligera. Aplique justo suficiente presión para conseguir que la piel se mueva ligeramente. La piel puede arrugarse en frente de su mano o dedo y/o retraerse rápidamente cuando levante la mano. Libere la presión después de cada pase, creando un patrón repetitivo de presión/no-presión. El objetivo del masaje es estimular los vasos linfáticos para que se contraigan al mover o estirar la piel, pero siempre tenga en mente que el masaje linfático *nunca* debe causar dolor ni enrojecimiento de la piel.

Los pases del masaje en el brazo deben dirigirse hacia la parte externa del mismo y luego hacia arriba, al cuerpo. Visualice el movimiento del líquido desde la mano hacia su corazón.

Realice respiraciones abdominales durante el automasaje, inhalando por la nariz y relajando el abdomen mientras se llena de aire, luego exhalando con los labios fruncidos mientras retrae los músculos de la barriga, contrayendo el abdomen (ver el Capítulo 7 "Respiración Abdominal").

### *Automasaje para Extremidades Superiores*

Comience con un ejercicio de respiración abdominal. Cuando se recomienden círculos estacionarios deben repetirse veinte veces. Todos los movimientos de bombeo deben repetirse de cinco a siete veces. Recuerde que todos los pases deben ser lentos y rítmicos, manteniendo el máximo contacto posible entre la palma o los dedos y la piel. Repase el material acerca de anastomosis en el Capítulo 3 para que tenga un entendimiento general acerca de la localización de las anastomosis verticales y horizontales. [Los números de los pasos a continuación corresponden con los números de la Figura 8.2].

1. Con sus manos cruzadas y utilizando círculos estacionarios, masajee el cuello en el hueco que se encuentra por arriba de ambas clavículas (ver Figura 8.1). También puede masajear un lado por vez, si es más fácil para usted. Realice círculos pequeños, del tamaño de una moneda, aplicando justo suficiente presión para estirar la piel hacia abajo, hacia el corazón, y suelte hacia arriba. La presión o el estiramiento de la piel se aplica en la dirección en la que desea que el líquido se mueva.

2. Coloque su mano del lado del tronco que *no está afectado*, justo por debajo de la axila. Utilizando círculos estacionarios aplique presión para estirar la piel hacia arriba y suelte al ir hacia abajo. Está aplicando presión hacia la axila ya que ésta es la dirección en la que quiere que el líquido se mueva.

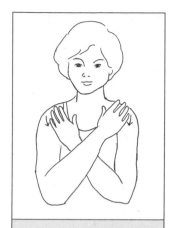

**Figura 8.1** *Automasaje linfático para el cuello*

3. Bombee la piel desde la línea media (anastomosis vertical) del pecho hacia la axila no involucrada (afectada). Realice esto en varios lugares sobre el pecho.

4. Bombee la piel cruzando la anastomosis vertical hacia el lado no involucrado, con cada pase debe mover las manos por el pecho del cuello al ombligo. Para este pase puede utilizar las yemas de los dedos en vez de la palma de la mano.

5. Bombee la piel de la axila involucrada a través de la línea media hacia la axila no involucrada. Repita varias veces cruzando la pared torácica. Evite las cicatrices.

6. Imagine que existe una caja alrededor de su ombligo. Bombee cinco veces hacia el ombligo desde cada esquina de la caja. Utilice una presión un poco más firme, oprimiendo el tejido de la barriga aproximadamente una pulgada.

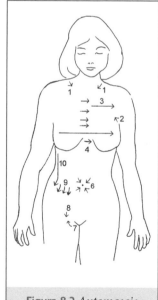

**Figura 8.2** *Automasaje linfático para linfedema de brazo derecho*

7. En la ingle del lado *involucrado*, utilizando círculos estacionarios aplique presión hacia arriba en dirección al ombligo y suelte hacia abajo.

8. Del lado involucrado, bombee la piel de la parte inferior de la anastomosis horizontal hacia la ingle.

9. Del lado involucrado, bombee la piel sobre la anastomosis horizontal.

10. Del lado involucrado, bombee la piel de la axila hacia la ingle.

Repita el paso 1 mientras practica la respiración abdominal.

## Automasaje para Inflamación de Mama

Si ha tenido inflamación en la mama, o en la mama y el brazo, un masaje adicional puede ayudar. Después de terminar el drenaje linfático del tronco como se describe arriba, bombee la piel directamente desde la parte interna de la mama hacia la axila, dándole la vuelta al pezón.[6] Repita el pase de cinco a diez veces. También puede masajear de la mama hacia arriba de la clavícula, de nuevo repitiendo de cinco a diez veces.

## Masaje de Tronco Modificado

Si usted se encuentra en un lugar donde no puede desvestirse, pero desea estimular su sistema linfático, puede realizar un mini masaje en la zona del cuello. Realice cinco círculos estacionarios a un lado del cuello, justo por debajo del oído y en la zona de arriba de la clavícula. Luego realice cinco bombeos por encima del hombro hacia el cuello. Repita la secuencia varias veces. Esto puede ser bueno para los viajes en coche o en avión. Si se encuentra en el trabajo y quiere estimular su sistema linfático, tómese dos minutos de descanso para darse un masaje.

## Automasaje Especial para el Brazo

Como se mencionó anteriormente, nunca debe masajearse el brazo hasta *después* de que el cuello y el tronco han sido masajeados. Una vez que se encuentra listo para masajear el brazo, siga los pasos a continuación, los cuales corresponden a los números en las Figuras 8.3 y 8.4. Repita cada bombeo de cinco a siete veces; repita cada círculo estacionario de quince a veinte veces.

### Brazo, parte Superior

1. Bombee la piel en la parte externa de su brazo hacia arriba, alrededor de la porción posterior del hombro y hacia los nódulos que se encuentran arriba de su clavícula.

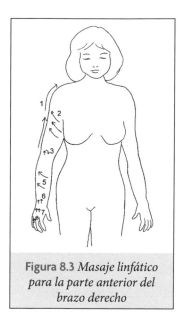

**Figura 8.3** *Masaje linfático para la parte anterior del brazo derecho*

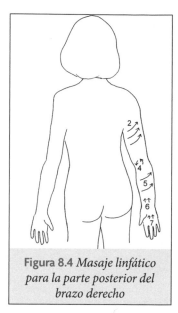

**Figura 8.4** *Masaje linfático para la parte posterior del brazo derecho*

2. Bombee la piel en la parte interna de su brazo superior hacia arriba y hacia fuera en dirección a la porción posterior de su hombro. Bombee en tres lugares diferentes a lo largo de su brazo superior, moviéndose de la axila al codo con cada serie de pases en dirección hacia arriba (por ejemplo, la primera serie de pases se hace de la axila bombeando hacia la parte externa del brazo y luego hacia el cuello; la segunda serie es un poco más abajo, y la tercera serie es cerca del codo). Haga la parte anterior del brazo superior primero, luego la parte posterior del brazo superior.

### Codo

3. Utilizando círculos estacionarios, aplique presión sobre el pliegue del codo para estirar la piel hacia arriba en dirección al hombro; suelte hacia abajo. El pase debe ser dirigido hacia la parte externa de su brazo.

4. Si tiene fibrosis (engrosamiento) alrededor del codo, aplique una presión ligeramente más firme. El tejido puede ablandarse un poco durante el masaje. Si es así, muévase hacia la siguiente zona cerca del codo. Si no nota que se hace más suave después de un minuto, simplemente continúe con lo que queda del masaje.

### Antebrazo

5. Bombee la piel hacia arriba en la parte interna y externa de su antebrazo.

### Muñeca

6. Utilizando círculos estacionarios alrededor de la muñeca, aplique presión hacia arriba y suelte hacia abajo, o utilice un movimiento de bombeo hacia arriba. Aumente la presión si presenta un poco de fibrosis.

### Mano

7. Utilizando círculos estacionarios, aplique presión hacia arriba y suelte hacia abajo sobre la palma y el dorso de la mano, o utilice un movimiento de bombeo hacia arriba.

8. Bombee la piel de los dedos y del pulgar hacia el dorso de la mano.

Levante su brazo por encima de la cabeza para terminar. Bombee la piel desde los dedos hacia el dorso de la mano, pasando por encima de la muñeca y el antebrazo hacia la parte externa de la porción superior del brazo, por detrás del hombro y bajando por la parte lateral del tronco hacia la ingle. Después de todos los masajes, termine con varias respiraciones abdominales.

## Masaje de Espalda Dado por un Compañero

Aunque puede hacer la mayor parte del masaje linfático solo, puede ser útil (y relajante) que alguien más lo realice por usted. Esto es especialmente cierto en el caso del masaje de espalda, que resulta más difícil y no se aconseja hacerlo uno mismo. Estimular la espalda con masaje linfático proporciona otro camino alternativo de drenaje a través de la anastomosis vertical. Las técnicas y los pases siguen los mismos principios descritos anteriormente para el automasaje.

Le sugerimos incluir el masaje de espalda como parte del masaje de tronco –eso es, *antes* de masajear el brazo–, sin embargo el masaje de espalda seguramente le beneficiará a cualquier hora, hasta cuando se realiza sin las otras partes del masaje. Algunas veces necesita aceptar la ayuda solo cuando se la ofrecen. Tome asiento inclinándose sobre una mesa, con almohadas debajo de su pecho para brindar soporte, brazos estirados hacia delante y la frente descansando sobre sus manos, o acuéstese boca abajo con los brazos a los lados, la frente descansando sobre una toalla enrollada o una almohada pequeña.

Recuérdele a su compañero que debe utilizar una presión muy ligera y lenta, y que siempre debe liberar la presión después de cada pase. La mayoría de las mujeres dicen que sus esposos utilizan demasiada presión. Quizás sea útil practicar el masaje con su pareja para que pueda sentir cuánta presión debe ser usada. Practique la respiración profunda mientras recibe el masaje. Inhale por la nariz y relaje el abdomen mientras se llena de aire. Exhale con los labios fruncidos y contraiga el abdomen.

Aquí le presentamos la técnica, como se ilustra en la Figura 8.5:

1. Utilizando círculos estacionarios en ambas axilas, aplique presión hacia arriba y suelte hacia abajo. Repita veinte veces.

2. Bombee la piel desde la anastomosis vertical (línea media) hacia la axila *no involucrada* en varios sitios.

3. Bombee la piel a través de la anastomosis vertical hacia el lado no involucrado en varios sitios siguiendo la columna vertebral.

4. Bombee la piel desde la axila involucrada, atravesando la espalda hacia la axila no involucrada en varios sitios.

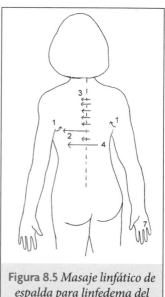

**Figura 8.5** *Masaje linfático de espalda para linfedema del lado derecho del cuerpo*

*Nota de Jeannie:* El automasaje es el tratamiento que yo seguí (junto con vendaje ocasional) aún después de que se había quitado el linfedema. Todavía le dedico unos minutos de dos a tres veces por semana. Mientras aprendía, trabajé muy duro en copiar las técnicas que Gwen utilizaba mientras me lo daba. Traté de duplicar la presión que ella aplicaba y de copiar los tipos de pases que utilizaba. Incluso pesé la presión de mis propios dedos en una máquina medidora –eran solo seis onzas–. Si encontraba una zona que se había hecho más dura (fibrótica), entonces aplicaba un poco más de presión hasta que se suavizaba.

Me frustré al no poder masajear mi propia espalda. Luego encontré una solución que aparentemente ayudó. (Tenga en cuenta que ésta es mi idea, no es algo que Gwen ni algún doctor le vayan a recetar). Compré un rodillo de pintura con una cubierta muy blanda (del tipo que se utilizan para paredes de mucha textura) y aprendí a usarlo en mi espalda. Lo hago rodar desde mis costillas hacia mi espalda y a lo largo de mi hombro. Utilizando el rodillo puedo aplicar presión en lugares a los que no llegaría sin él.

¿Me siento tonta utilizando mi rodillo de pintura? Claro que sí, pero parece ayudar, aunque el beneficio solo ocurra en mi mente. Si decide utilizar este truco, tenga en cuenta que los rodillos más ligeros son los más fáciles de usar, y asegúrese de comprar uno que no rechine.

El automasaje es un componente importante para el manejo de linfedema. Es buena idea incorporarlo a su rutina diaria.

# 9

# *la* HISTORIA *de* EMMA: *la* PERSISTENCIA TIENE SU RECOMPENSA

La voz de Emma en el otro extremo del teléfono es suave y agradable, su discurso rápido. Vino de México a los Estados Unidos cuando era joven. Ella y su esposo viven cerca de una zona metropolitana en el Sur y tienen cuatro hijos adultos. Sus hijos ya no viven con ellos, pero siguen siendo una gran parte de su vida diaria. Cuando hablamos de su linfedema la frustración inunda su voz: "Para mí, tratar de encontrar lo que fuera acerca de linfedema fue terrible", dice. "Mi brazo estaba inflamado, creciendo todo el tiempo. Le estaba pidiendo ayuda a mi doctor, pero él no supo cómo conseguirla para mí". El doctor no sabía que existía una clínica de linfedema en su zona, aunque vive cerca de una ciudad grande.

Ella salió a buscar información por su propia cuenta. Buscó en Internet y le preguntó a profesionistas del área de la salud. Finalmente su doctor le dio el nombre de una clínica grande que tenía un terapeuta que trataba con pacientes de linfedema dos veces por semana. Emma trabajó con la terapeuta durante un mes aproximadamente. "Mi brazo estaba mejorando un poco, pero mi mano no. Mis dedos se estaban inflamando como empanadas". Ella empezaba a desesperarse. "Mi terapeuta trabajó un poco conmigo, luego me dio una lista de lugares para conseguir las prendas de compresión. Realmente no sentía que mi brazo estuviera listo para ser medido para una prenda, pero llamé de todas maneras, Y me enteré por medio de la otra persona en el teléfono que había una clínica nueva de tratamiento no tan lejos y que ella conocía a algunos terapeutas buenos de ese lugar. Así es como encontré a Debra, quién ahora es mi terapeuta. Debra sabía que hacer por mí".

Han sido casi dos meses desde que Emma comenzó a recibir tratamientos de masaje de DLM. También aprendió ejercicios y masajes que puede hacer por sí misma. Ella se venda, utiliza una manga y un guante y además una bomba –pagada por el seguro– cada día durante una hora. Para concentrarse en tener el linfedema bajo control, ella se ha ausentado de su trabajo, lo cual involucra ayudar a familias de bajos recursos.

Ella sabe que tiene suerte al disponer de tiempo libre en el trabajo, pero aun así ha sido mucho esfuerzo. "Con el cáncer todos estuvieron apoyándome", dice, "Pero con esto es diferente. Nadie entiende qué es el linfedema y creen que es un problema menor que superaré. A lo mejor me quejo con mi esposo –se ríe– pero él simplemente no entiende. Esto es algo con lo que tengo que lidiar y adaptarme el resto de mi vida. Todos esperan lo mismo de mí aunque ya no soy la misma. Tengo que tomar precauciones en la vida diaria para no empeorar la situación. Estoy limitada en lo que puedo y no puedo hacer, pero mis amigos y mi familia esperan lo mismo de antes. Tener linfedema ha sido significativo. Algunas veces pienso que sobrevivir al cáncer fue nada en comparación con esto. Podía hacer algo respecto al cáncer, y quizás sentir que se había terminado. Pero tendré que vivir con esto el resto de mi vida".

Un gran porcentaje de las personas con las que trabaja Emma es hispano. Ella dice que "Aunque trabajan duro no tienen seguro de gastos médicos. Cuando se enferman, muchas de las veces se abruman y no saben qué hacer, pero existen lugares, como el hospital de nuestra ciudad, que trabaja con las personas siempre y cuando realicen pagos, aunque no tengan seguro". Al hablar de una amiga de Colombia que recientemente se había encontrado una bola en la axila, ella platica: "los doctores le dijeron que tiene cáncer de mama. Ella les dijo que no quería la quimio porque pensó, '¿De qué sirve?' Ella estaba tan deprimida. No creía que alguien la iba a querer después de la cirugía. Pensó que no valía la pena tener una reconstrucción. Hablamos por mucho tiempo y de pronto ya estaba desabrochándome la camisa para enseñarle mi propia reconstrucción. Quedó estupefacta y me pidió tocarla. Le dije que sí, pero que no tenía sensibilidad ahí". Emma se rió. "Hasta se sorprendió del pezón, y le dije que estaba tatuado pero que todo era mío". Su amiga decidió hacerse la reconstrucción y recientemente tuvo la cirugía.

El brazo de Emma sigue mejorando, igual que su mano. Está superando algo de su frustración, dice: "Estoy empezando a ver los nudillos nuevamente, pero todavía tengo mis días de compasión en los que me deprimo. Estoy un poco preocupada por la manga de noche que voy a recibir pronto. La vi. Está enorme. Parece que si me volteo equivocadamente y le pego a mi esposo con ella lo voy a matar". Las dos nos reímos.

Emma continúa: "Muchas mujeres hispanas no quieren ir al doctor, no quieren averiguar qué tienen mal. Pero tienen que ir. ¿Qué es peor, enfermarse más y morir o encontrar lo que puede uno hacer para ayudarse a sí misma? Simplemente no deben rendirse. Nunca".

# IO

# MASAJE *de* CICATRICES, ENCORDONAMIENTO *y* LIBERACIÓN MIOFASCIAL

Meternos a una discusión acerca de cicatrices puede parecer una desviación del tema de linfedema, pero las cicatrices que resultan de la cirugía de cáncer de mama juegan un papel muy grande en cuanto a limitar la vida después del tratamiento. No solamente pueden ser desagradables a la vista; su naturaleza inflexible puede limitar el movimiento, causar dolor, dificultar la reconstrucción y hasta inhibir el flujo de líquido linfático. Las cicatrices deben atenderse. En general, el tratamiento consta de estirarlas, ablandarlas y aplicar presión para que pierdan la rugosidad que tienen. En este capítulo encontrará varias técnicas que literalmente están al alcance de sus dedos para lidiar con las cicatrices.

El tratamiento de las cicatrices puede ser fácil y bastante efectivo, particularmente si sus cicatrices son relativamente nuevas. El cirujano Daniel Ladizinsky dice que las cicatrices inmaduras normalmente pueden ser ablandadas utilizando masaje de cicatriz en combinación con un producto llamado CICA Care, un gel adhesivo suave con base de silicona que se aplica directamente sobre la cicatriz. Las farmacias venden CICA igual que muchas otras pomadas menos costosas que no requieren receta. Algunas cicatrices un poco más maduras pueden ser alteradas utilizando técnicas de liberación miofascial, que se describen posteriormente en este capítulo. Sin embargo, para cicatrices más viejas y obstinadas el mejor tratamiento es el masaje específicamente diseñado para el tratamiento de cicatriz.

## Masaje de Cicatriz

Antes de que comience el masaje de cicatriz, tome algunos minutos para realizar una sesión de masaje linfático. Debido a que el propósito del masaje de cicatriz es movilizar las cicatrices y restaurar la movilidad normal de la piel y tejido subyacentes, es más profundo que el masaje linfático, y eso significa utilizar una presión más fuerte. Masajear con una presión más fuerte puede atraer líquido, es importante primero vaciar los caminos de drenaje con masaje linfático. Después de eso, comience el masaje de cicatriz, empezando suavemente y gradualmente incrementando la presión. Aunque la presión es un componente de rompimiento del tejido cicatrizal, evite ir tan profundo que cause dolor agudo. Lo más que debe sentir es un poco de incomodidad, tirantez, o una ligera sensación de quemazón. Cuando termine con el masaje de cicatriz, finalice de nuevo con unos minutos de masaje linfático.

Aparte de dos a tres minutos diarios para realizar el masaje de cicatriz; agregue un poco más de tiempo para el masaje linfático antes y después. Querrá dar masaje a todas las cicatrices de su mama, pecho y de su axila, y quizás le sea más fácil realizar el masaje frente a un espejo.

Para empezar, coloque la mano del lado que tuvo la cirugía sobre su cabeza. Luego coloque la otra mano sobre el área donde tuvo la cirugía o radiación. Doble ligeramente los dedos y manténgalos juntos. Utilice las yemas del segundo y tercer dedo para realizar el masaje. Mantenga contacto con el área que está masajeando. No permita que sus dedos resbalen sobre la piel, por esa razón no debe utilizar loción ni aceite durante el masaje, deberá aplicarlos *después* del masaje. El aceite con vitamina E es especialmente bueno para la piel y para las cicatrices; a lo mejor prefiere aplicarlo de noche, ya que es bastante grasoso. Utilice una loción o crema menos grasosa durante el día.

Comience con una ligera presión y luego incremente a un pase más firme. Puede notar uno o dos lugares que se sienten "atorados". Dedique un poco más de tiempo a estas zonas.

Ahora para las técnicas:

Utilice pases cortos para masajear paralelamente la cicatriz, de cada lado de ella, repitiendo cada pase de tres a cinco veces (ver Figura 10.1). La presión debe ser firme sin causar dolor. Luego avance a la siguiente sección de piel. Repita hasta cubrir el área de incisión completamente. También puede realizar pases perpendiculares a lo largo de la cicatriz, desde media pulgada de un lado hasta media pulgada del otro lado. Repita a lo largo de la cicatriz.

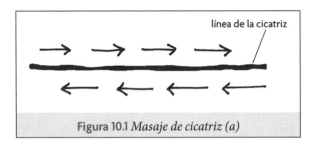

**Figura 10.1** *Masaje de cicatriz (a)*

Utilizando uno o dos dedos, realice pases circulares, tanto en dirección a las manecillas del reloj como en la dirección contraria, sobre el borde de la cicatriz al igual que por arriba y por debajo de ella (ver Figura 10.2). Repita cada pase de tres a cinco veces antes de pasar a la siguiente sección de piel.

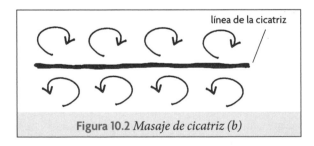

**Figura 10.2** *Masaje de cicatriz (b)*

## Encordonamiento (Síndrome de la Red Axilar)

Encordonamiento, o síndrome de la red axilar (AWS por sus siglas en inglés), es una complicación de la disección ganglionar axilar. Es caracterizado por un cordón apretado y algunas veces doloroso que comienza en la axila y se extiende hacia el brazo, algunas veces viajando a la muñeca y al pulgar.[1] Una persona con AWS puede ver su axila en un espejo y observar una red de cordones por debajo de la piel. La zona se vuelve dura y hasta dolorosa al mover el brazo a un lado y al levantarlo. Se cree que el cordón está compuesto por venas y linfáticos esclerosados (cicatrizados o inflamados). Este fenómeno es bastante común. Un estudio reportó que el seis por ciento de los pacientes habían desarrollado encordonamiento en la primera semana después de la cirugía. A las ocho semanas, 95 por ciento de los pacientes había desarrollado algunos síntomas relacionados con esta condición.[2]

Aunque el encordonamiento se desarrolla más frecuentemente en las primeras ocho semanas después de la cirugía, Gwen ha visto casos en que se desarrolla mucho más tarde. Puede contribuir a una limitación del movimiento en el hombro y ser muy doloroso. La condición no parece estar relacionada con la detección cáncer o no en los ganglios linfáticos, sin embargo el *número* de ganglios removidos parece influenciar qué tan extenso se vuelve. En una investigación, los pacientes que habían sido sometidos a biopsia de ganglio centinela presentaron encordonamiento con menos frecuencia que aquéllos que fueron sometidos a disección ganglionar axilar. Para los pacientes de biopsia de ganglio centinela que desarrollaron síndrome de la red axilar, los síntomas no se extendieron tanto hacia el brazo.[1] Se reporta que la condición es autolimitante (lo cual significa que eventualmente se resolverá por si sola), pero no siempre es el caso. Definitivamente puede beneficiarse de una intervención terapéutica. Entre más temprano se inicie el tratamiento, menos incomodidad y pérdida de función (pérdida de la habilidad de utilizar el brazo) tendrá el paciente.

El tratamiento del encordonamiento requiere de estiramientos suaves de la zona axilar. Dedique unos minutos diarios a trabajar en esto. Acuéstese con el brazo levantado sobre su cabeza y colóquelo de tal manera que descanse sobre una almohada. Encuentre una posición en la que sienta el estiramiento de la zona afectada, pero sin llegar al punto en que sea doloroso. Utilice las almohadas necesarias para apoyar el brazo para que esté completamente relajado. El encordonamiento se soltará mejor si apoya su brazo en lugar de colgarlo. Otra idea es agarrarse de una repisa o de la puerta de la ducha. Agárrese con las puntas de los dedos y gire su cuerpo hacia el otro lado para sentir el estiramiento en la axila. Una vez más, no cause dolor. Una vez que está en posición y puede sentir el estiramiento, practique la respiración abdominal. Imagine que respira oxígeno al área y exhala la rigidez y la tensión. Mantenga la posición durante tres o cuatro respiraciones lentas.

Jane M. Kepics, una fisioterapeuta de Pennsylvania, ha estudiado el encordonamiento. Aquí algunas de sus ideas para lidiar con él:[3]

* Para el dolor localizado, aplique una compresa fría o calor moderado durante no más de diez minutos. Debido a que probablemente tenga disminución de la sensibilidad en esa zona, proteja la piel con almohadillas por debajo de la compresa fría o el calor. Ya que el calor generalmente *no* es bueno para el linfedema, realice masaje linfático antes y después de aplicar el calor en caso de que se acumule líquido adicional.

* Mantenga buena postura.

* Realice respiración abdominal.

* Para liberar tejido cicatrizal, mantenga el brazo ligeramente separado del cuerpo. Con la palma de la otra mano, sostenga la piel en la parte de abajo de la porción media a superior de su brazo, y simplemente aplique tracción para estirar la piel hacia el codo. Mantenga el estiramiento por lo menos noventa segundos, o lo más que pueda si se le cansa el brazo rápidamente.

* Realice la misma liberación de tejido cicatrizal directamente sobre el encordonamiento de la axila.

* Realice liberación miofascial (descrito más adelante).

*Nota de Jeannie*: Yo tengo encordonamiento. No recuerdo cuando se desarrolló pero creo que fue al poco tiempo de la cirugía. Pienso que simplemente no me di cuenta porque estaba muy adolorida y estaba recuperándome de la mastectomía. Podía ver el cordón pero no pensaba en eso, aunque mi hombro se volvió rígido y me dolía en ocasiones. Últimamente he utilizado las técnicas que se han descrito. Después de solo un par de semanas de trabajar en él, el encordonamiento y la rigidez parecen haber cedido. Gwen me dice que a lo mejor voy a tener que trabajar en eso más tiempo, ya que puede endurecerse otra vez antes de aflojarse de por vida.

## Liberación Miofascial

La liberación miofascial es otra técnica de masaje especializada que es efectiva en aliviar los síntomas de rigidez, fibrosis y encordonamiento. Ha existido durante mucho tiempo como tratamiento para el tejido contraído, pero solo recientemente se ha descubierto lo útil que puede ser después del tratamiento para el cáncer de mama.

La liberación miofascial se define como "una aplicación de fuerza controlada sobre tejido blando (miofascial) en una dirección específica para estirar el tejido con el propósito de restaurar o mejorar la movilidad normal de una región restringida".[4] Las estructuras miofasciales son los pliegues o las capas delgadas de tejido que recubren a las células musculares (*mio* significa "músculo"). Probablemente ha visto fascia cuando ha manipulado pollo u otro tipo de carne cruda –es pegajosa, blanquizca, con cubierta traslúcida que se agarra de la carne justo por debajo de la piel–. La rigidez se puede desarrollar en la miofascia después del tratamiento de radiación o cirugía de mama y axila, incluso después de una biopsia de ganglio centinela. El tejido cicatrizal que se encuentra por debajo de la piel cubre una zona mucho más amplia que la cicatriz que se observa en la superficie de la piel. Las técnicas de liberación miofascial pueden ayudar a soltar la rigidez que resulta de esta cicatrización subcutánea (por debajo de la piel).

Si usted está trabajando con un terapeuta, pregunte si él o ella está familiarizado con las técnicas de liberación miofascial. Aunque puede hacer parte de este trabajo usted mismo, es más fácil que alguien más lo haga por usted. En la liberación miofascial se utilizan las manos para *separar* la piel de lo rígido. Usted solo jala lo que la piel le permita y se queda en esa posición, manteniendo la tensión durante noventa segundos o más. Puede sentir como si la piel no se estuviera moviendo. Aunque sea el caso, trate de mantener una tracción ligera de la piel sin forzarla, y no permita que sus dedos se resbalen sobre la piel. Lo que intenta hacer es mover la capa superior de la piel sobre la que se encuentra por debajo (la miofascia). No debe ser doloroso, pero debe sentir un buen estiramiento en los tejidos rígidos. La técnica requiere paciencia. No necesita forzarlos; solo "déjelos ser" con el estiramiento.

Ahora describiremos la técnica para lidiar con la rigidez después del tratamiento para el cáncer de mama. Acuéstese y eleve el brazo dejándolo descansar sobre una almohada, sobre su cabeza, o siéntese y descanse el brazo sobre su cabeza o en la parte posterior del sofá. Con la otra mano encuentre las zonas rígidas de su pecho, axila o costillas. Primero fíjese en cómo se mueve la piel del lado *no involucrado*, para tener una referencia. El tejido blando normal debe moverse fácilmente en todas las direcciones. Después del cáncer de mama seguramente encontrará tejido rígido a pesar de que tenga un rango de movimiento completo en el hombro. Sentirá la rigidez cuando separe el tejido de las cicatrices. Ésa es la dirección en la que debe mover las manos durante el estiramiento miofascial.

Si tiene encordonamiento en la axila, coloque la otra mano cerca de la axila y simplemente tire hacia abajo y a través del torso en la dirección de la cadera opuesta. Recuerde, esta acción no debe ser dolorosa. Tire del tejido lo más que se pueda mover y luego aplique una presión suave contra la restricción. Mantenga la presión suave durante noventa segundos y, como si no tuviera suficientes cosas en qué pensar, practique la respiración abdominal.

Si tiene rigidez alrededor de la cicatriz de la mama o de la mastectomía, puede liberarla colocando la mano directamente sobre la cicatriz y tirando suavemente la piel lejos de ésta. Probablemente sentirá la mayor rigidez al estirar la piel hacia abajo en dirección a la barriga.

Para algunos pacientes, estirar la piel de la cicatriz puede ser demasiado incómodo, o pueden existir zonas de la piel que no han sanado por completo. En ese caso puede intentar aplicar la presión en la dirección en que sea más fácil el movimiento. Tan ilógico como puede parecer, mantener la presión firme *hacia* la cicatriz parece aflojar el tejido miofascial. Al aplicar presión hacia la zona de la cicatriz se le llama técnica de liberación miofascial *indirecta*; a estirar en la dirección contraria a la cicatriz se le llama técnica *directa*. Ambas son efectivas para aflojar el tejido rígido.

El Dr. Ladizinsky y Gwen recuerdan a una paciente que tuvo mastectomía bilateral (le quitaron ambas mamas) por cáncer de mama y después recibió radiación a toda la pared torácica. Ella tuvo cambios significativos relacionados con la cirugía y presentó tejido cicatrizal en el pecho por las quemaduras causadas por la radiación; estaba bastante motivada para hacerse la reconstrucción, pero el tejido de la pared torácica no se movía en lo absoluto. El Dr. Ladizinsky dudaba que hubiera suficiente movilidad en el tejido para realizar la reconstrucción, pero mandó a la paciente a fisioterapia. Ella recibió tratamientos de liberación miofascial durante dos meses. Su esposo también ayudó diario con las técnicas. Después de varios meses logró la movilidad de tejido necesaria para una reconstrucción exitosa. También fue interesante notar que disfrutó del beneficio agregado de tener menos linfedema en el tronco y en los brazos después de que se aflojó el tejido cicatrizal.

## Masaje después de la Radioterapia

La terapia de radiación deja sus propias cicatrices. Mata las células cancerígenas, pero mientras lo hace puede quemar y dejar una cicatriz en la piel y en los tejidos por debajo de la piel. Como lo explica el radiólogo oncólogo Jai Nautiyal, la radioterapia, por penetrar la piel, puede dañar el encubrimiento de los vasos sanguíneos pequeños y causar engrosamiento del tejido conectivo (la sustancia de base que mantiene todo junto por debajo de la piel). Y para rematar, la terapia de radiación es engañosa. Sus efectos nocivos pueden no aparecer hasta después de un año. Gwen trabajó con una paciente que había desarrollado tejido cicatrizal (fibrosis por radiación) en la mama más de un año después de haber terminado con la radiación y reconstrucción. La fibrosis causó endurecimiento, retracción y distorsión de la mama reconstruida hasta que su forma ya no estaba simétrica con la otra mama. (En tales casos las técnicas de masaje como las que se describen a continuación en este capítulo pueden ayudar). Debido a que la fibrosis por radiación puede desarrollarse tanto tiempo después de la radioterapia, una vez que usted ha sido tratada es importante explorar la piel continuamente y asegurarse de que las zonas expuestas a radiación no estén endurecidas, engrosadas o adheridas.

Para el mejor resultado de cirugía plástica después de la cirugía y la radiación para el cáncer de mama, el Dr. Ladizinsky dice que la calidad de tejido es un factor. Él reconoce que las cicatrices relacionadas con la cirugía o la radiación pueden ser ablandadas y estiradas, resultando en un tejido que puede producir mejores resultados tras una reconstrucción. Una vez que ha terminado la radioterapia, espere a que la piel se recupere completamente antes de comenzar con el masaje.

Luego, si el tejido se vuelve duro, rígido y adherido, puede comenzar con un régimen para aflojarlo. Tanto el masaje de cicatriz como las técnicas de liberación miofascial sirven para estirar y ablandar el tejido cicatrizal irradiado. Las zonas endurecidas, especialmente alrededor de la cicatriz mamaria tras una lumpectomía, necesitan trabajo de tejido profundo para suavizarlas. Los pases pequeños circulares descritos en la sección de masaje cicatrizal son efectivos en esas zonas. El masaje debe ser firme pero suave. Aunque las cicatrices por radiación aparentan ser duras, el tejido en realidad es frágil. Un masaje demasiado intenso puede causar rupturas microscópicas, que a su vez pueden causar más cicatrización. Asegúrese de aplicar loción o aceite después del masaje.

En un estudio reciente se reportó que en un número pequeño de pacientes que utilizaban el medicamento pentoxifilina se mejoró la fibrosis inducida por la radiación.[5,6] Consulte con su médico si usted tiene problemas de cicatrización.

La terapia de radiación no solo puede causar dificultades con la reconstrucción. La cicatrización puede causar una pérdida del rango de movimiento del hombro, incluso mucho tiempo después de que un paciente ha recuperado la movilidad completa después de la cirugía. A algunos pacientes que no estén enterados de esta posibilidad puede sorprenderles que el hombro se vuelva rígido y doloroso. Compruebe el rango de movilidad de su hombro con frecuencia –una o dos veces al día– durante el primer año después de haber terminado el tratamiento.

Podría parecer que las cicatrices son solo una cosa más con las que usted tiene que lidiar, pero juegan un papel muy importante en su recuperación total del tratamiento para el cáncer de mama. Atenderlas puede hacer que se sienta más cómoda, lograr que se mueva más fácilmente y hasta ayudar con la inflamación relacionada con el linfedema. Existe mucho que se puede hacer con las cicatrices, y tratarlas nos permite continuar a lo que sigue. De eso se trata. Lea en el próximo capítulo acerca de cómo Linda siguió adelante después de trabajar con las cicatrices que se formaron tras su cirugía.

# / /

# *la* HISTORIA *de* LINDA: MASAJE *de* CICATRICES *y* LIDIAR *con* LINFEDEMA *de* TORSO

El día en que nos conocimos Linda hizo un espacio en su agenda para nuestra entrevista, entre citas de fisioterapia y linfedema. Nos sentamos en la cafetería del centro médico. De mediana estatura y talla, ella estaba de jeans y camisa suelta con botones de tela escocesa. En aquel tiempo Linda tenía alrededor de cuarenta y cinco años. Sus hijos seguían en casa, aunque ya casi eran grandes. Había estado viviendo con su prometido, Ron, durante siete años. Ella habló pensativamente, dando la impresión de que nunca hablaba sin pensar: "Antes de conocer a Ron", dijo, "yo trabajaba en una corporación grande. Comencé como secretaria ejecutiva. Me ascendieron a inventario y envío de la flota, pero eso no funcionó, así que renuncié y ahora trabajo con Ron en la dirección de un camping llamado Kampgrounds of America (KOA)".

La madre de Linda había tenido cáncer once años antes. "Ella pasó por cirugía, quimioterapia, radioterapia, y a pesar de todo ese trabajo el cáncer se extendió a sus huesos", platicó. Su madre se murió, y dos años más tarde Linda descubrió que ella también tenía cáncer. "Tuve más suerte que mi madre", dijo con un poco de sarcasmo. "Encontraron mi cáncer antes de que se extendiera a los ganglios linfáticos. No tuve que tener quimioterapia". Sin embargo, tan solo un año antes de conocernos, Linda descubrió que tenía cáncer de nuevo, en la otra mama. "Nunca sentí una bola", confesó. Tuvo una mastectomía, pero la cirugía "no estuvo nada bien". De alguna manera le "jalaron al cable equivocado" y un par de días después comenzó a inflamarse. "Aprendí luego que la inflamación era linfedema. Luego se infectó. Todo salió mal. Tuve una reacción a los antibióticos y pasé cuatro días en el hospital", dijo.

"Después de que me dieron de alta la infección regresó. Estuve en el hospital durante cinco días la segunda vez. La inflamación era terrible. Cuando finalmente volví a casa tuve que regresar durante dos o tres veces por semana para que aspiraran la inflamación. Cada vez el doctor quitaba desde unas cuantas gotas del líquido hasta una o dos tazas. Esto continuó durante seis semanas. Manejaba de setecientas a ochocientas millas por semana. Fue horrible". La inflamación no se quitó; solo se pasó a su torso. "Sigue ahí", me dijo en nuestra primera junta. Ella se inclinó hacia atrás, tiró de su camisa y señaló un pedazo de piel. "¿Ves?" Pasó las manos hacia el otro lado, donde había muchísimo menos bulto. "Ha disminuido de lo que era antes".

Cuando presentó linfedema por primera vez, ninguno de los profesionales de la salud que la atendían sabían de qué se trataba. La poca información que le dio su doctor solo mencionaba linfedema en las piernas y en los brazos. Acudió a un fisioterapeuta por problemas de su mandíbula; los médicos pensaron que quizás tenía un problema con la articulación temporomandibular (ATM). Resultó que estaba desarrollando un problema de columna vertebral debido a los cambios drásticos de postura al sentarse y acostarse como consecuencia de la inflamación. La terapeuta pensó que el linfedema era el problema más significativo de Linda, así que la comenzó a tratar.

Los primeros tratamientos de Linda incluyeron visitas a la terapeuta una o dos veces a la semana. Después de unos meses ella comenzó a tomar medicamento para la depresión, el cual parecía incrementar su nivel de energía. Se ejercitaba en una bicicleta y realizaba automasaje, incluyendo masaje de cicatriz. También utilizó un aparato eléctrico para dar masaje. la idea de usarlo fue de ella. Lo tenía en el bolso durante nuestra primera entrevista. Parecía una linterna con una tapa redonda del tamaño de un cabezal de ducha. Ella lo prendió y el aparato comenzó a vibrar. Hizo un movimiento hacia su cintura, donde tenía la mayor cantidad de inflamación. "Lo paso entre mis costillas", dijo. "Creo que ayuda". Poco después, entre los tratamientos que recibía y el uso del aparato pudo eliminar la bolsa de líquido en su barriga. En un correo eléctronico, me escribió: "El aparato de masaje hace todo el trabajo por mí. Solo tengo que moverlo para darle a todos los lugares correctos. Pasar tiempo adicional en el sitio de tejido cicatrizal endurecido parece ser beneficioso también. No planeo sentirme como una floja frente a la tele más tiempo".

Recientemente, cinco años después de nuestra primera junta, Linda y yo platicamos por teléfono. Me pareció que estaba más tranquila que cuando nos conocimos. Su salud en general ha mejorado. Muchos de sus problemas físicos desaparecieron cuando dejó de trabajar, aunque sigue siendo dueña del camping. Ella batalla con el linfedema todos los días. "Me doy masaje, masaje, masaje y bebo mucha agua", me dijo. "Algunos días mi masaje le atina al sitio y todo se mueve y siento como si hubiera perdido cincuenta libras, pero otros días simplemente no funciona así". Agregó que no ha tenido cáncer durante ocho años, la misma cantidad de tiempo que había pasado cuando reapareció aquella ocasión. Dijo que está ansiosa de terminar con el marcador que simboliza dicho aniversario. Está lista para dejar atrás el asunto y seguir con su vida.

# 12

# COMPRESIÓN: VENDAJES y PRENDAS

Comprimir tejido inflamado es otro aspecto importante para el tratamiento de linfedema. En este capítulo hablamos de los dos métodos de compresión principales: el uso de vendajes y prendas.

## Vendaje de Compresión

El vendaje de compresión es un tratamiento efectivo para remover líquido de la zona vendada; como tal es una parte crítica de un programa integral de tratamiento de linfedema. Cuando la inflamación ha persistido en una zona, el tejido pierde algo de su elasticidad y no regresa a su posición y forma original aunque la cantidad de líquido eventualmente disminuya. Los vendajes de compresión aplican presión externa a la extremidad inflamada, apoyando la piel y los vasos linfáticos subyacentes, de esta manera ayudan a preservar un poco de la elasticidad original del tejido.

Es mejor trabajar con un terapeuta para determinar si el vendaje es lo indicado para usted, y de ser así, para identificar el mejor vendaje. No debe intentar vendarse por sí sola hasta que le instruya una persona entrenada en la técnica. Lo que se presenta aquí es un ejemplo de vendaje básico. Muchas opciones y productos están en desarrollo todo el tiempo. Ésta es otra buena razón por la que debe trabajar con un terapeuta especialista en linfedema que se mantenga al corriente con la última información.

Los vendajes que se utilizan en el tratamiento de linfedema son rollos de tela de estiramiento corto que se envuelven alrededor de la extremidad involucrada. Aunque son parecidos a los vendajes deportivos tales como los de Ace, los cuales probablemente conozca, no son tan elásticos. *No intente* sustituirlos con vendajes deportivos. Los vendajes deportivos pueden causar más inflamación.

Previo al vendaje normalmente se aplica una media de algodón al brazo, luego se aplica gasa blanca a los dedos y se agrega una capa de acolchonamiento suave al brazo. Luego, vendajes de diferente tamaño y elasticidad corta se colocan alrededor de la mano y suben por el brazo, hasta llegar a poca distancia del hombro. El número de vendajes que se utilizan depende del tamaño del brazo y de qué tan efectiva es la compresión, pero son necesarios al menos tres o cuatro vendajes.

Nunca apriete las vendas al colocarlas; tire solamente lo suficiente para que no se arruguen. La cantidad de compresión es determinada *no* por lo apretado de las vendas sino por el número de capas de vendaje que se aplican. La compresión debe estar pareja a lo largo de todo el brazo; si varía (se siente más holgado en un sitio y más apretado en otro) se debe de aplicar otra venda para que la presión sea igual.

### *La Fisiología del Vendaje*

Usar vendajes de soporte externo puede ayudar a mejorar otras fases del tratamiento y asegurar su éxito.[1] El vendaje ayuda al:

* Crear un soporte semirígido contra el cual el músculo puede trabajar, mejorando la acción de bombeo muscular y causando una contracción del vaso linfático que moverá el líquido linfático (ver Figura 12.1).[2]

* Influenciar el movimiento del líquido en los canales del tejido,

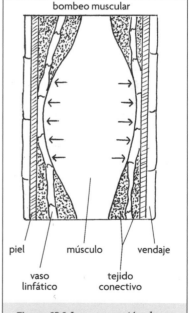

Figura 12.1 *La compresión de un vendaje incrementa la acción de bombeo muscular para mejorar el flujo linfático.*

causando que el líquido intersticial se mueva al sistema linfático que funciona.

✳ Incrementar la presión tisular total, lo cual causa que los capilares venosos y vasos linfáticos iniciales reciban más líquido y provoca que los capilares arteriales liberen menos líquido.[1]

✳ Prevenir la reacumulación de líquido linfático en el brazo.

✳ Mejorar y mantener la forma del brazo (un régimen de tratamiento integral para el linfedema típicamente causa que el tamaño del brazo fluctúe; el vendaje mantiene una cantidad de compresión consistente durante las fluctuaciones y así ayuda a darle forma nuevamente a la extremidad).[3]

### ¿Por qué No Puede Utilizar Vendas Ace, Las Cuales Son Mucho Menos Costosas?

Los vendajes deportivos de mucha elasticidad, tales como los vendajes Ace, no son efectivos en el tratamiento de linfedema. Cuando los músculos se encuentran en reposo, la compresión constante brindada por el vendaje deportivo no permite que los vasos linfáticos se llenen y por esta razón inhibe el drenaje de líquido de los tejidos. Cuando el músculo se contrae, la venda deportiva es tan elástica que no proporciona un soporte lo suficientemente rígido para que los músculos bombeen contra él. A consecuencia de esto, no logra levantar la presión tisular lo suficiente para influenciar efectivamente la bomba linfática.[2]

### Lineamientos para el Vendaje de Compresión

Aquí le presentamos unos lineamientos que pueden ayudar a asegurar el éxito del vendaje:

✳ Los dedos se deben envolver por separado con vendas de gasa que sean aproximadamente de una a dos pulgadas de ancho (ver Figura 12.2).[3] La gasa que se utiliza es de un tipo especial, hecha con este propósito, y puede obtenerse de cualquier proveedor de vendas para

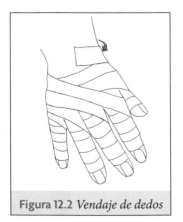

**Figura 12.2** *Vendaje de dedos*

linfedema. Vendas especiales pequeñas de tela también están disponibles para este propósito; duran más que la gasa y son más fáciles de lavar.

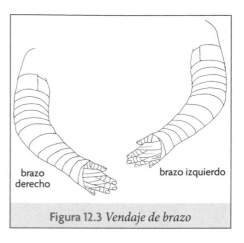

brazo derecho

brazo izquierdo

**Figura 12.3** *Vendaje de brazo*

* Se debe aplicar mayor presión a la mano y parte inferior del antebrazo, con una reducción gradual en presión al subir por la extremidad hacia el tronco. Recuerde, la presión mayor *no* se logra aplicando las vendas más apretadas a la mano y al antebrazo, sino al aplicar más capas y solapamiento de vendaje en esas zonas (ver Figura 12.3).[2]

* El ancho de las vendas utilizadas depende de la circunferencia del brazo. (Las vendas vienen con un ancho de cuatro, seis, ocho, diez y doce centímetros; cinco centímetros son casi equivalentes a dos pulgadas). La cantidad de vendas que utilizará varía con el tamaño, la forma del brazo y la tolerancia de la persona.

* Es necesario aplicar un acolchonamiento adecuado debajo de las vendas para proteger la piel y prominencias óseas, además para proporcionar una distribución de presión consistente en toda la extremidad. El acolchonamiento también previene la fricción y protege áreas sensibles. Su terapeuta puede utilizar cualquiera de las opciones de acolchonamiento disponibles; una de las conocidas es una almohadilla suave de algodón llamada Artiflex.

* Se puede aplicar acolchonado de espuma para darle forma a la extremidad, o una espuma más densa para romper zonas fibróticas. La espuma de diferentes densidades puede cortarse en trozos pequeños y ser colocada en una bolsa pequeña de "trozos", la cual puede ser colocada sobre zonas de fibrosis o endurecidas. (La Escuela del Dr. Vodder llama a estos trozos "chocolates"). Existen maneras ilimitadas de usar pedazos de espuma, así que no se sorprenda de la creatividad de su terapeuta. Existen pliegues de espuma o bolsas de trozos prefabricadas –por ejemplo Jovi Paks y Swell Sports, que vienen en todo tipo de tamaños y formas.

\* Existen mangas de compresión suaves que parecen guantes de cocina gigantes que ya tienen integrada la espuma para promover el drenaje de líquido. Se puede colocar el vendaje por encima de la manga, o puede estar integrada una manga externa de nailon que mantiene la compresión. Estas prendas son voluminosas, así que muchos pacientes las utilizan solo en las noches. Algunas personas encuentran que son más fáciles de usar que las vendas y por lo mismo cumplen más fácilmente con su uso. Varios de los proveedores de productos para linfedema que se encuentran en el capítulo "Recursos" ofrecen este tipo de manga. Ejemplos incluyen la manga Tribute, Jovi Pak u OptiFlow. CircAid también ofrece un producto similar.

\* Si existe inflamación en el tronco, el vendaje en esta zona puede ayudar. El boletín informativo de enero–marzo 2004 de la National Lymphedema Network (Red Nacional de Linfedema) sugiere utilizar dos rollos de vendas de mediana elasticidad en lugar de las de corta elasticidad en el brazo. Las vendas con mayor elasticidad son necesarias para facilitar el movimiento de líquido, ya que el tronco tiene menos acción de bombeo muscular que el brazo. También puede ser útil aplicar almohadillas o tiras de espuma para ayudar a mover el líquido a través de una anastomosis.[4] Un sostén deportivo u otro sostén para linfedema puede utilizarse solo para proveer una compresión adicional contra el tronco, o sobre las vendas para mantenerlas en su lugar.

## *¿Cuándo Debe Vendarse?*

El momento en que debe vendarse probablemente variará dependiendo de las preferencias de su terapeuta, del lugar donde su terapeuta recibió el entrenamiento, de cuánto tratamiento ha recibido a la fecha, de cómo esta respondiendo su brazo, y de si también está utilizando una prenda de apoyo (descrita posteriormente). Le repetimos, no debe tratar de vendarse usted mismo hasta que un terapeuta especialmente entrenado le instruya en vendaje y masaje linfático. Si se realiza inapropiadamente, el vendaje puede causar acumulación de líquido en las zonas equivocadas o puede causar constricción, bloqueando el flujo de líquido.

La mayoría de los terapeutas le recomendarán utilizar el vendaje durante las veinticuatro horas del día durante la fase intensiva de su terapia, quitándoselas solo para bañarse y recibir el tratamiento.[5,6,7] Una vez que se encuentre en fase de mantenimiento y que ya utilice la prenda de soporte puede comenzar a gradualmente descontinuar el uso regular de las vendas. Otros terapeutas sugieren utilizar vendas mientras duerme, durante varios meses después de haber terminado con la fase intensiva del tratamiento. Algunos sugieren utilizarlas al ejercitarse o realizar actividad física. Otros sugieren utilizarlas después de haber recibido masaje linfático.[8]

Después de completar el tratamiento de linfedema exitosamente, algunos pacientes utilizan sus vendas únicamente para hacer ejercicio o para lidiar con episodios de inflamación. Vendarse por unos días puede ser efectivo si usted nota síntomas de aumento de líquido en la zona, tales como pesantez, presión, llenado, dolor, entumecimiento o cosquilleo. Cuando disminuyan los síntomas se puede descontinuar el vendaje. Muchos utilizan vendas cuando pueden estar en un riesgo más alto de inflamación, como durante el verano o cuando viajan por avión (ver Capítulo 5, "Prevenir el Linfedema").

Algunos pacientes creen que como elevar el brazo ayuda con la inflamación, entonces es seguro quitar los vendajes y/o las prendas al dormir. De hecho, utilizar las vendas puede ser más útil en ese momento, debido a que la acción de los músculos disminuye en la noche, disminuyendo también su influencia de bombeo sobre los vasos linfáticos, un efecto que puede causar que el líquido se acumule en lugar de moverse por el sistema linfático.[9]

Probablemente sea una buena idea experimentar. Averigüe lo que mejor le funciona a usted y sea realista para su estilo de vida. Por supuesto, entre más utilice las vendas mejores serán los resultados. Sin embargo sabemos que muchas personas simplemente no pueden o no quieren utilizar el vendaje las veinticuatro horas del día. Como quiera que sea, todavía pueden lograr un beneficio al vendarse. Muchos pacientes están contentos al ver hasta una reducción pequeña o moderada de inflamación y encuentran este resultado satisfactorio. Otros se satisfacen con simplemente saber que tienen la opción de hacer más para disminuir la inflamación, aunque elijan no hacerlo. Cada persona tiene su propia actitud hacia los resultados con los que puede vivir.

Sin importar qué tanto tiempo y qué tan seguido los use, las vendas le ofrecerán algún beneficio –y eso es mejor que no usarlas nunca.

## ¿Cuándo No Debe Vendarse?

Hay momentos cuando el vendaje no se recomienda, aunque tenga inflamación. Algunos de ellos aparecen a continuación:

\* *Si tiene una infección activa en la zona afectada por el linfedema.* En caso de infección debe descontinuar el vendaje temporalmente hasta que la infección se encuentre bajo control. Si tiene una herida abierta es importante primero cubrirla adecuadamente y luego aplicar los vendajes de corta elasticidad sobre la cobertura. El vendaje linfático le ayudará con la recuperación de la herida, pero debe hacerse solo bajo supervisión médica.

\* *Si tiene problemas circulatorios, problemas nerviosos o problemas con insuficiencia arterial.*

\* *Si siente dolor.* Aunque el vendaje probablemente no sea una de las cosas más cómodas que ha usado, no debe causar dolor significativo ni adormecimiento. De ser así, descontinúe su uso hasta que pueda consultar con su terapeuta o médico. Antes de quitar el vendaje, sin embargo, trate de realizar los ejercicios sencillos de drenaje linfático que se describen en el Capítulo 16 para ver si el dolor o adormecimiento disminuye con el movimiento.

\* *Si tiene trombosis venosa profunda o TVP (coágulo sanguíneo) en su brazo.* Los coágulos de sangre son más comunes en la pierna, pero pueden presentarse en el brazo. Necesitan considerarse como una causa posible cuando se presenta inflamación de comienzo agudo y doloroso en el brazo, especialmente después de un periodo de inactividad. Cuando ocurre un coágulo se receta medicamento anticoagulante y se continúa durante mucho tiempo, quizás indefinidamente. La recomendación normal es esperar a que el coágulo claramente se disuelva y que usted lleve varias semanas tomándose el medicamento antes de volver a empezar con el vendaje o el masaje linfático. Debe consultar con su médico acerca de cuándo es seguro reiniciar estas terapias.

En el pasado se recomendaba que las mujeres con cáncer activo descontinuaran el vendaje, pero ya no es el caso. La mayoría de los expertos en linfedema actualmente creen que el vendaje no moverá las células cancerígenas a otras áreas. Pueden existir circunstancias en que el vendaje necesite suspenderse por un tiempo, como cuando el tratamiento del cáncer es la prioridad, pero el tratamiento de linfedema puede retomarse en cuanto se tolere. Si tiene preguntas acerca del uso del vendaje, se recomienda hablar del asunto con su doctor y su terapeuta.

## *El Cuidado de las Vendas*

Para limpiar las vendas le sugerimos colocarlas en bolsas de red para lavandería, de las que se utilizan para calcetines o ropa interior, y lavarlas con detergente suave en el ciclo delicado con agua tibia. Pueden secarse en secadora en ciclo delicado; sin embargo durarán más si las coloca sobre una superficie plana y deja que se sequen solas. Lávelas por lo menos cada tres o cuatro días, o más seguido si se ensucian o mojan con el sudor.

*Nota de Jeannie:* Debido a que yo le tenía tanto miedo al linfedema me fue difícil regresar a la vida normal. Todo parecía tener el potencial de empeorarlo, Pero lentamente me regresó la confianza al experimentar agregando actividades –algunas veces sosteniendo la respiración al hacerlas– y observando los efectos que tenían sobre la inflamación. Aunque ya no necesite vendarme todos los días, tal y como lo hice al principio del tratamiento, todavía uso el vendaje si voy a realizar actividades extenuantes como limpiar la casa o trabajar en el jardín. Tengo un juego de vendas que están manchadas de verde – del día en que planté geranios– y además tienen manchas de cuando pinté la cocina de blanco y las salpiqué. Hasta el momento –toco madera– el trabajo arduo parece no lastimarme. De hecho, si me pongo el vendaje, parece que mi brazo se beneficia del esfuerzo tan grande. Por ahora creo que no hay actividad que no pueda realizar debido a la inflamación, pero solo si tomo las precauciones que Gwen describe en el libro.

## Prendas de Compresión

Debido a que la elasticidad de la piel está dañada por el linfedema, es difícil mantener la reducción de la inflamación sin aplicar algún tipo de apoyo adicional al brazo. El objetivo en esta etapa es aplicar suficiente compresión para prevenir que el líquido se vuelva a acumular después de la reducción en inflamación por vendaje y otros componentes del tratamiento. En las primeras fases intensivas del tratamiento la compresión se logra normalmente con el uso del vendaje. Después de que la extremidad afectada ha disminuido en tamaño, la mayoría de los pacientes deben ir a medirse para su prenda de compresión (manga y guante o guantelete), para usarlo durante el día (aunque algunos terapeutas recomiendan usar la prenda de noche también). Las prendas de compresión son menos voluminosas que el vendaje y normalmente son más cómodas. Las versiones estándar son diseñadas no para reducir inflamación sino para mantener el tamaño de la extremidad y prevenir que incremente o regrese.[10] (Sin embargo, ahora existen prendas que pueden ayudar a reducirla). Para manejar correctamente un linfedema en desarrollo se recomienda el uso consistente y a largo plazo de las prendas de compresión.[11]

## *Encontrar la Prenda Correcta para Usted*

Existen varias cosas que se deben tomar en consideración al seleccionar una prenda, incluyendo su edad, nivel de independencia, agilidad, estilo de vida e incluso factores ambientales como el clima.[12] La prenda solo es benéfica si el paciente se la puede colocar y usar. Las prendas prefabricadas, si puede encontrar una que sea del ajuste adecuado para su brazo, son menos costosas y probablemente estén disponibles inmediatamente. Sin embargo, a veces no es posible encontrar un buen ajuste con las prendas prefabricadas. En ese caso necesitará una hecha a la medida. Generalmente son más costosas y tardan un par de semanas en ser entregadas después de hacer el pedido, pero pueden ser la mejor opción para usted. Otra ventaja de las prendas sobre medida es que pueden ser construidas con las modificaciones que le asegurarán un mejor ajuste, tales como tela adicional en el pliegue del codo o una banda de silicona alrededor de la parte superior.

Las prendas vienen en diferentes estilos; la que usted debe adquirir depende de la distribución de la inflamación, entre otras cosas. Un estilo va desde la muñeca hasta la axila; otra va de la muñeca hacia la parte superior del hombro y se mantiene en su lugar con una correa de cuerpo. La mayoría de las personas también necesitan una prenda para la mano que también viene en diferentes estilos. Uno cubre solamente la palma, el dorso de la mano y parte del pulgar, dejando los dedos completamente expuestos. Otra cubre la palma, el dorso de la mano y la parte inferior de todos los dedos. Un tercer tipo es como un guante completo. Las prendas de mano pueden estar integradas a la manga o utilizarse por separado. (Ver Figura 12.4).

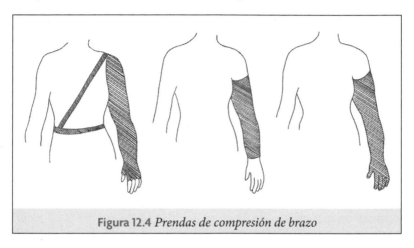

**Figura 12.4** *Prendas de compresión de brazo*

Si tiene problemas porque la manga resbala y se baja, quizás quiera considerar una prenda con una banda de silicona o bolas de silicona en la porción superior, las cuales están diseñadas para adherirse a la piel para mantenerse en su lugar. Sin embargo en algunas mujeres la banda de silicona puede causar un efecto de torniquete. Otra opción que puede ayudar para mantener la prenda en su lugar es utilizar pegamento de cuerpo, el cual se puede obtener a través de compañías de proveedores médicos que venden prendas. Las prendas que incluyen una correa de cuerpo permanecen bien en su lugar, pero este estilo no se utiliza con mucha frecuencia porque la parte de la prenda que va por arriba del hombro no proporciona compresión, y algunas mujeres se quejan de que las correas de cuerpo son incómodas. Una vez más, lo que mejor le funcionará depende de la distribución de la inflamación. También es importante prestar atención a cómo responde su brazo al estilo que escoja. Recuerde que la prenda es un componente esencial del tratamiento, así que debe ser de un ajuste correcto.

Usted tiene opciones acerca del tipo de tela de la que esté hecha la prenda. Las prendas vienen en versiones para piel sensible, de menor peso para climas cálidos, en varios niveles de duración y en diferentes colores. Pueden o no tener costuras. Las prendas sin costura, si es que están disponibles, normalmente son las preferidas porque la mayoría de los pacientes encuentran que son más cómodas y por lo mismo más fáciles de usar.

Las prendas difieren en cuanto al nivel de compresión que proporcionan. La presión más común que se utiliza en una prenda de brazo es de 30–40 mm Hg. (Las prendas de pierna pueden requerir una presión más alta). Una presión menor, de 20–30 mm Hg, puede utilizarse en un paciente que tiene solo inflamación ligera o planea utilizar la prenda para prevención durante los viajes en avión o para ejercitarse. Algunas personas simplemente no toleran las prendas de presión elevada.[12] Si su linfedema es severo puede requerir una prenda con presión elevada de 40–50 mm Hg. Una prenda llamada Elvarex, fabricada por BSN-Jobst, tiene un tejido más pesado y tiende a proporcionar más compresión. Muchos pacientes encuentran que brinda un mejor ajuste, se siente más cómoda y dura más que las prendas estándares de compresión menor. Juzo recientemente desarrolló la Juzo Strong, que también proporciona más compresión. Las prendas de compresión elevada tienden a ser más costosas pero, como se mencionó al inicio de esta sección, tienen el beneficio adicional de disminuir cierto grado de inflamación.

Varios fabricantes en los Estados Unidos hacen prendas de compresión y frecuentemente se encuentran en puntos de venta de provisiones médicas, pero, una vez más, para conseguir un ajuste correcto asegúrese de trabajar con alguien que esté familiarizado con las prendas de compresión, idealmente un ajustador certificado. En muchos casos su terapeuta de linfedema podrá referirlo o guiarlo acerca de dónde ir para ser medido. En la sección de "Recursos", en la parte posterior del libro, encontrará una lista de fabricantes y distribuidores de prendas de compresión.

## *Pautas para el Uso de las Prendas*

En términos generales, las prendas de compresión se utilizan por debajo de la ropa desde el momento en que uno se despierta hasta que se acuesta a dormir. (Si se está vendando en la noche, se quitará la prenda en la tarde y aplicará el vendaje para ser utilizado hasta la mañana siguiente). En el pasado pocos terapeutas han recomendado utilizar las prendas de noche, pero eso está cambiando.

Las prendas deben ser reemplazadas si le aprietan demasiado, son muy holgadas, se han estirado con el tiempo o han perdido la capacidad de prevenir que el miembro se vuelva a inflamar. Muchos pacientes que todavía se vendan de noche pueden aún observar reducciones graduales en el tamaño de la extremidad, por lo que luego de dos meses quizás necesiten cambiar el tamaño de la prenda que utilizan. Con un desgaste pequeño las prendas pueden durar hasta seis meses, pero frecuentemente necesitan ser reemplazadas antes.

Se sugiere que tenga dos prendas en todo momento, y alternar su uso diario. Puede lavar una mientras utiliza la otra. Le sugerimos además esperar hasta estar segura de que el ajuste de su prenda es suficiente para pedir otra.

La prenda debe sentirse firme y con mucho apoyo, *sin dolor*. No debe causar que los dedos se pongan morados o azules. Si siente dolor en el brazo después de un periodo de inactividad, en lugar de quitarse la prenda intente moverse y ejercitar la extremidad. La incomodidad puede ser causada por una acumulación de líquido y puede disminuir una vez que usted se active. Si se desarrolla una banda apretada que le constriñe al utilizar la prenda, puede ser una señal de que la prenda no tiene un ajuste adecuado. Una prenda que no es de buen ajuste puede contribuir a una mayor inflamación y puede ser nociva para el brazo.[13] Consulte a su terapeuta si surgen problemas de este tipo.

## *Aplicar y Remover la Prenda*

Aunque probablemente se sienta raro las primeras veces que utilice la prenda, con la práctica se vuelve más fácil. Aquí le presentamos algunas sugerencias que deben ayudar:

* Aplique y remueva la prenda con cuidado para conservar su elasticidad.

* Colóquese la prenda al levantarse por la mañana. Si espera hasta más tarde, su brazo puede inflamarse y la prenda puede no ajustarse adecuadamente. Evite ponérsela inmediatamente después de bañarse; la piel húmeda y la inflamación ligeramente elevada harán que le sea más difícil colocársela.

✳ Antes de ponerse la prenda aplique talco a su piel.

✳ Voltee la manga de la prenda parcialmente al revés. Póngase la parte doblada de la prenda hasta que la porción inferior esté por arriba de la muñeca y luego desdoble la porción superior por arriba del codo y el brazo.

✳ Sujete bien la tela de la manga utilizando guantes de goma para subirla por el brazo poco a poco. Utilizar guantes de goma también puede ayudar a prevenir que se corra la tela de la costosa prenda.

✳ Coloque una manga de plástico resbaladiza en la porción inferior de su brazo para ayudar a que la prenda se deslice sobre la piel. Una vez que la prenda esté en su lugar, saque el plástico jalándolo. Probablemente encontrará las mangas de plástico en el mismo lugar en donde compró la prenda.

✳ Una vez que ha doblado la prenda por arriba de la muñeca, coloque la mano plana contra la pared a la altura de su hombro y recárguese contra ella mientras sube la prenda.

Con la prenda puesta, siga estas indicaciones generales:

✳ Asegúrese de que la prenda esté lisa, sin arrugas ni pliegues, y que la tela se encuentre distribuida uniformemente en toda la extremidad. Las arrugas pueden irritar la piel o, aún peor, pueden actuar como bandas de elástico que causan acumulación de líquido.[13] Puede usar el guante de goma para quitar las arrugas o para jalar la tela del pliegue del codo.

✳ Observe la prenda durante el día y levante la manga si se ha bajado. Si es necesario utilice adhesivo de piel para ayudar a que la prenda no se baje. Si utiliza adhesivo de piel, aplíquelo en tiras verticales en varios lugares del brazo. Aplicarlo horizontalmente puede crear un efecto de torniquete.

✳ Para quitarse la prenda agárrela desde arriba y tire hacia abajo para que se voltee. Asegúrese de inspeccionar su piel después de quitarse la prenda. Busque zonas de enrojecimiento, irritación o resequedad.

✳ Evite utilizar loción por debajo de la prenda a menos que sea un ungüento médico o si el fabricante de la prenda específicamente señala que puede utilizar ungüentos, lociones o aceites. Existe una loción con base de silicona diseñada específicamente para usarse por debajo de las prendas. Ayuda a absorber la humedad sin dañarlas. Para encontrar este producto búsquelo con el fabricante de prendas. Utilice lociones humectantes por la noche, cuando no esté utilizando la prenda.

## *Cuidado de las Prendas*

Una prenda limpia durará más tiempo. Las grasas de la piel y la acumulación de suciedad romperán la resistencia de sus fibras. Utilizar guantes o ropa protectora por encima de la prenda al realizar actividades interiores y al aire libre puede ayudar a mantenerla limpia.

Puede lavar la prenda a mano o a máquina. Si la lava a máquina utilice un ciclo suave y un jabón suave. Un jabón hecho específicamente para las prendas de compresión, llamado Variance, anuncia que les da una vida más larga a las prendas. Frecuentemente está disponible en el mismo lugar donde venden las prendas de compresión, o puede pedirlo a algún proveedor que se encuentre en la sección de "Recursos". No utilice Woolite, cloro o suavizantes. Lave la prenda como lo haría con cualquier tipo de lencería fina. Enjuáguela bien y enróllela o séquela con un rollo de toalla. No la exprima. Algunas marcas de prendas pueden ser secadas a máquina utilizando la modalidad que plancha la ropa dentro de la máquina. Otros fabricantes sugieren secarlas al aire libre.

## Prendas Especiales

Existen nuevas opciones para pacientes que tienen problemas con el vendaje o que quieren ayuda adicional para mantener una reducción en inflamación después del tratamiento para linfedema. Varias prendas que ahora están disponibles en el mercado son construidas con una capa subyacente acolchonada y una capa externa de solapas sobrepuestas que se aprietan con cinturones de Velcro. Estas prendas especiales son más fáciles y rápidas de aplicar, tienen presión ajustable y son más cómodas para algunas personas. Normalmente se utilizan de noche. Al mismo tiempo son muy costosas, más voluminosas que las prendas convencionales y pueden no estar cubiertas por el seguro. Ejemplos incluyen el Arm Assist, el Reid Sleeve y el CircAid (ver

"Recursos"). Puede platicar con su terapeuta para determinar si una prenda especial es opción para usted.

La sección "Recursos", localizada en la parte posterior del libro, ofrece una lista de proveedores de prendas, vendas y otros productos diseñados para ayudar con el linfedema. las prendas de compresión ahora están disponibles en Internet, Sin embargo no tenemos experiencia personal con este método de encontrarlas y le recomendamos hacerlo con precaución. Queremos enfatizar una vez más la importancia de que un profesional tome sus medidas antes de comprar una prenda de compresión en cualquier lugar. Es muy difícil medirse y colocarse la prenda uno mismo, especialmente si nunca ha utilizado una antes. Una prenda de compresión de mal ajuste puede empeorar el linfedema. Ya que tenga una prenda tendrá idea de lo que le funciona y lo que buscará de éstas en el futuro; hasta entonces comprar por Internet será una buena opción.

# 13

# KINESIO TAPING *y* BOMBAS

Existen otros tratamientos que pueden complementar al tratamiento de linfedema estándar. Kinesio Taping y bombas vasoneumáticas son técnicas efectivas que aportan beneficios adicionales de tratamiento para muchos pacientes. Cabe señalar, sin embargo, que deben ser utilizadas como algo adjunto a un programa de tratamiento integral y no como una modalidad de tratamiento único.

## Kinesio Taping

En los últimos años se han desarrollado varias tecnologías nuevas en el tratamiento del linfedema, una de las cuales es el Método Kinesio Taping. El Kinesio Taping parece ser especialmente efectivo cuando se utiliza junto con TDC estándar (terapia descongestiva completa; ver Capítulo 6). Cuando se aplica correctamente, la cinta elástica Kinesio Tex Tape moviliza y masajea la piel para mover líquido y estimular al sistema linfático de la misma manera que lo hace el masaje linfático (DLM). Por esta razón el Kinesio Taping se está convirtiendo en un tratamiento aceptado para muchas condiciones, incluyendo el linfedema. Como se ha mencionado, sin embargo, no sustituye a ninguno de los componentes de la terapia para linfedema; es un suplemento y, como cualquier terapia, tiene que utilizarse para que funcione.

El Kinesio Tex Tape y el Método Kinesio Taping (también llamado Kinesio Taping) fueron desarrollados hace muchos años por el Dr. Kenzo Kase, un quiropráctico japonés.[1] El Kinesio Taping ya estaba siendo utilizado para una multitud de problemas de salud en Japón cuando fue descubierto por jugadores Olímpicos de volibol en la década de 1990 y se difundió rápidamente a otros deportes. De hecho, puede que usted haya observado a muchos atletas, en particular a gimnastas y nadadores, utilizando la cinta durante las Olimpiadas de Atenas. A diferencia de los tipos de cinta que son tradicionalmente usados por atletas, los cuales son tiesos e inmovilizan el tejido, el Kinesiotape es flexible y está diseñado para moverse mientras usted se mueve. De acuerdo con un libro escrito por el Dr. Kase, "El Kinesio Taping está basado en la filosofía que busca dar un rango de movimiento libre para permitir que el sistema corporal sane por sí mismo biomecánicamente".[2]

Ruth Coopee, quien es una terapeuta ocupacional, certificada en Vodder DLM/TDC, terapeuta de mano e instructora de Kinesio Taping, ha sido pionera en el uso de Kinesio Taping para linfedema. Ella dice: "Cuando se aplica adecuadamente, el Kinesiotape puede reducir dolor y tiene un efecto neurológico y físico sobre la linfa, el músculo, la piel y la fascia". (Como le habíamos descrito en el Capítulo 10, la fascia es la capa delgada de tejido que se encuentra justo por debajo de la piel y recubre el músculo).

## *La Fisiología del Kinesio Taping*

Recuerde del Capítulo 3, sobre anatomía linfática, que los capilares linfáticos microscópicos tienen solapas que abren y cierran para ayudar a mover el líquido linfático. Los capilares dependen del movimiento de la piel, específicamente del estiramiento de la piel para llevar a cabo esta función. El Kinesio Taping aumenta el movimiento de la piel, que a su vez mejora la función de los capilares para ayudar en el flujo de linfa.

Ruth Coopee resume cómo el Kinesio Taping estimula la función linfática:

* La propiedad elástica de la cinta alza la piel y crea un masaje suave.

* Los cambios en la presión intersticial, combinados con el movimiento de la piel, abren y cierran los vasos linfáticos iniciales por medio de filamentos adheridos a la piel.

* El Taping también afecta al músculo, aumentando el mecanismo linfático profundo, es decir la "bomba muscular".

\* La reducción subsecuente del edema (acumulación de líquido) remueve calor y sustancias químicas de los tejidos, mejorando la circulación y disminuyendo "puntos gatillo" (sitios dolorosos).

\* La presión disminuida sobre receptores químicos reduce el dolor y mejora el regreso de la sensación normal.

### *Pautas Generales para el Uso de Kinesiotape*

Gwen recuerda cuando hace muchos años se encontró por primera vez a alguien utilizando el Kinesiotape. Ella estaba en un barco pequeño en el Pasaje Interior de Alaska, en un recorrido para hacer kayak, cuando notó que una pasajera llevaba una manga de compresión. Se conocieron, y después de que Gwen mencionó su ocupación las dos se lanzaron a una plática larga y amigable acerca del linfedema. Gwen notó unas tiras de color azul arriba del escote de la blusa de la señora (el Kinesio Tex Tape viene en colores rosa, azul y beige). La mujer lo describió como su cinta de linfedema. En solo unos momentos Gwen se estaba asomando dentro de la camisa de su compañera de barco y la mujer se estaba desvistiendo felizmente, explicando acerca de la cinta y cómo funcionaba. Tan pronto llegó Gwen a su casa investigó la "cinta de linfedema". Luego acudió a uno de los cursos de entrenamiento de Ruth Coopee y ha utilizado el Kinesiotape ordinariamente desde ese momento.

Muchos pacientes han logrado disminuir inflamación con éxito con el uso regular de Kinesio Taping. Parece ser más efectivo cuando se aplica en lugares del cuerpo donde es difícil colocar vendas de compresión o prendas debido a inaccesibilidad, como en el tronco, la mama o por encima del hombro. También es útil cuando se aplica a los dedos o a los pies, si el uso de los guantes de compresión o vendas es poco tolerado. Una aplicación de cinta durará de tres a cinco días y puede utilizarse en la regadera. Debido a que está conformada por tela de algodón que absorbe líquido, jabones de baño y champú, asegúrese de enjuagarlas completamente para evitar "comezón por jabón", y séquese con golpecitos en lugar de pasar la toalla para evitar levantar las orillas de la cinta. Al ponerse lociones de mano, aceite o jabones, trate de evitar la cinta, ya que estos productos aflojan el adhesivo.

Quítese la cinta con cuidado porque se adhiere a las capas superficiales de la piel, y si se arranca puede causar rupturas en la red capilar subyacente. Trate de mantener la piel en su lugar lo más que pueda mientras cepilla y enrolla la cinta para quitarla. Quite la cinta en la dirección en que crece su vello.

Aunque puede utilizar la cinta cómodamente durante varios días, y puede dormir, vestirse y bañarse o ducharse con facilidad mientras la utiliza, tiene sus limitaciones. Aplicarla puede ser un inconveniente, y las personas en público pueden notar que la está usando. Pero, claro, si la cinta permanece guardada en un cajón, no le está sacando provecho para nada.

Gwen tiene una historia respecto a ser vista en público. Como parte de una clase a la que acudió, los estudiantes aplicaban Kinesio Tape entre ellos. Después, para ver cómo se sentía utilizar la cinta durante unos días, Gwen se dejó un parche de cinta color piel en el cuello, una porción de cinta rosa en el brazo, y un pedazo de cinta azul en la pierna. Mientras estaba en el aeropuerto de regreso a casa, observó que muchos la miraban fijamente pero decidió no preocuparse por ello. Una joven, quien estaba cubierta de tatuajes y piercings, notó la cinta, y después de un par de minutos, se acercó a ella y le dijo: "Esa cinta está genial. ¿dónde la puedo conseguir?"

## Técnicas de Taping

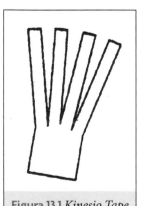

**Figura 13.1** *Kinesio Tape en forma de abanico*

Según Ruth Coopee, "Típicamente la cinta se ancla en un sitio y se aplica con 25 por ciento de tensión a la piel estirada". En una técnica se corta la cinta en forma de abanico para abarcar una porción grande de piel (ver Figura 13.1). Cuando el que la utiliza se mueve, la acción de retroceso de la cinta levanta y moviliza la piel para estimular el flujo de linfa, como se describió antes. Al aplicarse a zonas de fibrosis, la configuración en forma de abanico también puede mejorar la movilidad del tejido y suavizar la linfa densa y concentrada.

Una técnica especialmente efectiva es cortar la cinta en forma de abanico y aplicarla cruzando el tronco de una mama inflamada al otro lado del pecho, o hacia arriba a la zona justo por arriba de la clavícula. Una paciente vino con una mama marcadamente inflamada meses después de la radiación. En una sola sesión de terapia el taping le provocó alivio significativo; no se dio cuenta de cuánto hasta que se lo quitó tres días después y sintió como el líquido regresaba a su mama. Otra técnica es utilizar la cinta en forma de abanico para tratar una "bolsita" de líquido que se ha acumulado bajo la axila. Al ser aplicado correctamente, la cinta jala líquido de la bolsita a través del centro de la espalda hacia el lado que tiene un sistema linfático sano.

El Kinesio Taping también puede ser efectivo cuando se utiliza en la porción superior del brazo donde termina la manga de compresión. La cinta se aplica desde el brazo superior hasta justo arriba de la clavícula (ver Figura 13.2). Esta aplicación funcionó bien para una paciente cuyo trabajo en una oficina de correos involucraba utilizar cotidianamente los brazos. Después de ponerse cinta en la parte superior del hombro ella notó una disminución significativa de inflamación. De hecho, algunas veces podía manejar su inflamación sin usar la manga, siempre y cuando cuidara las actividades que realizaba

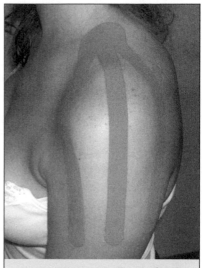

**Figura 13.2** *Kinesio Tape aplicada por arriba del hombro*

y modificara algunas de ellas. Ella dijo que en el verano era especialmente agradable poder estar sin la manga y utilizar solo la cinta. Esta misma paciente luego soportó un absceso en la mama e inflamación subsecuente que duró varias semanas. Después de que se resolvió la infección, utilizó cinta en la mama y drenó exitosamente el líquido adicional.

Una técnica especial de taping puede reducir la inflamación de edema de mano. Corte un pedazo de cinta lo suficientemente largo para cubrir el brazo desde el codo al nudillo, luego dóblelo a la mitad.

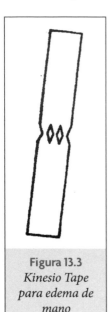

**Figura 13.3**
*Kinesio Tape*
*para edema de*
*mano*

En el pliegue, corte dos hoyos triangulares lo suficientemente grandes para meter los dedos (ver Figura 13.3). Meta los dedos a los hoyos y aplique la cinta a la palma y al dorso de su mano.

Gwen trabajó con una dentista que desarrolló inflamación en la mano y en los dedos tras cortarse con un papel dos años después del tratamiento para el cáncer de mama. El médico de la mujer la refirió a fisioterapia para el tratamiento de linfedema. Obtuvo algo de beneficio de masaje, ejercicio y vendaje, pero todavía presentaba inflamación persistente. Estaba preocupada de que el linfedema pusiera en peligro su trabajo, ya que hubiera sido muy raro utilizar un guante de compresión mientras practicaba odontología. Gwen le aplicó Kinesiotape en la mano, y en menos de veinticuatro horas la inflamación de su mano y dedos se redujo más que después de los otros tratamientos. Después de unas cuantas semanas de combinar todas las terapias su mano regresó al tamaño normal. Aún conserva cinta para cuando tiene recurrencias. Ella siente que sus resultados con el taping fueron impresionantes y alegremente informa: "¡El Kinesiotape funcionó para mí!"

## ¿Cuándo no Debe Utilizar el Kinesiotape?

De acuerdo con Ruth Coopee, el Kinesio Taping debe evitarse bajo las siguientes circunstancias:

* si, después de la radiación, tiene tejido frágil o que está sanando y/o piel sensible.
* si tiene cellulitis o infección.
* en caso de malignidad (cáncer activo).
* en caso de tuberculosis activa.
* en heridas abiertas.

Algunas personas pueden tener sensibilidad a la cinta. Asegúrese de que usted no tenga este problema, pruebe con un pequeño parche de cinta en una zona del cuerpo que no tenga linfedema y espere un día para ver si le provoca una reacción. Gwen ha visto a un par de personas que presentan ampollas dentro de las primeras veinticuatro horas luego de ponerse la cinta. Puede parecer obvio, pero la cinta no debe utilizarse si usted es sensible a ella. Además de las ampollas, debe estar al pendiente de los siguientes signos de sensibilidad:

* una sensación de quemazón.

* comezón.

* enrojecimiento.

* incomodidad.

Si presenta alguna reacción adversa o sospechosa, remueva la cinta inmediatamente. Recuerde quitarla cepillándola y enrollándola sobre la piel, poco a poco y de manera suave.

La Kinesio Tex Tape puede ser adquirida directamente de algunos proveedores que se encuentran en la sección de "Recursos", sin embargo, antes de comprar cualquier cantidad le recomendamos de manera *enérgica* ver a un terapeuta que esté entrenado en el Método Kinesio Taping. Para ser efectiva, la cinta debe de aplicarse de manera adecuada y es importante asegurarse de no tener una reacción en la piel hacia ella. Cuando un terapeuta aplica la cinta por primera vez puede existir un poco de prueba y error para determinar las técnicas y los lugares de más beneficio para usted. Trabaje con su terapeuta, aprenda a utilizar la cinta, deje que su terapeuta la pruebe con usted, obtenga la instrucción adecuada –después puede comprar cinta por sí sola en el futuro.

El Método de Kinesio Taping es otra herramienta en el tratamiento general de linfedema. Le damos las gracias al Dr. Kase por desarrollar la técnica y a Ruth Coopee por compartir sus conocimientos con la comunidad de terapeutas y pacientes trabajando y viviendo con linfedema.

## Bombas Vasoneumáticas

Aunque ahora se utilizan menos frecuentemente, las bombas vasoneumáticas han sido utilizadas por más de veinticinco años en el tratamiento de linfedema. De hecho, hasta aproximadamente la década de 1990, las bombas y las prendas de compresión eran los únicos tratamientos disponibles. A pesar de que otros tratamientos más efectivos han surgido, las bombas siguen siendo prescritas por algunos doctores y utilizadas por muchas personas con linfedema.

La bomba es un aparato eléctrico neumático de compresión. Consiste de una pequeña bomba de aire conectada por un tubo de plástico a una manga inflable que se coloca por encima del brazo o de la pierna. El motor mete aire a la manga, causando que se infle; después de un número específico de segundos el motor se apaga, permitiendo que se desinfle. El ciclo de inflar y desinflar continúa mientras la máquina sigue prendida. La bomba está programada para inflar la manga comenzando por el punto más lejano del hombro –es decir, por los dedos– y subsecuentemente cada sección de la manga, subiendo por el brazo hacia el hombro. El objetivo es bombear la linfa para sacarla de la extremidad inflamada.

Las bombas raramente se utilizan cómo única modalidad de tratamiento para el linfedema. El Dr. Michael Foeldi, mundialmente reconocido en el área de linfología, dice que exprimir el líquido de una extremidad con linfedema hacia otra zona que ha sido sometida a una disección ganglionar regional "desafía un entendimiento de anatomía y fisiología básica".[3] El sistema linfático está arreglado para que el líquido linfático tanto del brazo y el tronco del mismo lado del cuerpo fluyan hacia el mismo conjunto de nódulos axilares, los cuales pudieron haber sido removidos durante la cirugía o dañados con la radioterapia. La acción de la bomba, empujando líquido desde el brazo hacia el tronco simplemente incrementa la inflamación del tronco o del hombro de ese lado. La bomba no hace nada para mover el líquido linfático rico en proteínas hacia un cuadrante linfático diferente para drenar el líquido o degradar sus impurezas.[4] Piense en una piscina que no tiene coladera. Si bombea agua del lado más profundo al extremo menos profundo, eventualmente se filtrará de regreso al lado más profundo. Para disminuir el volumen de agua en la piscina, la bomba necesita drenar hacia *fuera* de la alberca. Es lo mismo con el linfedema. Sin drenaje el líquido frecuentemente se filtra inmediatamente de regreso al brazo cuando la persona deje de usar la bomba de compresión.

Mejoras recientes pueden haber potenciado la efectividad de las bombas neumáticas. Las mangas de las versiones más viejas cubrían únicamente el brazo o la pierna, pero algunos de los aparatos más nuevos ahora se extienden hacia el tronco, en donde dan un tratamiento previo y estimulan a los linfáticos que se localizan ahí. Solo después de completarse el tratamiento previo es que comienzan a bombear el líquido de la zona distal (dedos y mano) hacia el hombro. De esta manera los diseños más nuevos se parecen más a la secuencia de drenaje linfático. El Flexitouch, que recientemente apareció en el mercado, ofrece una acción de masaje mecanizado rodadizo, una vez más basado en los principios de DLM.

## *Precauciones al Utilizar la Bomba*

Presentadores y asistentes al Congreso Internacional de Linfología de 1993 acordaron en general que utilizar solamente la bomba brinda un tratamiento inefectivo para el linfedema. Si se utiliza una bomba debe ser en conjunto con el DLM y un programa de tratamiento integral, además debe programarse a una baja presión.[5] Una investigación realizada en Stanford en el 2002 reveló que una compresión neumática intermitente combinada con terapia descongestiva completa proporcionó significativamente más resultados positivos que realizar la terapia descongestiva linfática sola.[6]

El uso continuo de la bomba de compresión sin realizar masaje linfático, sin embargo, puede ocasionar problemas, particularmente en el desarrollo de fibrosis (engrosamiento) cuando el líquido se acumula y se concentra en la porción superior del brazo. El 1995 Concensus Document (Documento de Consenso) de la International Society of Lymphology (Sociedad Internacional de Linfología) sugiere que se deben tomar precauciones para prevenir que el paciente desarrolle un anillo fibroesclerótico alrededor del brazo donde termina la manga inflable.[7]

Adicionalmente, la bomba puede dañar vasos linfáticos remanentes y sanos si es utilizada a una presión alta.[8] Si una bomba es inefectiva para reducir la inflamación, o la inflamación regresa inmediatamente, los pacientes por lo general aumentan la presión de la bomba o incrementan el tiempo que la utilizan. Las presiones aumentadas a menudo son demasiado altas para los vasos linfáticos frágiles y los pueden dañar. Lo mínimo que puede ocurrir es que la presión elevada comprima los vasos, impidiendo que trabajen.

Los pacientes frecuentemente reportan que el uso en casa de la bomba funciona durante un rato y luego gradualmente se vuelve cada vez menos efectiva por el desarrollo de fibrosis o por el daño ocasionado a los caminos linfáticos. Al volverse menos efectiva, los pacientes se desilusionan y eventualmente descontinúan su uso. Cualquier terapeuta que trabaje mucho con el linfedema conoce un paciente que tiene una bomba vieja que quiere vender guardada en un armario.

Una vez más, queremos desalentar a las personas de usar la bomba sin masaje linfático y otros componentes de un programa de terapia descongestiva completa. Si insiste en utilizar una bomba, por favor considere los siguientes puntos:

* Utilice la bomba *solo* bajo supervisión de un terapeuta entrenado en tratamiento linfático *integral*.

* Utilice una bomba con gradiente de compresión de segmentos que comience en los dedos y suba hacia el hombro. Es preferible una bomba que estimule el tronco antes de comenzar con la compresión del brazo.

* Utilice la bomba en combinación con un programa de tratamiento integral, que incluya drenaje linfático, vendaje y ejercicio.

* Mantenga la presión baja –nunca mayor a 35 mm Hg.

* Practique el automasaje al cuello y al tronco antes, durante y después del bombeo. Es muy importante vaciar la zona para que exista un lugar al que fluya el líquido. Se recomienda que los pacientes masajeen el tronco y la porción superior del hombro cada cinco o diez minutos durante el bombeo.

* Nunca utilice una bomba si ha tenido inflamación en el tronco.

* En especial con el linfedema primario, tome precaución; vigile de cerca cualquier problema. Es mejor utilizar la bomba durante la primera sesión por no más de veinte a treinta minutos y luego, si no se desarrollan complicaciones, incrementar el tiempo lentamente, diez minutos por sesión hasta llegar a una hora.[9]

* Nunca utilice la bomba si tiene infección en alguna parte del cuerpo.

* Descontinúe el uso de la bomba si le causa dolor.

* Si su médico le recomienda utilizar una bomba de compresión sin utilizar otros tratamientos, pregunte por otras opciones. Comparta con su doctor cualquier información que tenga en referen-

cia a la terapia descongestiva compleja. Contacte a la National Lymphedema Network (Red Nacional de Linfedema) y busque en Internet para obtener información que pueda ayudar a informar a su médico.

Los distribuidores de las bombas se encuentran en la sección "Recursos". Si escoge utilizar una, asegúrese de estar bien informada acerca de cómo usarla.

En el próximo capítulo Nancy relata sus experiencias con varios tipos diferentes de compresión. Después de eso, Carolyn nos cuenta su experiencia utilizando una bomba.

# 14

# *la* HISTORIA *de* NANCY: *una* ENFERMERA UTILIZA *la* COMPRESIÓN *para* TRATAR SU LINFEDEMA

Nancy es una enfermera en radiación oncológica. Cuando nos conocimos, hace cinco años, ella convocó nuestra entrevista, la cual ocurrió en la clínica donde trabajaba, durante su saturada agenda de un viernes por la tarde. Ella tenía cuarenta años en esa época, pero su semblante tenía la frescura de una estudiante universitaria. Sus ojos de color azul claro brillaban intensamente, su piel era clara, sus cachetes de color rosa fuerte. Usaba los zapatos sensibles de enfermera y una túnica azul con pantalones de cordón. Sobre la túnica llevaba un suéter.

El diagnóstico de cáncer se lo habían dado cuatro años antes. Ella dijo: "Supe desde el principio que tenía cáncer. Encontré una masa y lo supe inmediatamente". Se hizo una mamografía. "El cáncer no apareció, pero los ganglios linfáticos eran brillantes como el neón". Ella hablaba clara y desinteresadamente, como si esto fuera algo que le había pasado a una de sus pacientes. "No había historial de cáncer de mama en mi familia, así que no era algo que tenía en mente".

A Nancy le diagnosticaron cáncer en etapa II. El cirujano aspiró el tumor y los ganglios linfáticos porque los ganglios eran palpables. Se le retiraron once nódulos, todos dieron positivo, así que su pronóstico era malo. Ella participó en pruebas clínicas para una quimioterapia de dosis alta y donó su propia médula ósea para un transplante posterior. Sus tratamientos comenzaron con cuatro meses de quimioterapia seguidos de quimioterapia de alta dosis. Estuvo en el hospital durante veintiún días. Siete meses después comenzó los tratamientos de radiación. "Debido a mi pronóstico, cuatro campos –casi el máximo– se irradiaron. Ella había estado trabajando en terapia intensiva pero poco después de haber terminado los tratamientos de cáncer aceptó una posición en radiación oncológica. me dijo: "Siento que puedo decirles a los pacientes que llegan, 'Yo he estado ahí, te puedo ayudar con esto.' Veo el efecto calmante que tiene".

Ella continuó: "Siempre fui una de las personas más sanas que había conocido. Hasta que tuve cáncer de mama, nunca había tenido problemas de salud. Luego parece que todo sucedió al mismo tiempo. Un año después de terminar con los tratamientos para el cáncer, me dio síndrome del túnel carpiano. Fue en la muñeca derecha, del mismo lado que el cáncer de mama. Tuve suerte, supongo, porque no tenía linfedema en ese momento, aunque le dije al cirujano que el linfedema podía ser un problema y tomó precauciones".

Ella y su esposo fueron a unas vacaciones cortas en el campo. La mujer que manejaba el alojamiento donde se quedaron tenía linfedema. "Cada tarde la veíamos en la estancia de la casa con su brazo elevado sobre almohadas y revestido con una bomba. Ella había ido a una conferencia en Stanford y sabía mucho del linfedema. Aprendí mucho de ella. Ella atribuía su linfedema a una vacuna contra la influenza que le aplicaron en ese brazo –dijo que simplemente no lo pensó–. Después de escuchar su historia yo estaba mucho más al pendiente de la seriedad del linfedema. Debido a que había estado en un campo diferente durante mi carrera de enfermera hasta ese momento, realmente nunca había visto a una mujer con eso".

El linfedema de Nancy se presentó casi dos años después de haber terminado con los tratamientos para el cáncer. Mientras hablábamos ella se quitó el suéter y me enseñó los dos brazos. Aunque no había inflamación en su mano, un brazo se veía un poco más grande que el otro. Una vez que se instauró el linfedema, ella se frustró y tuvo miedo de perder el control. "Tuve suerte de estar en área médica", dijo, "y suerte de haber conocido a esa mujer en mi viaje. Supe un poco lo que debía hacer".

Comenzó a elevar el brazo lo más posible. Recibió masaje linfático cada dos días durante dos o tres semanas pero no observó mucha reducción de la inflamación. "La fisioterapeuta no estaba muy entusiasmada por la cantidad de radiación que había recibido", dijo ella. "Mi objetivo era mantener la cantidad de inflamación que existía y no dejar que empeorara" –aunque creía que había un ligero incremento en la inflamación respecto al año anterior–. "Si dedicara de una hora y media a dos horas al día para trabajar con eso, quizás no estaría empeorando, no lo sé. De todas maneras, el tratamiento de masaje linfático fue una de las cosas más agradables, suaves y relajantes que he probado", dijo.

Después de haber completado el régimen de masaje linfático, ella continuó con el vendaje de noche y el automasaje, particularmente cuando notaba un episodio de inflamación. "Al principio mi esposo me ayudaba con la espalda. Trabajábamos constantemente en ello por un rato, aunque todavía tengo una bolsita de linfedema ahí. Cuando no vi mejorías en mi brazo, solicité la bomba. Pero la bomba no era para mí. Me lastimaba y tenía que dedicarle mucho tiempo. La probé durante aproximadamente un mes, apartando tiempo diario para su uso. Comenzaba a sentir que me controlaba. Todo lo demás que quería hacer –todas las actividades de la vida, como asistir a comités escolares, programas para mis hijos, jardinería– no me permitían sentarme y estar conectada con la bomba. Decidí no dejar que se apoderara de mí, así que la dejé". Aunque admitió que sí tuvo una paciente que había utilizado la bomba con buenos resultados.

Nancy continuó con el automasaje y se vendaba intermitentemente, pero no vio ningún cambio. "Era difícil", dijo ella. "Algunas noches solo quería dormirme sin nada en el brazo". También intentó usar la manga Reid, un tipo de vendaje similar a las vendas pero que se atora en el brazo (o en la pierna, en el caso de linfedema en la extremidad inferior). Ella continuó: "Debido a que veo mucha información que pasa por mi escritorio me enteré de la manga Reid, y en las fotos se veía tolerable. Solo quería poder meter mi brazo en la manga y dormirme por la noche. Tomó más de seis meses para que mi compañía de seguros aceptara pagarla. Cuando recibí la manga, era enorme y no era nada como lo que me imaginaba. Pero, tan incómodo como es, todavía la uso a veces".

Estiró su brazo de nuevo y movió una pulsera de plata que tenía en la muñeca. "Utilizo esto como una especie de indicador", mencionó, "Hay veces en que la pulsera me aprieta tanto en la muñeca que deja marcas". Ese día la pulsera le quedaba holgada. "Cuando mi brazo se está inflamando activamente me pongo el vendaje en la noche y utilizo una manga Juzo durante el día. Cuando no es un problema utilizo la manga Reid sola, aunque he encontrado que el vendaje es lo más efectivo. He descubierto una nueva manga Juzo que tiene agarraderas de silicona en la parte superior. Es mucho mejor que las otras mangas viejas porque se mantiene arriba. No podía trabajar con los modelos viejos, pero no tengo ningún problema con la nueva manga".

En su campo se encuentra con pacientes con linfedema y los refiere a terapia física para masaje linfático. A aquéllos que no tienen linfedema les habla de precauciones generales. "Otra cosa que me da gusto es que sé como ayudar", comenta.

Llegó un momento en nuestra conversación en que se quedó callada por un momento. "¿Sabes lo que realmente me molesta?", dijo, "cuando enseño a alguien mi brazo y me dicen 'Eso no está tan mal'. Supongo que no está tan mal desde la perspectiva de alguien más, pero para mí es muy grande y obvio". Frotó ligeramente el edema alrededor de su codo, luego se volvió a poner el suéter. "Tengo que buscar otra manera ahora. Me encuentro utilizando suéteres que cubren mi brazo aún en el verano. Le tengo temor al verano por el calor". suspiró y continuó: "veo mujeres tomando todo tipo de medidas para manejar su inflamación, utilizando guantes y mangas y acudiendo regularmente a sus tratamientos, y no presentan tanta inflamación como yo. Quizás si tuviera ese tipo de actitud mi brazo no estaría tan inflamado, no lo sé".

"Sí me importa. sin embargo", dijo, "No ignoro mi brazo y no pongo en peligro su condición, pero tampoco dejo que tome mi vida". Cuando hablamos hace cinco años su hijo tenía quince años; su hija trece. Ella continuó: "Nuestra familia es como todas, supongo –estamos tan ocupados–. Mi hijo tiene tenis a las siete de la mañana, mi hija tiene escuela a las siete cuarenta y cinco. Tengo que estar en el trabajo a las ocho". Se rió; era obvio que le gustaba hacer todo lo que hacía. "Ahora, ¿cómo le voy a dedicar más tiempo al linfedema?"

Continuó: "Supongo que lo mejor que ha salido de esto en los últimos años es la sensación de vivir mejor cada día. ¿Sabes?, de alguna manera ese año de lidiar con el cáncer resultó ser uno de los mejores años de mi vida. Pasé tiempo conmigo misma, y con mi familia, y con amigos que normalmente nunca veo. Aunque hubiera sabido antes que tendría linfedema hubiera escogido pasar por lo mismo para el cáncer. He tenido cuatro años de salud y cuatro años muy buenos con mi familia. No es tan malo después de todo".

Cinco años después de nuestra primera visita le llamé a Nancy para ver cómo estaba. Habían pasado más de diez años de que había sido tratada para el cáncer. Ella me dijo, "Me siento bien otra vez, aunque realmente no puedo decir que llegue a sentirme curada nunca". En cuanto a su linfedema, ella dijo: "Está estable y bajo control. Ya no me molesta tanto". Ella se ha mantenido activa. "Hago ejercicio tres veces a la semana en el gimnasio, en el Stairmaster, en la caminadora y con pesas ligeras". No se pone el vendaje, aunque utiliza una manga cuando viaja en avión y utiliza guantes cuando hace jardinería. Ella dice que es cuidadosa para muchas decisiones que toma; por ejemplo, no se pone uñas postizas ni se hace manicures como precaución.

"Mi brazo con linfedema es ligeramente más grande que el otro, y eso significa que de vez en cuando encuentro un saco o una blusa que no me queda bien, así que no la compro", concluyó. Su tono afirmó que ya había dejado el cáncer y el linfedema atrás.

# 15

# la HISTORIA de CAROLYN: UTILIZAR una BOMBA VASONEUMÁTICA

Carolyn tiene cuarenta y tantos años. Es de baja estatura, no rebasa por mucho los cinco pies y tiene el pelo negro y chino. Es ayudante de profesor en una primaria, donde trabaja con niños con trastornos de aprendizaje. También es tutora de inglés para estudiantes extranjeros. Tiene una expresión ansiosa y alerta, y es difícil pensar que cualquier cosa que hagan los niños se le escape.

Cuando nos conocimos llevaba una camiseta de manga corta. Un brazo estaba visiblemente más grande que el otro. No utilizaba joyería en ese brazo. Un par de años antes, a una semana de haber comenzado un nuevo trabajo en la escuela, le dijeron que tenía una recurrencia de cáncer. Antes había recibido tratamiento para el cáncer de mama. Esta vez había hecho metástasis a los huesos –principalmente a la pelvis–, pero también a un sitio encima de su cabeza y a varios otros lugares. Ella había dejado de tomar el tamoxifeno que le habían recetado los doctores después del cáncer de mama porque el medicamento –el cual bloquea los efectos de estrógeno sobre el cuerpo– le había causado unos bochornos terribles. Ella me platicó: "Cuando regresó el cáncer me sentí muy mal, como si hubiera sido causado por eso, pero el doctor dijo que de todas formas el cáncer hubiera regresado de una manera u otra".

Se sometió a quimio y radiación de nuevo, y tomó Taxol, el cual tuvo que descontinuar porque le provocaba dolor severo. Cuando nos vimos ella estaba tomando dosis altas de Megace. Reportó que los bochornos ya no eran tan severos, pero todavía presentaba retención de líquidos y aumento de peso. Los fármacos habían incrementado su apetito. El cáncer había desaparecido de casi todos los lugares excepto de un último punto en su pelvis.

Carolyn habló tan directamente de su linfedema –el cual se desarrolló inmediatamente después de su mastectomía– como había hablado de su cáncer. Afectó principalmente la parte inferior de su brazo pero también un poco la parte superior, en un grado menor. Le preguntó a su doctor acerca de la inflamación, pero parecía que él no tenía idea acerca de qué se podía hacer. "La empleada del lugar en donde compré la prótesis de mama fue la que me dijo acerca del linfedema. En la pared, la tienda tenía fotos de personas con casos graves. Hasta ese momento, no sabía dónde conseguir ayuda", me dijo.

La madre de Carolyn le compró una bomba Lymphapress. Costó tres mil dólares. Carolyn la utilizó durante cuatro años. "Cada noche me sentaba durante dos horas con el brazo dentro de la bomba y bajaba la inflamación. Pero un par de horas después el brazo se volvía a inflamar", comentó. Finalmente, tres meses antes de nuestra entrevista había sido referida con un terapeuta de linfedema quien le enseñó su masaje de drenaje, ejercicios y cómo vendarse. Carolyn continuó: "Ella [la terapeuta] estaba sorprendida cuando le dije que tenía una bomba. Me preguntó a que presión la tenía y le contesté que a ochenta milímetros. Rápidamente me aconsejó: 'Ponla más bajo. No debe pasar de los treinta y cinco milímetros'. fue tan enfática que le bajé antes de prenderla la siguiente vez". Carolyn inspeccionó su brazo y dijo: "Ahora está bajando. Pero la terapeuta dice que pudo haber pesado quince libras más que el otro antes de comenzar con el tratamiento".

Rodeó con sus dedos la muñeca del brazo con linfedema; llegaron a casi media pulgada de encontrarse. Dijo: "Antes, mis dedos no llegaban ni a pulgada y media de tocarse". También tenía linfedema en el tronco y el pecho, y en la parte frontal de su axila. Indicó la parte de la axila en donde había tenido inflamación y dijo que se había quitado desde que comenzó el tratamiento".

Ella continuó: "Después de todos los problemas que he tenido en los últimos cuatro años, estoy muy al pendiente del masaje y el vendaje todas las noches. Y hago los ejercicios y me vuelvo a vendar antes de dormirme. Me encanta este régimen porque ya no tengo que pasar horas en la máquina, aunque la he utilizado un par de veces, cuando ha habido mucho calor y mi brazo se ha inflamado mucho". Ella rara vez come cosas con sal. "Intento siempre beber mucha agua", dijo. "El agua realmente ayuda a reducir la inflamación de mi brazo. Noto la diferencia cuando no ingiero lo suficiente. De hecho, el fin de semana pasado adquirí algún bicho y tuve diarrea. Me deshidraté y mis brazos se inflamaron mucho. Así que estoy convencida de que tomar agua es muy importante para mí".

Carolyn también comenzó a ver a una herbolaria. "Me está enseñando que mi cuerpo es una máquina de recuperación. Me está enseñando a pensar positivamente y a no asociar cada dolorcito con el cáncer. Estoy aprendiendo a decirle al cáncer que se vaya". Se ríe. "Digo 'Cáncer, no eres bienvenido aquí. Te tienes que ir'. La herbolaria me enseñó a pretender que estoy en un acantilado y si doy un paso equivocado me caeré mil pies. Me imagino aferrándome a cada grieta, de cada agarradera, y continuando, de la misma manera que hago para deshacerme del cáncer", finalizó.

# REALIZAR EJERCICIO *con* LINFEDEMA

Damos por hecho que el ejercicio nos hace bien. ¿Pero lo hacemos? La mayoría de nosotros probablemente no hace tanto ejercicio o con la regularidad que debería. Quizás de vez en cuando tratamos, quizás nos inscribimos a un club deportivo o hacemos un pacto con nuestro mejor amigo, pero, honestamente, ¿cuántos de nosotros lo llevamos a cabo?

Si existe un momento para encontrar un programa de ejercicio y apegarse a él, ese momento es ahora, cuando se está en recuperación del cáncer de mama, de su tratamiento y comenzando un tratamiento para el linfedema. Antiguos pacientes de Gwen a menudo visitan su clínica, algunas veces años después de su tratamiento, y le dicen que el factor más importante para mantener su linfedema bajo control ha sido el seguimiento de un programa regular de ejercicio.

## Beneficios Generales del Ejercicio

Todos sabemos que el ejercicio ofrece muchos beneficios importantes para la salud, incluyendo la prevención de cáncer, riesgo disminuido de enfermedad coronaria y diabetes tipo 2 y control de peso. El ejercicio también puede ayudar en la recuperación después del cáncer. Los estudios demuestran que puede mejorar resultados después de la cirugía y la quimioterapia, promover un alto nivel de independencia, hacer que los pacientes estén menos fatigados y con menos náuseas y disminuir la depresión.[1] El American Institute for Cancer Research (Instituto Americano para la Investigación de Cáncer) reporta que "Las elecciones alimenticias, junto con el ejercicio y un peso sano, pueden prevenir de tres a cuatro millones de casos mundiales de cáncer cada año".[2] Un estudio demostró que las mujeres que realizan ejercicio durante cuatro horas a la semana tienen 37 por ciento menor incidencia de cáncer de mama que las mujeres sedentarias.[3] Las mujeres que se ejercitan regularmente en general tienen un porcentaje más bajo de grasa corporal. La grasa corporal genera más estrógeno en el sistema, el cual puede poner a algunas mujeres en un riesgo elevado para el cáncer de mama. Los estudios también sugieren que el ejercicio puede ayudar a disminuir el riesgo de recurrencia del cáncer de mama. Finalmente, la obesidad, como se explicó anteriormente en el libro, pone a la mujer en un riesgo más elevado para el desarrollo de linfedema.[4,5,6]

Si todas estas razones no son suficientes para motivarnos a comenzar a ejercitarnos, Gwen reporta que en su experiencia las personas que mejor manejan su linfedema han establecido y se han apegado a un programa regular de ejercicio. Antes de comenzar, sin embargo, unas palabras de precaución: Algunos ejercicios, particularmente si no se llevan a cabo en moderación, pueden empeorar el linfedema. Gwen recuerda a una paciente que había estado protegiendo su brazo durante dos años después del cáncer de mama debido al miedo de desarrollar linfedema. Su cirujano le aconsejó realizar ejercicio activamente. Ella siguió las órdenes del doctor y desarrolló linfedema, del cual nunca se ha repuesto por completo.

Un programa de tratamiento integral para linfedema incluye varios tipos de ejercicios especializados, los cuales se describen posteriormente en este capítulo. Primero, sin embargo, vamos a hablar de cómo realizar más ejercicio en general. Una manera es incorporando la actividad física a sus hábitos diarios. Aquí le presentamos unas sugerencias para hacerlo:

* Estaciónese del otro extremo del estacionamiento, o estaciónese a varias cuadras de distancia de su destino.
* Suba por las escaleras en vez de usar el ascensor.
* En el trabajo, tome pequeños descansos frecuentes durante el día para moverse. Camine al sanitario del otro lado del edificio en lugar de ir al que está junto a su oficina. Camine a la oficina de un

compañero en vez de mandarle un correo electrónico o hablarle por teléfono.

* Durante los eventos deportivos, como partidos de soccer o de fútbol americano, levántese a caminar.

* Llene sus bolsas del supermercado solo a la mitad (de todas maneras es mejor disminuir el peso que carga) y realice más viajes para meterlas a la casa. Lleve ese carrito del supermercado de regreso a la tienda.

* En lugar de manejar, camine o móntese a la bicicleta para hacer su mandado.

* Beba de ocho a diez vasos con agua al día. Además de mantenerlo hidratado, hacer esto lo mantendrá en movimiento, ya que necesitará ir al baño más frecuentemente.

* Planee salidas en familia que involucren actividades físicas como caminata, tenis o bicicleta.

* ¡Diviértase! Baile mientras escucha su música favorita. Anime a sus hijos o nietos a que realicen actividades divertidas.

## Ejercicios Especiales para el Tratamiento de Linfedema

Como hemos mencionado, toda terapia integral y los programas de rehabilitación para el linfedema incorporan ejercicios especiales.[7] Los ejercicios pertenecen a categorías diferentes, cuatro de las cuales cubriremos en este capítulo. Cada categoría tiene un objetivo de tratamiento distinto.

1. *Ejercicios de drenaje linfático.* Estos son ejercicios sencillos de movilidad que se realizan en una secuencia específica para bombear el líquido por los caminos linfáticos, desde las zonas congestionadas hacia las zonas de drenaje mejorado.

2. *Ejercicios de estiramiento y flexibilidad.* Estos ejercicios le ayudan a lograr movilidad, la cual es la capacidad de mover músculos y articulaciones a través de un arco de movimiento completo. La *flexibilidad* se refiere al grado de movimiento normal, y el *estiramiento* se refiere al proceso de elongar músculos y otros tejidos blandos.[8] Después de la cirugía para el cáncer de mama las mujeres experimentan rigidez en la zona pectoral (pecho), en la axila y

en un rango de movimiento disminuido del hombro. Esta pérdida de movilidad puede interferir con el drenaje normal linfático o venoso del brazo.[9]

3. *Ejercicios de fortalecimiento y tonificación.* Estos ejercicios trabajan la fuerza muscular con el propósito de mejorar la resistencia y capacidad de rendimiento. Entre más fuerte sea el músculo, mejor será su rendimiento sin agotamiento o fatiga. Se ha reportado que el entrenamiento progresivo de resistencia (empujar y jalar con una pesa ligera o liga elástica) puede incrementar el flujo linfático.[8] El ejercicio de resistencia también ha demostrado ser beneficioso para la prevención de osteoporosis.

4. *Ejercicios aeróbicos.* El Dr. Kenneth Cooper los define cómo "ejercicios que exigen grandes cantidades de oxígeno durante periodos prolongados para forzar a que el cuerpo mejore esos sistemas responsables del transporte de oxígeno".[10] Sencillamente, esto significa ejercitarse a un paso que incremente el ritmo cardíaco y la frecuencia respiratoria, los cuales se llevan a cabo utilizando músculos grandes.

Al final de este capítulo se proporcionan ejemplos de cada uno de estos ejercicios e instrucciones de cómo hacerlos.

## Objetivos del Ejercicio como Parte del Tratamiento de Linfedema

Las razones para hacer ejercicio varían. Los objetivos primarios del ejercicio para ayudar en el tratamiento de linfedema son mover el líquido linfático y reducir la inflamación. Específicamente, el ejercicio debe:[11]

* *bombear los músculos para mover la linfa de la zona congestionada hacia una zona donde pueda drenar más fácilmente.* Al igual que con el masaje linfático, el primer énfasis debe ser en desalojar el tronco. Los ejercicios para drenar el brazo se deben realizar únicamente después de vaciar el tronco.

* *incrementar la movilidad de la cintura escapular y la columna.* El libro *Physical Therapy for the Cancer Patient* (Terapia física para pacientes con cáncer) reporta que un problema común después

del cáncer de mama es la movilidad y la fuerza disminuida del brazo involucrado, particularmente de la cintura escapular (que está compuesta por el omóplato, la clavícula, el hombro y el brazo superior).[12]

* *incrementar fuerza muscular y tonificación.* Puede disminuir la fuerza en el brazo después del cáncer de mama. La mayoría de las veces, la disminución de la fuerza es causada por desuso, dolor, desequilibrios de postura o temor a utilizarlo. La pérdida de fuerza puede ocurrir rápidamente. Si ha sido sometida a una mastectomía, los músculos de la cintura escapular y de la espina de la escápula pueden debilitarse, sobre todo si protege la zona y no los mueve naturalmente. También el desarrollo de tejido cicatrizal puede causar que su hombro se desplace hacia adelante, lo cual puede resultar en una postura incorrecta. El potencial de formar cicatriz aumenta si ha tenido una reconstrucción utilizando su propio tejido. En este procedimiento los músculos se reacomodan, elevando el potencial de desarrollar aún más tejido cicatrizal y un desequilibrio muscular mayor, los cuales pueden causar dolor en el tronco. Es importante vencer estas tendencias y restaurar el balance muscular en el tronco superior. Fortalecer la zona puede permitir que realice más actividad sin desencadenar una respuesta linfática.

* *mejorar circulación.* Un método para mejorar el flujo linfático es bombear los vasos sanguíneos, acción que puede estimular un reflejo de estiramiento en los vasos linfáticos causando que se contraigan y muevan el líquido linfático.

* *mejorar la conciencia corporal y promover una sensación de bienestar general.* El ejercicio aeróbico regular puede causar que el cuerpo secrete hormonas llamadas *endorfinas* que han demostrado estar asociadas con sentimientos de euforia y bienestar. Las endorfinas son analgésicos poderosos. Se cree que pueden liberarse endorfinas con ejercicio de relativamente leve intensidad.[10]

### Pautas para Ejercitarse con Linfedema

Si tiene un juego de vendas o una prenda de compresión, utilice cualquiera de ellos durante el ejercicio. Las vendas en particular incrementan la presión contra la piel durante el entrenamiento. La presión elevada, junto con la contracción muscular, promueve el movimiento de la linfa. Si desea utilizar una prenda de compresión durante el ejercicio recuerde que su propósito específico es *mantener* la reducción en inflamación, no necesariamente reducirla.

Algunas de ustedes quizás carezcan de acceso a la terapia descongestiva completa y/o tratamiento de vendaje. Si es así, los ejercicios que se describen ahora pueden llevarse a cabo con algo de beneficio sobre el flujo linfático.[13] Aprender a respirar utilizando el diafragma y el abdomen estimulará la circulación linfática en su tronco (ver Capítulo 7). Sus músculos pueden actuar como una bomba contra los vasos linfáticos, y su sistema circulatorio también estará bombeando. Realizar ejercicio sin las vendas o sin la prenda es mejor que no hacerlo en absoluto. Una nota precautoria: No sustituya las vendas Ace por vendas de corto estiramiento para linfedema. Las vendas Ace no están diseñadas para usarse con el linfedema ya que no proporcionan la presión suficiente para mover linfa. Pueden incluso causar una interrupción en el flujo linfático (Ver Capítulo 12).

En cuanto a la cantidad de ejercicio que debe realizar y qué tan rápido hacerlo, utilice su brazo como un monitor. Si se inflama, disminuya su nivel de actividad y hágalo más despacio. El programa que sugerimos no es una receta que le acomode a todos. No existe programa que lo haga. Para obtener el mayor beneficio tendrá que modificarlo adaptándolo a sus necesidades individuales. Por ejemplo, si usted tiene un problema de espalda o un problema de hombro, necesitará considerarlo para su régimen. Existe un sin número de factores que no permite que se lleven a cabo todos los ejercicios que sugerimos en este capítulo. Por favor consulte o pida consejos a un terapeuta entrenado antes de comenzar. El programa que le proporcionamos debe tomarse como un ejemplo a considerar. No todo está incluido, ni los ejercicios son los únicos efectivos. Muchas rutinas pueden ser exitosas.

Igual que siempre, utilice el sentido común. Si usted exagera su brazo se puede inflamar un poco más, pero no se preocupe, probablemente reducirá la inflamación si sigue los siguientes pasos sencillos: primero, beba un vaso grande con agua, eleve su brazo en una posición pasiva (levántelo mientras relaja por completo los músculos del brazo), realice respiraciones diafragmáticas y deje de utilizar el brazo por un día. Si ha tenido un día ocupado con mucha actividad física, no se empeñe en hacer sus ejercicios al pie de la letra. Si se siente fatigado o cansado, no exagere; tómelo en cuenta y ajuste su rutina. Su programa no debe ser rígido sino flexible y persistente. Si observa que la inflamación no disminuye con medidas conservadoras dentro de pocos días, quizás querrá considerar acudir con un terapeuta de linfedema.

Aquí le presentamos unas pautas generales más para tener en cuenta al diseñar su programa de ejercicios:

* Asegúrese de consultar con su doctor antes de comenzar cualquier ejercicio de manera regular. Si presenta problemas una vez que comenzó con el ejercicio, deténgase y consulte con su médico.

* Durante el ejercicio utilice algún tipo de compresión en el brazo –de ser posible–, especialmente cuando comience un programa nuevo de ejercicios.

* Comience muy lentamente. Realice pocas repeticiones y espere al siguiente día para ver la respuesta de su brazo.

* Gradualmente incremente las repeticiones, siempre utilizando su brazo como una guía de cuánto puede hacer. Siempre utilice poca resistencia.

* Asegúrese de continuar con un patrón de respiración rítmico durante la rutina de ejercicio. Supere la tendencia de aguantar la respiración. Relaje los músculos abdominales y practique inhalar hacia el abdomen.

* Utilice una postura correcta para abrir todos los canales posibles para el movimiento de líquido y para facilitar un buen patrón de respiración. Esto es lo que queremos decir con postura correcta: Los pies deben de estar bien plantados para crear una base estable y desbloquear las rodillas. Los glúteos deben estar metidos ligeramente, pero no apretados. Meta el ombligo llevándolo hacia la columna. Mantenga el pecho arriba, hombros relajados y descendidos, cabeza atrás y en el centro de los hombros. El truco de imaginar estar suspendido de una cuerda desde la corona de la cabeza realmente funciona.

* Siempre muévase lenta y deliberadamente, siendo consciente de los músculos que está utilizando. Concéntrese en el movimiento. Deténgase entre repeticiones.

✳ *Nunca* cause dolor. La vieja expresión "Sin dolor no hay ganancia" no es verdad. Nunca debe presentar incomodidad durante el ejercicio (aparte de la incomodidad del volumen de todas las vendas).

✳ Manténgase hidratado durante el ejercicio tomando varios vasos con agua.

## Cuándo *No* Debe Realizar Ejercicio

Evite el ejercicio o pare de ejercitarse bajo las siguientes condiciones:

✳ cuando esté enfermo con fiebre.

✳ si presenta dolor en el pecho.

✳ si presenta dificultad para respirar o fatiga inusual.

✳ si tiene dolor recurrente en las piernas o calambres.

✳ si presenta un inicio agudo de náusea durante el ejercicio,

✳ si se siente desorientado o confundido.

✳ si ha sufrido dolor reciente de huesos, espalda o cuello que no se alivia con el reposo.

✳ si el latido de su corazón es irregular.[14]

El resto del capítulo describe un régimen especial de ejercicios que ayudarán en el tratamiento de linfedema.

## Ejercicios de Drenaje Linfático

Mientras que para las personas con linfedema es mejor seguir un programa de ejercicios integral, el primer ejercicio y el más importante para ellas son los de drenaje linfático. Los que describimos aquí son los que utiliza Gwen en su clínica; muchos otros buenos programas de ejercicio siguen los mismos principios generales pero son ligeramente diferentes. Si tiene algún problema en realizar los ejercicios exactamente como se describen, simplemente modifíquelos para que los pueda hacer. Por ejemplo, no es necesario lograr la contracción muscular más fuerte, solo realícela lo suficientemente fuerte para que pueda sentirla. La idea es simplemente contraer los músculos en la secuencia que se presenta aquí: Comience con el tronco, luego muévase hacia el cuello, luego el hombro y finalmente termine en la mano.

Recomendamos repetir cada ejercicio dos o tres veces. Si siente que quiere hacer más, repita la secuencia de ejercicios otra vez; no realice solamente más repeticiones de cada uno. Antes de cada ejercicio, comience con cuatro o cinco respiraciones abdominales lentas.

1. *Inclinación pélvica.* Acuéstese sobre su espalda con las rodillas dobladas y los pies planos sobre la cama o el suelo. Jale hacia arriba y hacia adentro con los músculos abdominales, inclinando la pelvis y aplanando la espalda baja contra la cama o el suelo.

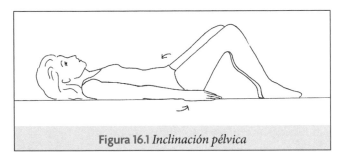

**Figura 16.1** *Inclinación pélvica*

2. *Abdominal parcial con respiración.* De nuevo, acuéstese sobre su espalda con las rodillas dobladas y los pies planos sobre la cama o el suelo. Lleve el aire hacia el abdomen. Mientras exhala, levante la cabeza y los hombros, apenas librando el suelo y tire hacia delante con las manos. Tenga cuidado de no causar dolor ni tensión en el cuello.

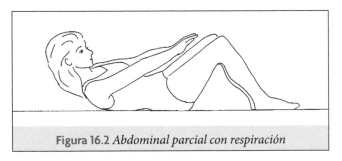

**Figura 16.2** *Abdominal parcial con respiración*

3. *Rotación de cuello.* Voltee la cabeza lentamente hacia la derecha mientras inhala y cuente hasta cinco. Regrese al centro mientras exhala. Repita hacia el lado izquierdo.

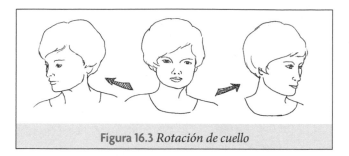

**Figura 16.3** *Rotación de cuello*

4. *Inclinación de cabeza.* Incline la cabeza hacia la derecha, permitiendo que su oreja caiga hacia su hombro. Mantenga esta posición durante cinco segundos, luego lentamente regrese la cabeza al centro. Repita hacia el otro lado.

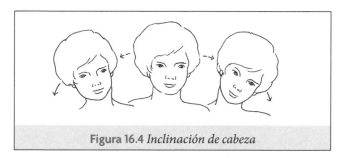

**Figura 16.4** *Inclinación de cabeza*

5. *Levantamiento de hombros.* Levante los hombros llevándolos hacia las orejas mientras inhala. Regrese a una posición relajada. Después, descienda los hombros lo más abajo posible; luego regrese a una posición relajada.

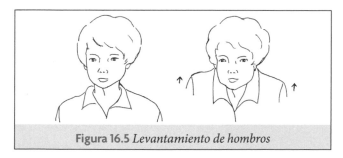

**Figura 16.5** *Levantamiento de hombros*

6. *Círculos de hombro.* Levante los hombros hacia las orejas, luego gírelos hacia atrás y bájelos, haciendo un movimiento circular suave y continuo.

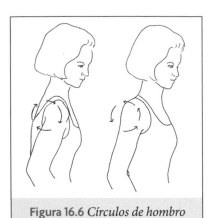

**Figura 16.6** *Círculos de hombro*

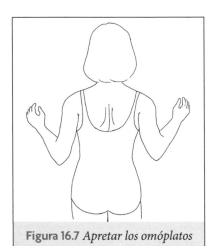

**Figura 16.7** *Apretar los omóplatos*

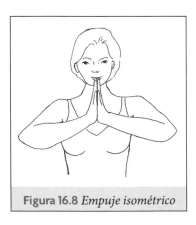

**Figura 16.8** *Empuje isométrico*

7. *Apretar los omóplatos.* Doble sus codos a noventa grados aproximadamente. Mantenga los codos pegados al cuerpo, llévelos hacia el centro de su espalda, apretando los omóplatos en contra.

8. *Empuje isométrico de mano.* Ponga las palmas de las manos juntas, con los codos doblados y los brazos a nivel del hombro o del pecho. Empuje las manos en contra firmemente mientras inhala durante cuatro segundos; luego relájese y exhale durante cuatro segundos.

9. *Rotación de hombros.* Con los brazos extendidos a la altura de los hombros, rote las palmas hacia afuera lentamente, de tal manera que vean hacia adelante. Luego rote los brazos hacia dentro para que las palmas estén volteadas hacia atrás. Si tiene problemas de hombro y le es difícil realizar el movimiento a la altura de los hombros, simplemente levante los brazos a una altura cómoda.

10. *Doblar el codo.* Acomódese con el brazo extendido sobre una mesa o alguna superficie a la altura del hombro. De nuevo le repetimos, si tiene problemas de hombro, solo realice el ejercicio con el brazo a un costado. Doble su codo, acercando su mano a su hombro. Regrese a la posición inicial.

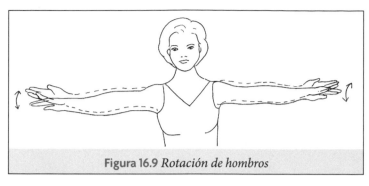

Figura 16.9 *Rotación de hombros*

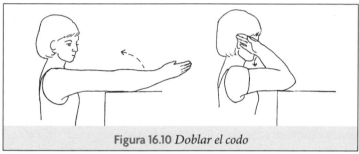

Figura 16.10 *Doblar el codo*

11. *Círculos de muñeca.* Haga un puño y gírelo en círculos pequeños, manteniendo el movimiento aislado solo con la muñeca. Rote primero hacia una dirección, luego hacia la otra.

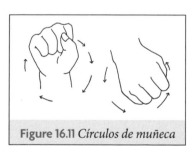

Figure 16.11 *Círculos de muñeca*

12. *Hacer puño.* Abra las manos y separe los dedos. Luego lentamente apriete cada mano para hacer un puño. Mantenga durante tres segundos, luego relájese.

13. *Ejercicios para dedos.* Ponga sus manos juntas frente a usted, palmas juntas. Separe cada juego de dedos

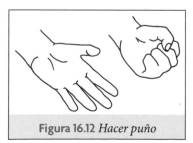

Figura 16.12 *Hacer puño*

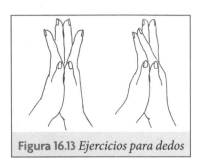

**Figura 16.13** *Ejercicios para dedos*

abriéndolos y alejándolos, un par a la vez; luego realice la secuencia al revés. Como ejercicio adicional, mantenga los dedos juntos mientras mueve cada par de lado a lado.

14. *Respiración*. Practique la respiración abdominal (ver Capítulo 7).

Después de terminar los ejercicios de drenaje linfático, es una buena idea acostarse y relajarse durante unos minutos (o más) con el brazo apoyado y elevado sobre una almohada.

## Ejercicios de Estiramiento y Flexibilidad

Como se mencionó anteriormente, la falta de flexibilidad en la cintura escapular y en el tronco después del cáncer de mama puede ser causada por tejido cicatrizal o rigidez en el tejido conectivo. Este tejido responde mejor a un estiramiento de baja fuerza y de larga duración.[15] La rigidez también puede estar causada por mantener el brazo en una posición protegida y no moverlo libremente. Si su brazo es inmovilizado puede rápidamente ponerse tieso, lo cual puede contribuir a problemas adicionales. Los ejercicios de flexibilidad pueden restaurar la flexibilidad de las zonas afectadas por el cáncer de mama y su tratamiento. (Vea también la discusión en el Capítulo 10, acerca de masaje y técnicas de estiramiento para tejido cicatrizal, encordonamiento y liberación miofascial).

Mientras realiza los ejercicios que se describen en esta sección, intente estirar justo hasta el punto en que su músculo, tejido cicatrizal o su articulación comiencen a sentir dolor, luego mantenga esa posición durante varios segundos. El estiramiento debe realizarse lenta y deliberadamente, en posición bien alineada, teniendo cuidado de mantener un patrón de respiración lento y rítmico todo el tiempo. Un truco es mantener la posición de estiramiento durante tres o cuatro respiraciones lentas mientras imagina que inhala oxígeno hacia la zona y libera tensión al exhalar.

Existen cientos de rutinas de estiramiento y flexibilidad además de los que aquí le presentamos. Muchos libros excelentes proveen información acerca del estiramiento. Dos que parecen ser fáciles de entender son *Stretching* (Estiramiento; edición del 20 aniversario), por Bob y Jean Anderson, y *Essential Guide to Stretching* (Guía básica de estiramiento), por Chrissie Gallagher-Mundy (ver "Lectura Recomendada"). Aunque el énfasis en los ejercicios que hemos incluido aquí sea principalmente por la salud del hombro y de la cintura escapular usted podrá beneficiarse al incorporar un programa de estiramientos de cuerpo completo a su régimen de ejercicio, tal y como se recomienda en estos libros.

Modifique el programa como lo requiera, nunca someta su cuerpo ni cause dolor innecesario.

## *Estiramientos para el Hombro*

1. *Ejercicio con bastón.* Utilice un palo de escoba o un bastón. Sosténgalo frente a su pecho con las palmas viendo hacia el lado contrario del cuerpo. Levante el palo por arriba de su cabeza y luego bájelo para posicionarlo detrás de ella. (Si no puede levantar el palo completamente por encima de su cabeza, solo levántelo lo más que pueda). Mantenga esta posición durante tres respiraciones lentas, luego regrese a la posición inicial.

2. *Estiramiento de puerta o de esquina.* Párese viendo hacia una esquina o el marco de una puerta abierta. Levante los codos, manteniéndolos por debajo de los hombros y descanse los antebrazos contra las dos paredes o contra los lados del marco. Empuje todo el cuerpo hacia adelante, para que el torso superior se encuentre por delante de sus brazos y sienta el estiramiento en el pecho. Mantenga el estiramiento de quince a veinte segundos. Puede variar este ejercicio y

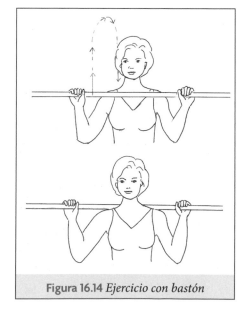

**Figura 16.14** *Ejercicio con bastón*

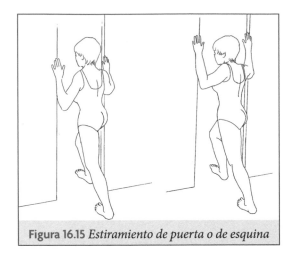

**Figura 16.15** *Estiramiento de puerta o de esquina*

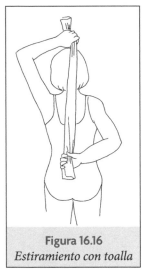

**Figura 16.16**
*Estiramiento con toalla*

estirar diferentes partes del pecho gradualmente, levantando los brazos más arriba.

3. *Estiramiento con toalla.* Sostenga cada extremo de una toalla por detrás de su espalda, con un brazo detrás de su espalda baja y el otro brazo por encima de la cabeza. Tire de la toalla hacia arriba y hacia abajo como si estuviera intentando secarse la espalda.

4. *Estiramiento sobre manos y rodillas.* Descanse sobre sus manos y sus rodillas con las manos ligeramente delante de los hombros. Colúmpiese hacia atrás sobre sus talones, estirando los hombros.

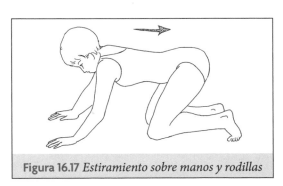

**Figura 16.17** *Estiramiento sobre manos y rodillas*

## Ejercicios de Fortalecimiento
## y Tonificación

Usted puede agregar gradualmente a su programa ejercicios que incluyan resistencia, ya sea en forma de Theraband (ver más adelante) o mancuernas ligeras. Los estudios han demostrado que los ejercicios de fortalecimiento no parecen aumentar el linfedema en mujeres después del cáncer de mama si la paciente utiliza baja resistencia al principio y progresa de manera gradual y lentamente a una resistencia más elevada.[16] Igual que con todos los ejercicios, es importante monitorear la respuesta corporal a la actividad y modificarla de manera apropiada la próxima vez que lo realice.

Si usted agrega alguna forma de resistencia a su entrenamiento, comience lentamente. Empiece con una resistencia baja y pocas repeticiones, y gradualmente incremente a lo largo de unos meses, especialmente si antes no realizaba ejercicio regularmente.

El Theraband es una banda elástica que viene codificada por colores para los diferentes niveles de resistencia. Utilizarlo incrementa la carga, ayudando a tonificar y fortalecer el músculo. Si desea utilizar pesas, comience con una o dos libras y, de nuevo, gradualmente incremente el número de repeticiones y la cantidad de peso a lo largo de varios meses. Siempre monitoree su brazo por si incrementa la inflamación. Si la inflamación persiste durante más de veinticuatro horas después de su entrenamiento deberá disminuir el número de repeticiones o la cantidad de peso que está utilizando.[17] Bonnie Lasinski, una terapeuta de linfedema, escribe: "Lo más importante que debe considerar es si se siente bien después del ejercicio y cómo reacciona su extremidad afectada… También debe considerar su nivel de actividad diaria y modificarla apropiadamente".[18]

Existen varias áreas en que uno debe enfocarse al realizar ejercicios de estiramiento después del cáncer de mama. La primera es el área del hombro. Gwen ha encontrado que muchas mujeres pierden fuerza en la espalda superior y alrededor de las escápulas. En segundo lugar, todos los grupos musculares del brazo pueden beneficiarse de un fortalecimiento para que el brazo no se sobrecargue o se fatigue con las actividades de la vida diaria. Otro beneficio de trabajar los músculos del brazo con resistencia ligera es que esto los bombea, lo cual ayuda con el drenaje de linfa. Los músculos especialmente importantes son los que se ubican a lo largo del camino alterno de drenaje linfático, tal como el deltoides –que se encuentra por encima del hombro– y el tríceps –que se encuentra en la parte posterior del brazo superior–. La tercer área en la que pueden beneficiarse *todas* las personas es en el fortalecimiento de los músculos abdominales. Recuerde evitar contraer los músculos abdominales continuamente durante largos periodos de tiempo, ya que hacerlo impide la respiración abdominal.

Sería abrumante describir todos los ejercicios de fortalecimiento que se pueden incorporar a una rutina. En vez de enumerarlos todos, hemos incluido ejemplos de los tipos de ejercicios que utiliza Gwen con sus pacientes. Debido a que cada programa de ejercicio para el linfedema debe ser personalizado, considere solicitar el asesoramiento de un terapeuta entrenado para evaluar sus necesidades específicas y establecer un programa diseñado para satisfacerlas.

### *Utilizar un Theraband o Ligas de Goma*

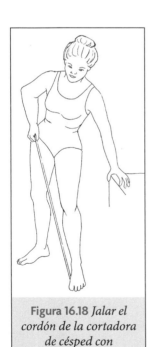

**Figura 16.18** *Jalar el cordón de la cortadora de césped con Theraband*

1. *Jalar el cordón de la cortadora de césped.* Párese sobre un extremo del Theraband y envuelva la otra extremidad alrededor de su mano del lado afectado. Agáchese ligeramente, quizás sosteniéndose de una superficie o mesa. Jale el brazo hacia atrás como si estuviera tratando de encender la cortadora de césped. Muévase pausadamente, en lugar de violentamente. Repita de cinco a siete veces.

2. *Trabajo de pecho.* Sostenga cada extremo de la banda a la altura del pecho y con las manos separadas a la altura de los hombros. Tire hacia los lados, extendiendo los brazos mientras se juntan las escápulas. Asegúrese de no doblar las muñecas; las manos deben seguir el movimiento de los brazos. Repita de cinco a siete veces.

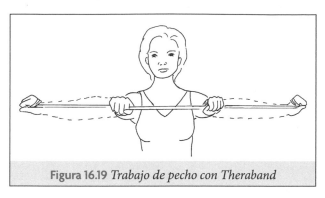

**Figura 16.19** *Trabajo de pecho con Theraband*

## Utilizar Pesas Ligeras

Comience estos ejercicios con pesas de una libra y aumente a un máximo de tres libras.

1. *Brazos a los lados.* Comience parado, con una pequeña pesa en cada mano y con los brazos colgados a los lados; luego levante los brazos hacia arriba y hacia afuera a la altura de los hombros. Mantenga las palmas de las manos viendo hacia adelante durante todo el ejercicio y mantenga los hombros abajo. Mantenga esta posición durante cinco segundos, después baje los brazos lentamente. Repita de cinco a siete veces.

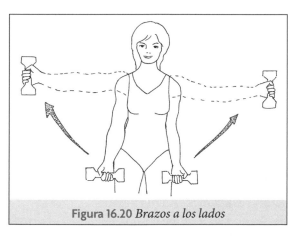

**Figura 16.20** *Brazos a los lados*

2. *Alcanzar el techo.* Acuéstese sobre su espalda con las rodillas dobladas y los pies planos sobre el suelo. Sostenga una pesa con la mano del brazo afectado; extienda el brazo hacia el techo,

directamente por arriba de su hombro. Doble su codo para que la pesa descienda hacia el hombro del mismo brazo y luego levante la pesa hacia el techo de nuevo. Asegúrese de que la parte superior de su brazo se mantenga más o menos vertical en lugar de moverse con el antebrazo; el objetivo de esto es trabajar principalmente el tríceps, lo cual requiere mover solamente el antebrazo durante este ejercicio. Si usted lo desea, puede proporcionar soporte a su brazo superior con el otro brazo, como se muestra. Repita de cinco a siete veces.

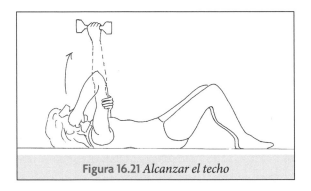

**Figura 16.21** *Alcanzar el techo*

## Ejercicios Aeróbicos

El ejercicio aeróbico le puede servir de varias maneras. El movimiento causado por el ejercicio junto con la respiración profunda que requiere puede provocar una reducción en la inflamación al incrementar el flujo de linfa y mejorar el balance de líquidos en su cuerpo.[16] Además, mientras su sistema cardiovascular trabaja más fuerte para bombear sangre durante el ejercicio aeróbico, se estimulan los vasos linfáticos que corren a un lado de los vasos sanguíneos. Esta acción incrementa el flujo linfático. El sistema linfático es estimulado por la acción de bombeo de los vasos sanguíneos y por la acción de bombeo muscular, así que cualquier cosa que usted realice para mejorar su sistema circulatorio ayudará al sistema linfático.

Antes de adentrarse a un programa de ejercicio aeróbico, aquí le presentamos una lista corta de factores que debe considerar:

﹡ Tenga cuidado de no ejercitarse durante la parte más calurosa del día. Realice ejercicio cuando esté fresco, en la mañana o en la tarde.

* Si está utilizando un aparato al interior de algún edificio, ejercítese en un lugar fresco y con aire acondicionado.

* No escoja una actividad que provoque mucha tensión, que sacuda su cuerpo ni que pueda causar una lesión.

* Si utiliza una prenda de apoyo o vendas, hágalo también durante el ejercicio.

* Igual que con todas sus actividades, monitoree su cuerpo de cerca durante las primeras veinticuatro horas después del ejercicio, buscando cualquier signo de alerta de que se estuviera acumulando líquido.

* Si nota síntomas de inflamación, eleve su brazo, beba agua y modifique el ejercicio para la próxima vez.

Consulte con su terapeuta acerca de cuáles deportes y ejercicios específicos pueden ser los mejores para usted, aunque probablemente tendrá un mayor –y continuo– éxito si escoge actividades que disfruta. Si a usted le disgustan las clases de ejercicio organizadas o meterse al agua, intente caminar o la bicicleta. No a todas las personas les gusta la entrenadora elíptica o la escaladora. La actividad necesita únicamente aumentar su ritmo cardíaco. Recuerde realizar ejercicios de calentamiento antes de comenzar cualquier ejercicio aeróbico y finalizar con ejercicios de enfriamiento después.

Un buen objetivo es ejercitarse de treinta a cuarenta minutos diarios, de seis a siete días por semana. El tiempo puede estar dividido en incrementos separados si a usted le funciona mejor; los minutos acumulados son lo más importante. Puede salir a caminar diez minutos después de la comida, caminar diez minutos después del trabajo y agregar un paseo en bicicleta de diez a quince minutos de duración.

Tómese el pulso en la muñeca o en el cuello, en reposo y de nuevo durante diferentes momentos de su entrenamiento. Las pautas generales incluyen mantener una frecuencia cardíaca entre 60 y 80 por ciento del máximo. Para calcular, reste su edad a 220 (el número resultante es su frecuencia cardíaca máxima); luego multiplique ese número por el 60 por ciento y el 80 por ciento. Su frecuencia debe encontrarse en el rango de esas dos cifras. Si su brazo tiende a inflamarse cuando realiza ejercicio, Gwen sugiere se mantenga en el 60 por ciento o menos.

Los aeróbics acuáticos, caminar en el agua y la natación son especialmente buenos ejercicios debido a que eliminan la presión sobre las articulaciones de carga. La ondulación del agua sobre la piel puede estimular los linfáticos superficiales. La presión hidrostática que proporciona el agua ayuda a minimizar la inflamación al proveer compresión sobre la parte del cuerpo afectada. Por esta razón, la Dra. Judith Casley-Smith recomienda el buceo para pacientes con linfedema.[19] Para aún mejores resultados algunas personas encuentran que es de ayuda utilizar prendas de compresión viejas durante la natación o los ejercicios en la alberca. Finalmente, moverse en el agua ayuda a aflojar el hombro. Verifique con los centros recreacionales o acuáticos en su comunidad para ver qué tipos de programas de ejercicios acuáticos están disponibles.

La caminata es otra actividad buena. Lo único que necesita es un buen par de zapatos y un lugar seguro para caminar. La American Heart Association (Asociación Coronaria Americana) recomienda caminar al menos diez mil pasos cada día.[20] Son aproximadamente de cuatro a cinco millas, dependiendo de la longitud de su paso. Una vez más, como con cualquier programa de ejercicios, es importante comenzar en un nivel más bajo y trabajar gradualmente para lograr sus objetivos. Los podómetros, unos aparatos pequeños que se utilizan en la cintura y miden la distancia que camina, se han vuelto muy populares. Típicamente cuestan menos de treinta dólares. Lo bueno del podómetro es que se lo puede colocar en la mañana para que registre *todas* sus actividades –caminar en el supermercado, alrededor de la casa, desde el coche, etcétera–. Algunas personas se sorprenden de que la distancia que caminan en un día rebasa una caminata estructurada de treinta o cuarenta minutos.

Además de ser una parte importante del plan de tratamiento para el linfedema, el ejercicio aeróbico también es una manera real de ayudar a perder peso y no volver a subir. Como hemos discutido a lo largo de este libro, la obesidad es un factor que contribuye a un riesgo aumentado de cáncer de mama y linfedema. El ejercicio regular es una parte crítica de un programa efectivo para perder peso y mantenerse en esas condiciones.

Aunque muchos de los ejercicios aeróbicos no requieren de más equipo que un buen par de zapatos deportivos, existe un aparato que promueve tanto el ejercicio aeróbico como la movilidad del tronco superior. Se llama UBE, o ejercitador de las extremidades superiores, y es algo parecido a una bicicleta estacionaria para los brazos. Las instalaciones de fisioterapia de Gwen tienen un brazo UBE, igual que algunos clubes y gimnasios. Con vendas en sus brazos, los pacientes de Gwen inician con uno o dos minutos en la máquina, con resistencia de cero. Si su gimnasio tiene un UBE puede hacer lo mismo. Caliéntese con él; utilice sus vendas. Recuerde, es más fácil no errar con menos peso.

Finalmente, tenga precaución al trabajar con entrenadores en los clubes. Pueden no estar familiarizados con el linfedema y pueden excederse de los límites.

## Otros Ejercicios

Además de los que ya hemos discutido, una amplia variedad de ejercicios pueden ayudar a los pacientes con linfedema. El libro *Essential Exercises for Breast Cancer Survivors* (Ejercicios para sobrevivientes de cáncer de seno), escrito por Amy Halverstadt y Andrea Leonard, resume los ejercicios que se pueden realizar inmediatamente después de cirugía, al igual que brinda una guía para desarrollar un programa de ejercicios a largo plazo. Esta sección describe algunos ejercicios más que pueden ser adecuados y agradables para usted. Para detalles acerca de las publicaciones de los libros que se mencionan en esta sección vea "Lectura Recomendada", localizada en la parte posterior del libro.

### *Rollo Ethafoam*

Gwen ha encontrado útil utilizar el rollo Ethafoam, un cilindro firme de tipo poliestireno que mide de cuatro a seis pulgadas de diámetro. Usted puede acostarse sobre su espalda con el rollo bajo su columna y realizar respiraciones, ejercicios de balance, movimientos de brazo y movimientos opuestos de brazo y pierna (ver Figura 16.22 en la página siguiente). Puede moverse de lado a lado. Este tipo de ejercicios han demostrado ser efectivos en situaciones ortopédicas. También pueden ayudar a movilizar la columna y los músculos a un lado de la columna. Teóricamente, esto puede influenciar los vasos linfáticos colaterales, los cuales llevan líquido a través de las anastomosis hacia el cuadrante sano. También ayuda a movilizar las costillas, asiste en mejorar patrones de respiración y promueve una mejor postura.

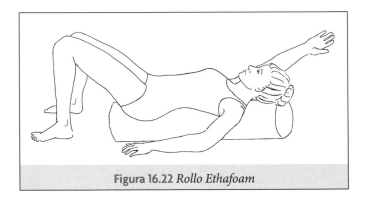

**Figura 16.22** *Rollo Ethafoam*

Algunos terapeutas recomiendan usar un "espagueti", un rollo de poliestireno de seis pies de largo que se utiliza en la alberca como medio de flotación. Mide solo tres pulgadas de diámetro aproximadamente y está compuesto por material más suave, pero se puede utilizar en lugar del rollo Ethafoam si es que no lo encuentra. Otra alternativa es enrollar una toalla muy firme, para que mida de tres a cuatro pulgadas de diámetro, y luego envolverla con cinta.

Gwen relata una experiencia que tuvo con uno de sus primeros pacientes de linfedema. Ella llegó una semana antes de que Gwen acudiera a su primer curso de entrenamiento para linfedema. Gwen no conocía el masaje linfático ni otras técnicas de tratamiento, pero sí sabía de las disfunciones de cuello y espalda y estaba familiarizada con los espasmos musculares. Gwen se sumergió en un tratamiento para las disfunciones musculoesqueléticas de su paciente y la colocó sobre un rollo Ethafoam. Después de trabajar con el rollo durante varios minutos, enseñarle al paciente un poco de respiración diafragmática y darle unos consejos posturales, las dos mujeres vieron el brazo de la paciente y se asombraron al ver que había disminuido visiblemente de tamaño. Lo que Gwen sabe ahora es que habían vaciado su tronco para crear espacio para que se drenara el líquido. Los músculos tensos a lo largo de la columna de la paciente, su espalda superior rígida y encorvada, y sus patrones de respiración deficientes estaban contribuyendo al bloqueo de flujo linfático, y trabajar con estos problemas inmediatamente le ayudaron. Desde entonces Gwen ha estado utilizando el rollo con sus pacientes de linfedema.

## Pelota Terapéutica o de Gimnasia

Otro aparato para el ejercicio es la pelota terapéutica o de gimnasia, una pelota grande y resistente que viene en diferentes tamaños. Es una herramienta divertida y versátil que puede utilizarse para una variedad de ejercicios. Puede sentarse sobre ella (ver Figura 16.23), acostarse boca arriba y estirarse sobre ella, o acostarse boca abajo sobre su estómago. La puede utilizar para varios programas de estiramiento, fortalecimiento y estabilización. Es especialmente buena para desarrollar fuerza en el abdomen y en la espalda. Puede utilizar la pelota y el rollo Ethafoam en su casa de manera regular y los puede comprar a través de una empresa de suministros médicos o por medio del departamento de fisioterapia de su proveedor de asistencia médica. Debido a que las pelotas de terapia actualmente son populares en los programas de ejercicios de tipo Pilates, muchas tiendas de equipo deportivo también las venden. Las pelotas grandes disponibles en las tiendas de juguetes normalmente no son lo suficientemente resistentes para estos ejercicios y no deben utilizarse. Como siempre, pídale ayuda a su terapeuta para encontrar los ejercicios más apropiados –y más seguros– para su situación.

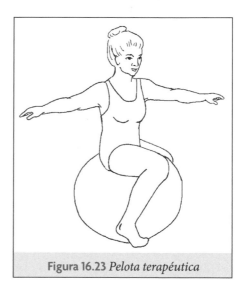

**Figura 16.23** *Pelota terapéutica*

## Tai Chi, Yoga y Otras Actividades Divertidas

Muchos pacientes de linfedema han encontrado provechosa la práctica de tai chi o qigong (pronunciado "chi-gong"). Son ejercicios tradicionales de China, ambos incorporan movimientos lentos y pausados que se centran en la respiración y la alineación. En el Capítulo 22, la historia de Feather ilustra cómo el qigong le ha ayudado.

El yoga también puede ser una ayuda maravillosa, con su enfoque en la respiración (llamada *pranayama*), postura, sintonía con el cuerpo y el movimiento. Existen muchos tipos de yoga. Si a usted le interesa el yoga, experimente con diferentes clases para encontrar un maestro y un estilo que "encaje" con usted. Le sugerimos tratar de encontrar a un maestro que tenga experiencia trabajando con personas que han tenido problemas de salud. Un buen maestro de yoga le dará un programa específico de posturas y respiración personalizado para sus necesidades. Como con todos los ejercicios, la postura final no es lo más importante; lo es el proceso de poner atención a lo que está sucediendo con su cuerpo y encontrar sus propios límites. La intención nunca es causar dolor. Mientras que puede ser mejor aprender yoga de un maestro en vez de ver un video, existen algunos buenos libros de yoga, incluyendo *Yoga for Women* (Yoga para mujeres), escrito por Paddy O'Brien; *The Healing Path of Yoga* (Sanación por la vía de la yoga), por Nischala Joy Devi; *Restorative Yoga* (Yoga restaurativa), por Judith Lassiter, PT, y *The Healing Power of Movement* (El poder de curación del movimiento), por Lisa Hoffman.

Otro tipo de yoga, el "Yoga de la Risa", combina la respiración profunda del yoga, estiramientos suaves y risa planeada que rápidamente se convierte en la verdadera cuando se practica en grupo. Un médico que cree que la risa es la mejor medicina, el Dr. Madan Kataria, fundador de esta disciplina, viaja por todo el mundo difundiendo su mensaje apasionado de que "uno debe reír o caerá enfermo". Existen clubes de Yoga de la Risa en todo el mundo.

NIA (siglas en inglés de *neuromuscular integrative action*) es otro programa de ejercicio que está creciendo en popularidad. La NIA se promueve como una "modalidad innovadora, aeróbica, de recuperación mente-cuerpo que incorpora una mezcla diversa de movimientos incluyendo el tai chi, aikido, danza, yoga, Feldenkrais y técnica Alexander". Las clases de NIA se encuentran disponibles en algunos clubes atléticos, centros comunitarios y otros centros de recuperación. Muchas clases están diseñadas específicamente para dar cabida a las mujeres antes, durante y después del cáncer de mama.

La danza puede ser un ejercicio maravilloso. La danza del vientre, baile de tap, ballet –cualquier cosa que lo ponga en movimiento y lo mantenga moviéndose– es una elección excelente. Saskia Thiadens, RN, presidenta de la National Lymphedema Network (Red Nacional de Linfedema), recomienda un video por Sherry Lebed-Davis llamado *Focus on Healing Through Movement and Dance for the Breast Cancer Survivor* (Enfoque en la curación a través de la danza y el movimiento para sobrevivientes de cáncer de seno). Lebed-Davis también escribió un libro acerca de danza y terapia de movimiento, *Thriving after Breast Cancer* (Salir adelante tras el cáncer de seno). Una nota precautoria acerca del baile: Gwen recuerda a una paciente que desarrolló un poco de inflamación en su brazo después de una tarde de bailar. Aventar a su compañero y hacer coreografías fue un poco más vigoroso que lo que podía tolerar su brazo. Igual que siempre, observe la reacción de su cuerpo a una actividad y modifíquela adecuadamente. No se exceda. Comience lentamente y progrese gradualmente. Siga las pautas generales del ejercicio que mencionamos previamente en el capítulo. Le recomendamos utilizar vendas o su prenda de compresión durante cualquier actividad. El esfuerzo excesivo, aunque realice actividades suaves como el qigong, tai chi o yoga, puede causar un incremento de líquido, lo cual debe evitarse. No suspenda su qigong, no suspenda su baile, no suspenda las actividades que lo mantienen en movimiento. Deje que su brazo le indique sus límites. Ponga atención. Si es necesario, vaya más lento, utilice una manga de compresión, suspenda un día o dos, pero siga intentando y siga moviéndose.

En los últimos años las regatas en lancha se han vuelto populares. Existen varios equipos compuestos por sobrevivientes de cáncer de mama que compiten en todo el mundo. Las lanchas son barcos largos y angostos que se decoran normalmente con la cabeza de un dragón y caben varios pasajeros que reman para mover el bote. Un artículo del año 2000 en el *Journal of Surgical Oncology* (Revista de oncología quirúrgica) desafió la idea de que el ejercicio vigoroso para la parte superior del cuerpo está contraindicado para las mujeres tras una disección ganglionar axilar porque contribuye al linfedema. Los investigadores encontraron que durante el entrenamiento para un campeonato mundial de carrera de lanchas, únicamente dos mujeres

en el estudio –ambas de las cuales tenían un linfedema preexistente–
desarrollaron un incremento pequeño en su inflamación; ninguna de
las otras mujeres desarrollaron inflamación. Ellos concluyeron que el
ejercicio extenuante de la parte superior del cuerpo puede no causar
linfedema o empeorar un linfedema preexistente.[21] (Es importante
notar que estas mujeres tuvieron un programa de entrenamiento muy
estructurado que incluía estiramientos, fortalecimiento y ejercicios
aeróbicos). El estudio valida la importancia de que un programa de
ejercicio progresivo puede ayudar a evitar la inflamación y refuerza
la recomendación de que todos deben prepararse con estiramientos y fortalecimiento sin importar la actividad que escojan. Gwen ha
trabajado con muchas mujeres que participan en carreras de lancha
para ayudarles a diseñar un programa de ejercicio específico para sus
necesidades individuales. Ha encontrado que estas mujeres obtienen
una gran satisfacción personal al participar en esta actividad, así como
logran alcanzar niveles más elevados de condición física, en comparación con los que tenían antes del cáncer.

Ahora usted tiene una idea de lo que puede hacer para cuidar su linfedema. Déjese de aplazamientos. Ya no más promesas sin cumplir.
Comience hoy. Encuentre un amigo con quién hacer ejercicio, escojan
una actividad que ambos disfruten, comience lentamente y gradualmente incremente su nivel de actividad. Prepárese para ser exitoso.
Después de seis meses notará verdaderos beneficios.

En el próximo capítulo Anita describe los resultados de su programa de tratamiento. Ella sigue un régimen de sentido común que
incorpora algunas de sus propias ideas. Usted tal vez querrá considerar esto al diseñar el suyo.

# 17

# la HISTORIA de ANITA: un ENFOQUE COMPROMETIDO PRODUCE RESULTADOS

A Anita le diagnosticaron cáncer de mama hace aproximadamente siete años. Antes de eso ella había sido enfermera de oncología durante muchos años. Su manera de ser era cálida; uno sentía que sería reconfortante tenerla como enfermera. En nuestro primer encuentro ella me dijo: "Aprendí que el punto de vista del cáncer desde la perspectiva del paciente es muy diferente al de una enfermera. Durante dieciséis años administré los mismos medicamentos que sabía que estaría tomando para mi propio cáncer. Resultó sorprendente estar del otro lado. Es tan predecible cuando uno se encuentra del lado médico. Uno hace la cirugía, luego la quimioterapia y, si el cáncer regresa, quizás más tratamiento, luego hospicio y…" Su voz perdió fuerza. "Pronto me di cuenta de que ése no era el ciclo que yo quería en mi caso. Admito que fue una época muy difícil para mí".

Ella continuó: "Como enfermera, sabía lo que funcionaba y lo que no. Sabía los riesgos, incluyendo el riesgo de linfedema. Pero, de alguna manera, saber no es de mucha ayuda. Hasta que uno pasa por eso no se da cuenta de cómo será para *uno mismo*".

Su brazo y mano estaban cubiertos con una manga de compresión. El brazo con linfedema era delgado y aparentaba ser del mismo tamaño y forma que el otro. Después del diagnóstico de cáncer ella fue sometida a una mastectomía y cuatro sesiones de quimioterapia, pero no tuvo tratamientos de radiación. "Durante el tratamiento", dijo, "Tuve dos metas: deshacerme del cáncer y cuidarme del linfedema". Aunque los doctores en ese momento empezaban a estar más informados acerca del linfedema, cuando Anita habló con su cirujano acerca de esta condición él le dijo que si la inflamación no aparecía inmediatamente después de la cirugía "entonces no se consideraba realmente como linfedema". Ella tuvo inflamación en el pecho después de la cirugía debido a sangrado, pero a medida que se curó la inflamación desapareció.

"Me puse a trabajar en un plan para restaurar mi salud", dijo ella. "Quería recuperar la movilidad de mi brazo y quería acelerar la recuperación, así que comencé un programa de ejercicios suaves". Ella siempre había sido bastante activa, aun así se apuntó para unas clases de aerobics para principiantes mientras seguía en quimioterapia. Dijo que podía aguantar la clase la mitad del tiempo, cuando no estaba demasiado enferma o frágil por la quimio. Durante toda la quimio no tuvo cambios en el brazo involucrado, pero sabía lo suficiente como para no dejar que le insertaran agujas intravenosas de ese lado. Fue mientras estaba de vacaciones, nueve meses después del tratamiento, que Anita presentó inflamación súbita en el brazo. Ella y su esposo tomaron un vuelo de cuatro horas a Chicago para visitar a unos parientes y no sabía las precauciones que debía tomar para volar. El día después de que llegaron se le inflamaron el antebrazo y la mano.

"Realmente me preocupé, y no sabía si hablarle a mi doctor, irme a casa, quedarme, o qué hacer. Pensé que si regresaba a casa y continuaba con mis ejercicios y la natación, podría ayudar. Fue realmente aterrador. Decidí esperarme el resto de la semana de vacaciones e intentar un par de cosas. El músculo de mi antebrazo estaba adolorido, así que le puse calor. Ahora sé que no fue lo correcto. Intenté elevar mi brazo sobre una almohada. La inflamación no cedió, pero al menos no estaba empeorando. Cuando regrese a casa a mi rutina normal, la mayoría de la inflamación había desaparecido, pero todavía había una sensación de abundancia en mi brazo superior", me explicó.

Anita mencionó que su deseo de limitar los problemas antes de que se volvieran peores la motivó a seguir un plan de tratamiento, a pesar de que fue un reto. "Al principio no me di cuenta de que necesitaría envolver mi brazo de día y de noche. Luché con mi apariencia, el vendaje me hacía parecer como si hubiera estado en un accidente serio. Inmediatamente llamaba la atención. Finalmente aprendí a decirle a la gente que las vendas eran de protección". Se rió. "Es chistoso, pero jamás me preguntaron qué *tipo* de protección. No se qué hubiera dicho si es que me hubieran preguntado".

Vendarse presentaba un verdadero dilema al momento de ponerse la ropa. Ella dijo: "Las vendas eran tan voluminosas que ponerme una camisa de manga larga por encima de ellas era imposible. Estaba preocupada por tener que ponerme vendas el resto de mi vida". Comenzó a ponerse una manga de compresión durante el día, aunque seguía vendándose la mayoría de las noches. Antes de recibir la manga, me dijo: "Las vendas comenzaban a causarme comezón y me apretaban después de tres o cuatro horas, y yo buscaba cosas con que distraerme. La principal distracción era comer. Luego comencé a aumentar de peso y decidí que iba a tener un verdadero problema si no empezaba a cuidarme". Ella encontró que la manga de compresión le permitía mucho más libertad de movimiento y se ajustaba mejor debajo de la ropa. Incluso a veces olvidaba que la traía puesta. Se medía el brazo con frecuencia para determinar lo que le causaba inflamación. "Estoy aprendiendo lo que puedo y no puedo hacer", dijo ella.

Además de vendarse y usar la manga, Anita tuvo cuidado de utilizar lociones que ayudaban a mantener la salud de su piel y fue fiel a un régimen de ejercicio. Comenzó a ejercitarse después de solo unas cuantas semanas de la cirugía, cuando su esposo colocó una canasta de baloncesto y comenzaron a tirar canastas juntos. "Parecía algo lógico para el ejercicio de mi brazo", dijo ella, "aunque lo tengo que admitir, el invierno vino a frenarlo". acudió a unas clases de danza aeróbica de bajo impacto y yoga varias veces a la semana. Ella externó: "He estado incorporando ejercicios de linfedema a las rutinas de yoga. Me tardé casi un año en no quedar adolorida después de las sesiones de yoga, porque tengo un poco de artritis".

Anita admite que su régimen completo tomó mucho esfuerzo: "Cuando me di cuenta de todo el tiempo que iba a requerir –hora y media todos los días en el masaje, el ejercicio y el vendaje– al principio intenté hacerlo sin cambiar mi rutina diaria. A veces me desanimo cuando considero que tendré que hacer alguna versión de esto durante el resto de mi vida. Es una cosa más después de haber tenido cáncer,

Pero uno no se puede permitir caer en una actitud contraproducente. Evitar que se inflame mi brazo todavía es importante para mí. Hoy tengo las herramientas para lidiar con el linfedema. Antes no las tenía".

En una conversación que tuvimos posteriormente, después de cinco años de nuestro primer encuentro, Anita me dijo que ya no le molestaba su linfedema. "Mi linfedema es mínimo ahora", dijo. "Todavía cuido mi salud. Voy regularmente a yoga y creo que he mejorado la fuerza en mis músculos. Me ha ayudado". Ella agregó que ya no se venda ni utiliza la manga a menos que vaya a realizar jardinería o un viaje en avión. Si no lo hace, se inflama un poco. Finalmente contó: "Hace poco estaba parada en la fila del aeropuerto y vi a otra mujer utilizando una manga. Hablé con ella, le mostré mi manga y nos compadecimos un momento antes de continuar". De igual manera, Anita ha continuado con su vida.

# 18

# BUSCAR TRATAMIENTO

Cuando usted o su doctor decida que es hora de tratar su linfedema, se topará con muchos aspectos relacionados no solo con la búsqueda de tratamiento sino también respecto a cómo cubrir el costo. En este capítulo le ofrecemos algunas sugerencias acerca de cómo obtener tratamiento y asegurarse de que su seguro de gastos médicos lo cubra. También discutiremos acerca de temas legislativos que comprenden la cobertura de tratamientos por las compañías de seguros.

La buena noticia es que en los últimos años en los Estados Unidos se ha visto un incremento en el número de terapeutas que están entrenados para dar tratamiento a pacientes con linfedema. Lo más probable es que su médico oncólogo o radiólogo oncólogo trabajen con uno o más terapeutas calificados. Preguntarle a su doctor es una buena manera de comenzar a buscar a un terapeuta de linfedema. Además, todos los programas de entrenamiento para el tratamiento de linfedema que se encuentran en la sección "Recursos", en la parte posterior del libro, tienen listas de terapeutas organizadas por estado o región en los sitios de internet. También puede contactar a los programas por teléfono, O puede contactar a su hospital local y hacer preguntas similares a las que enlistamos a continuación.

## Qué Preguntar al Considerar un Programa de Tratamiento

Aquí le presentamos una lista de preguntas que puede usar como guía cuando esté decidiendo acerca de su tratamiento. Están basadas en las sugerencias de la National Lymphedema Network (Red Nacional de

Linfedema).[1] Asegúrese también de conseguir las respuestas a sus propias preguntas. No se sienta apenado de preguntarle a potenciales terapeutas acerca del programa de tratamiento que ellos siguen y acerca de su formación y entrenamiento.

## *El Programa*

* ¿Qué tipos de programas ofrece usted? ¿Incluyen drenaje manual linfático o algo comparable? ¿Incluyen tratamiento de liberación miofascial?

* ¿Utilizaría compresión continua durante o después de mi tratamiento? De ser así, ¿de qué tipo (vendas, prendas, etc).?

* ¿Cuánto dura su programa? Si necesito un tratamiento más largo, ¿usted lo proporciona?

* ¿Necesito autorización de mi doctor para comenzar el tratamiento?

* ¿Cuánto entrenamiento tienen sus terapeutas? (En los Estados Unidos y en Europa el entrenamiento mínimo para certificación es de 135 a 150 horas). ¿Los terapeutas recomendados están certificados, ya sea por programas de entrenamiento individuales o con Lymphology Association of North America (LANA; Asociación de Linfología de Norteamérica)?

* ¿Qué resultados puedo esperar?

* ¿Puedo contactarme y conseguir una recomendación de alguien que ha pasado por su programa?

## *Productos*

* ¿Usted vende las vendas y prendas de compresión, o tiene alguna recomendación acerca de dónde las puedo comprar?

* ¿Está usted calificado para medirme para las prendas de compresión, o el proveedor que recomienda está calificado para tomar las medidas?

## *Cuidados después del Tratamiento*

* ¿Usted me entrenará para manejar mi linfedema después del tratamiento? ¿Me educará en áreas como el automasaje, cuidados de

la piel, programas de ejercicio, dieta y terapias holísticas complementarias?

* ¿Tiene algún grupo de apoyo para el linfedema o conoce alguno en la zona?

* ¿Usted proporciona asistencia en caso de emergencia? ¿trabaja en días festivos, fines de semana, tardes?

### *Costos*

* ¿Cuál es el costo del programa?

* ¿Cuándo debo pagar el tratamiento?

* ¿Puede usted cobrarle a mi compañía de seguros? De ser así, ¿necesito una autorización previa para comenzar el tratamiento?

* ¿Hay algún costo por revisiones después del tratamiento?

## Compañías de Seguros

Los últimos cuatro o cinco años han brindado algunos progresos en cuanto a cobertura de seguros para el tratamiento de linfedema. No obstante, no todas las compañías proporcionan cobertura para esta condición y cuando lo hacen existen deficiencias. Vale la pena investigar la cobertura de los seguros, porque una sola sesión de tratamiento de linfedema a través de un terapeuta certificado costará más de doscientos dólares.

Algunas compañías de seguros privadas todavía no cubren el linfedema en lo absoluto. La única manera de saber si usted está cubierto es averiguarlo con su aseguradora. La mayoría de las pólizas lo cubren en partes –algunas cubren la terapia, algunas cubren el costo de los suministros, otras cubren las prendas y las vendas–, pero no muchas cubren todo.

Sin importar qué tipo de cobertura tiene, asegúrese de averiguar si es necesario que el tratamiento esté autorizado previamente por su compañía de seguros *antes* de comenzar. Algunas compañías de seguros y organizaciones de cobertura de salud solo pagan por los cuidados proporcionados por un terapeuta que se encuentre en su red de proveedores afiliados (o esté directamente empleado por un proveedor afiliado). Si su seguro no tiene listas de terapeutas entrenados o certificados que estén aprobados para la terapia descongestiva linfática, pida una referencia para uno fuera del sistema. Todas las compañías de seguro tienen algún tipo de mecanismo para cubrir servicios externos.

Si su proveedor le dice que su plan no cubre el linfedema, trabaje con su médico o su fisioterapeuta para apelar la decisión. Su médico puede estar dispuesto a escribir una carta a la compañía de seguros para detallar la necesidad médica del tratamiento de linfedema. Aún después de que su compañía de seguros rechace la apelación puede todavía intentarlo de nuevo. Si decide hacerlo, prepárese para proporcionarle a la compañía la documentación acerca de la efectividad del tratamiento y las consecuencias de dejar su linfedema sin tratamiento. Haga copias del boletín informativo de la National Lymphedema Network (Red Nacional de Linfedema). Acuda a la biblioteca y busque revistas que apoyen su postura. Enséñeles este libro.

Involucre a su médico. Ella o él puede tener sugerencias y estrategias que le ayuden a que su compañía de seguros le cubra el tratamiento. Frases tales como "drenaje manual linfático", "movilización linfática", "vendaje" y "ejercicio" normalmente son más aceptadas por las compañías de seguros que la palabra "masaje", el cual es menos probable que cubran.

Involucre a su terapeuta. Algunas veces es difícil distinguir entre el linfedema y otras condiciones. Si el linfedema no es la única condición por la que necesita tratamiento, quizás su terapeuta pueda tratar su linfedema junto con la otra condición que sí puede estar cubierta bajo su póliza.

Señale las costosas consecuencias que pueden caer sobre la compañía de seguros debido a posibles complicaciones por un linfedema no tratado. Mencione el potencial de infecciones, trastornos de la piel y hasta hospitalización. El tratamiento por una sola infección puede costar lo mismo que un tratamiento de linfedema. Documente su estado de salud en cuanto al linfedema; describa sus limitaciones funcionales, sus discapacidades, sus metas. Escriba una lista del tratamiento que necesita para mejorar su salud.

Asegúrese de documentar todo contacto con su compañía de seguros. Cada vez que hable con ellos, apunte el nombre de la persona con la que habló y la fecha y hora en la que sostuvo la conversación.

Quédese con copias de todas las cartas que envíe y de cualquier información que incluya.

No se olvide de involucrar a los proveedores de productos para linfedema. La mayoría de ellos estarán dispuestos a trabajar con usted para conseguir cobertura. Adam Anschel, un empleado de Lympha-Care, un proveedor de productos utilizados en el tratamiento de linfedema, trabaja con pacientes de linfedema todo el tiempo. Él dice: "En la mayoría de los casos aceptamos lo que dicte la compañía de seguros, resultando en casi ningún costo para nuestros pacientes. Hemos tenido un éxito excelente para que los productos de linfedema estén aprobados y sean reembolsados por Aetna, Blue Cross/Blue Shield, United-Healthcare, Cigna, Oxford, Humana y muchos más".

## Cuestiones Legislativas

Se ha progresado gradualmente hacia la promulgación de leyes que requieren que las compañías de seguros proporcionen cobertura para el tratamiento de linfedema. En abril de 1997 el senador Edward Kennedy (Demócrata de Massachusetts) introdujo la propuesta S-609, la cual fue aprobada por el Senado y referida a la Cámara de Representantes, donde fue presentada dos veces y se canalizó a la Comisión de Trabajo y Recursos Humanos. No ha habido más avances con ella desde entonces. Si llegara a pasar, la propuesta requeriría que los grupos y los planes individuales de seguros de gastos médicos tuvieran cobertura para la cirugía reconstructiva de mama, si es que cubren las mastectomías. También se les ordenaría cubrir el costo de complicaciones debido a la mastectomía, incluyendo linfedema.

En 1998, el presidente Clinton firmó la Ley Pública 105-277, la Women's Health and Cancer Rights Act (Ley de la Salud de la Mujer y Derechos por Cáncer). Esta ley requiere que, dependiendo de las pólizas individuales, los pagos requeridos al asegurado, deducibles, etc., se debe proporcionar cobertura de mastectomías y servicios relacionados, incluyendo todas las etapas de cirugía reconstructiva, cirugía y reconstrucción para producir una apariencia simétrica, prótesis y el tratamiento de complicaciones físicas, *incluyendo el linfedema.*

Otra acción alentadora ha ocurrido en el área de cobertura de Medicare. En diciembre del 2003 el límite por terapia física y ocupacional se levantó, pero *únicamente hasta el 31 de diciembre, 2005.* A menos de que la legislación pendiente llamada Medicare Access to Rehabilitation Services Act of 2005 (Ley Medicare para el acceso a servicios de rehabilitación de 2005; S-438/HR-916) pase, la cual mantendría que no existen límites en la terapia de rehabilitación, los límites se volverán a colocar en el 2006. El Medicare Access to Rehabilitation Services Act se introdujo al Senado en Marzo del 2003 por John Ensign (Republicano de Nevada) y dice, en parte: "Modificar el título XVIII de la Ley del Seguro Social para rechazar los límites que existen en la terapia de rehabilitación por Medicare para pacientes externos". La propuesta fue apoyada por más de cincuenta Senadores, pero antes de esta publicación no había pasado todavía.

Otra póliza importante de Medicare que tiene un impacto sobre pacientes de linfedema entró en efecto en mayo del 2005. El documento indica que únicamente fisioterapeutas con licencia, asistentes de fisioterapia, terapeutas ocupacionales, asistentes de terapia ocupacional y –en algunas instancias especiales– las enfermeras pueden ser reembolsados por tratamientos de linfedema utilizando los códigos de rehabilitación TDC (terapia descongestiva completa). Esto esencialmente previene que un número de personas con experiencia en tratamiento de linfedema, tales como terapeutas de masaje y enfermeras, obtengan reembolso de Medicare y puedan limitar la capacidad de un paciente de linfedema para conseguir tratamiento efectivo.

La National Lymphedema Network (NLN; Red Nacional de Linfedema) promueve que los pacientes de linfedema y otros individuos interesados contacten a sus Representantes del Congreso y les pidan votar para pasar la propuesta S-438/HR-916 y pedirles que modifiquen la ley de mayo del 2005, la cual limita el reembolso de tratamiento para linfedema. El sitio de internet de la NLN (www.lymphnet.org /caps.html) proporciona cartas de muestra al igual que información acerca de cómo comunicarse con su Representante del Congreso.

Hasta que se reconozca la seriedad del linfedema y se acepte la necesidad de un tratamiento actualizado por parte de la comunidad médica y los proveedores de seguro médico, usted necesitará actuar como su propio abogado. Escríbale a sus Representantes del Congreso. Informe a su médico. Informe a su proveedor de seguros. Forme o únase a un grupo de apoyo con otros que también estén lidiando con esta condición. ¿Quién sabe?, Quizás sus esfuerzos serán justo lo que se necesita para forzar a que el sistema tome acción y los pacientes reciban el apoyo que necesitan. A continuación, en la Tercera Parte del libro, "Más Allá de los Tratamientos Convencionales", echamos un vistazo al aspecto emocional de vivir con linfedema, el poder de la mente y el espíritu para ayudar a sanar el cuerpo y a abordajes complementarios al tratamiento.

*tercera parte*

MÁS ALLÁ *de los* TRATAMIENTOS CONVENCIONALES

# 19

# *el* LINFEDEMA *y las* EMOCIONES

La incomodidad emocional ocasionada por el linfedema puede ser tan intensa como la incomodidad física, incluso es peor para algunos pacientes. La perspectiva de vivir con linfedema puede ser aterradora, triste y más que un poco desesperante. El médico oncólogo Stephen Chandler dice que la mayoría de sus pacientes que se ven afectados por esta condición se alteran bastante. "Miedo, la pesantez del brazo, el sentimiento de que no se puede hacer nada. Todo esto causa una gran preocupación. A muchas mujeres les causa pánico, simplemente se obligan a vivir con él o se esconden hasta que alguien les dice cómo conseguir ayuda. Algunas de mis pacientes mayores han tenido linfedema durante años y no saben que ahora ya existe ayuda para ellas", refiere.

Aún con una mayor conciencia y entendimiento del linfedema, la comunidad médica todavía tiende a aminorar o a ignorar el componente emocional. Sin embargo, durante décadas los psicólogos y terapeutas han estado consolando a los pacientes que sufren de esta condición. Tres terapeutas, Ruth Bach, MEd, LPC; Izetta Smith, MA; y Vicki Romm, LCSW, generosamente han compartido sus experiencias y conocimientos en este capítulo.

## Las Perspectivas de los Terapeutas

Ruth Bach, quien ha sido terapeuta durante más de veinte años, es directora del centro de apoyo para el cáncer en un gran centro médico.

Ella nos es de mucha referencia debido a toda su experiencia no sólamente como terapeuta sino también, se verá en el próximo capítulo,
como paciente. "Tener linfedema puede ser muy deprimente", dice,
"Durante muchos años, a las mujeres se les decía que simplemente
tenían que vivir con su linfedema. A menudo se deprimían y no en-
contraban ayuda para su depresión". Un estudio que se llevó a cabo en
Londres al principio de la década de 1990 confirma la declaración de
Ruth.[1] De cien mujeres que participaron en el estudio –todas ellas pacientes de cáncer de mama– la mitad presentó inflamación en el brazo
y la otra mitad no. Las mujeres con inflamación la tuvieron durante
aproximadamente cincuenta meses. Todas las pacientes se evaluaron
en cuanto a su habilidad o discapacidad física y psiquiátrica. El estudio reportó: "Las pacientes con inflamación de brazo […] presentaron
discapacidad funcional, desajuste psicosocial y morbosidad psicoló-
gica aumentada". También presentaron dificultades en el ambiente del
hogar y en relaciones familiares. Parece que las mujeres que no presentaron inflamación de brazo pudieron asimilar mejor toda la experiencia del cáncer de mama y superarla para continuar con sus vidas.

Ruth dice que aunque los profesionales de la salud todavía tienen
que educar a las personas acerca del linfedema, ella ha notado más
apertura al respecto. "Ahora es más aceptado hablar de eso que antes.
Es reconfortante para los pacientes reconocer la importancia de la calidad de vida. En el pasado era muy difícil conseguir que los doctores
aconsejaran a las mujeres acudir al psicólogo, Y cuando las mujeres lo
hacían sentían mucho alivio. Una parte muy importante de nuestro
trabajo como consejeros es permitir que las mujeres se den cuenta de
que es normal sentirse como se sienten. Una mujer se siente valorada
cuando un consejero reconoce que es importante ponerle atención a
lo que está sintiendo".

La familia y los amigos no parecen comprender el impacto emocional del linfedema. Para los seres queridos de los sobrevivientes del
cáncer, según Ruth, "El linfedema parece estar demasiado lejano de
lo que es importante. El diagnóstico de cáncer es tan importante que
nada más importa. Las personas cercanas a los pacientes con cáncer
parecen transmitir el mensaje de 'Estás bien sin tus pechos, estás bien
con todos los cambios que han sucedido. Solo estamos contentos de
que sigas con nosotros". Los terapeutas, dice ella "pueden proporcio-

narle a las mujeres el conocimiento de que no están solas ni son raras; de que ellas o sus cuerpos no han hecho algo malo para causar el cáncer o el linfedema. Les enseñamos que existen soluciones, aunque tengan que buscar para encontrarlas. Luego, cuando muchas mujeres ven el resultado de la fisioterapia, se emocionan. Muchas continúan con el programa, vendándose y realizando los ejercicios".

Aún así, sin importar el éxito del tratamiento, sin importar qué tanta tranquilidad lleguen a tener las mujeres acerca de su condición, las dudas pueden seguir. Ruth dice: "Cuando las mujeres se dan cuenta de que esto sigue y tendrán que lidiar con él durante el resto de sus vidas, es probable que tengan remordimientos. Está bien que no les guste que esto les haya pasado, pero existe esperanza de que al menos pueden tener algún control sobre él y pueden llegar a sentirse normales nuevamente. La terapia puede tener un impacto fuerte sobre aprender a lidiar con todo por lo que tenemos que pasar".

Izetta Smith, quien ha dado terapia a mujeres con cáncer de mama y linfedema durante casi diez años, enfatiza los efectos del cáncer y su tratamiento sobre las emociones femeninas: "Cuando las mujeres tienen cáncer de mama, una variedad de cosas afecta sus actividades de la vida diaria. Existen esas mujeres que tienen la suerte de no presentar muchos cambios físicos, Pero otras presentan cambios serios inmediatamente. Algunas mujeres presentan menopausia o perimenopausia casi instantáneamente –con líbidos disminuidos, bochornos y cambios de humor– debido a los cambios de estrógeno [en sus cuerpos]. También presentan cambios en su cuerpo después de la cirugía. Existe la necesidad de lidiar con la pérdida de cabello después de la quimioterapia. Normalmente, cuando vemos a una mujer que ha pasado por todo esto, es de lo único de lo que ella puede hablar, lo único en lo que puede pensar".

Izetta dice que la mayoría de las mujeres superan sus problemas y logran seguir con sus vidas, "pero, si a una mujer le da linfedema un año o dos después del cáncer es otra carga con la que tiene que lidiar. Con algunas mujeres es casi como si este nuevo problema estimulara de nuevo los sentimientos del diagnóstico original de cáncer, reciclando el dolor que acompañó al cáncer. Puede ser una verdadera decepción. Existen tantos sentimientos de pérdida con el cáncer, pérdidas grandes igual que pequeñas, algunas que no surgen hasta varios años después. El cáncer puede verdaderamente traer consigo una pérdida de inocencia. El linfedema puede aparentar ser otro portal hacia lo que uno ha perdido", afirma. En grupos que ella forma para los sobrevivientes de cáncer, las mujeres a menudo dicen que sienten que el linfedema es una deformidad. Ella dice: "Se encuentran con que no pueden abotonarse las mangas, tienen que dejar de utilizar joyas y tienen que usar ropa diferente. Para algunas existe una incomodidad física también. Aunque una mujer no tenga problemas con su imagen corporal, aunque la inflamación no le afecte, quizás tenga que lidiar con el dolor".

Vicki Romm, quien ha sido terapeuta durante veinte años, está de acuerdo. Ella dice: "En todo el camino las mujeres pasan por las etapas de tratamiento y recuperación y comienzan a pensar que ya terminaron. normalmente llegan a un punto donde aceptan el cáncer de mama. Luego se desencadena el linfedema. Puede tener tanto efecto sobre sus emociones como el diagnóstico inicial de cáncer. Tienen que pasar de nuevo por las emociones que pensaron que habían dejado atrás". Una de esas emociones es el miedo. "No es raro que alguien sienta temor acerca de lo que es el linfedema y lo que puede significar", dice Vicki. "Necesitamos ayudar a que las mujeres 'normalicen' el linfedema; que se den cuenta de que no es exclusivo de ellas".

Izetta Smith agrega: "Pienso que si las mujeres aprendieran que existe la posibilidad de linfedema después de la cirugía, tomarían más precauciones en tratar de prevenirlo. Es triste que no tuvimos recursos [para educar a los pacientes con cáncer acerca del linfedema y su tratamiento] hasta hace poco. Cuando las mujeres acudían a nosotros con linfedema no teníamos donde mandarlas. Ahora sí hay lugares". Al mismo tiempo, dice: "Todavía tenemos los cuidados de siempre con ellas. Tratamos de sacarlas, ayudarlas a llegar a un lugar donde puedan trabajar con los temas emocionales –y créeme, son temas emocionales muy profundos".

Vicki e Izetta están de acuerdo en que su tarea es alentar a que las mujeres hablen acerca de los sentimientos que acompañan el linfedema –explorar no solo los efectos físicos sino los emocionales–. Aún así, están preocupadas por el bienestar emocional de sus pacientes al igual que están conscientes de la necesidad de proveer más información a los pacientes acerca de todos los aspectos del tratamiento, entre más temprano mejor. Avances recientes en el tratamiento y la prevención de linfedema indican que la educación es sumamente importante.[2] Vicki cree que todas las personas que son tratadas contra el cáncer de mama deben ser enviadas a una clínica de linfedema. "Ya que he aprendido más acerca del linfedema", dice, "se me ocurre que las mujeres deben ser enviadas a fisioterapia o a alguna clase para aprender del linfedema aun *antes* de la disección ganglionar".

Izetta dice: "tenemos que alentarlas a exigir ayuda de sus doctores. Deben insistir en ir con alguien entrenado y con experiencia en los tratamientos específicos para el linfedema –no solamente alguien que realice un masaje normal sino alguien que sepa cómo dar masaje linfático–. Una mujer no debe aceptar un "No" por respuesta. Existe tratamiento disponible aun si su médico no lo conoce. Ella necesita insistir en que se le proporcione. La mujer misma es su mejor defensora".

## Ayuda para Lidiar con las Emociones Difíciles

¿Dónde puede encontrar ayuda para sortear la variedad de sentimientos que le surgirán al vivir con linfedema? Un buen lugar para comenzar a investigar es a través de su proveedor de salud. Pídale a su médico la referencia de un buen terapeuta. La mayoría de los pacientes tiene acceso a servicios de consulta a través de su cobertura médica. La cobertura de la consulta puede no ser *específicamente* para linfedema, pero los terapeutas profesionales pueden ayudar a sus clientes a manejar temas relacionados con lo que les está molestando en sus vidas emocionales, ya sea salud física, depresión, cuestiones de la familia o abuso de sustancias.

Otra idea es encontrar un grupo de apoyo para personas con linfedema. Puede correr con la suerte de que su proveedor de salud patrocine a un grupo de pacientes con linfedema, Aunque muchos no lo hacen. Si es el caso, probablemente le pueda indicar dónde encontrar uno. Si no lo es, la National Lymphedema Network (NLN; Red Nacional de Linfedema) mantiene una lista de grupos de apoyo de linfedema, incluyendo sus ubicaciones, teléfonos y fechas de reunión. Llame a la NLN (ver "Recursos") o vea su página web en www.lymph net.org/support. Si no puede localizar a un grupo en su comunidad, considere comenzar uno usted mismo. Le repetimos, la NLN proporciona gran información para organizar un grupo de apoyo; vea www.lymphnet.org/setupsupport.

Si usted tiene acceso a internet, puede conectarse con la comunidad de linfedema en línea. Un recurso maravilloso de apoyo es el sitio web operado por Lymphedema People (www.lymphedemapeople.com). Ahí encontrará información acerca de la mayoría de los aspectos de la enfermedad y su tratamiento, enlaces a chats y discusiones en línea, respuestas a preguntas –en fin, toda una serie de ayuda–. También hay una sección completa en español.

Tal vez le cueste un poco de trabajo y tiempo alcanzarlo, pero puede recuperar su balance emocional. En el Capítulo 21, "Los Poderes de la Mente y el Espíritu", aprenderá aún más maneras para retomar su vida. Vale la pena deshacerse de cualquier carga emocional que tenga y reemplazarla con cosas que nutran y le den estabilidad a la mente, al corazón y al espíritu. Como enfatizó Jean en sus comentarios acerca de trabajar con pacientes de linfedema (Capítulo 4), aquéllos que fueron proactivos en conseguir continuar con sus vidas –los que salen y viven la vida, caminan, nadan y andan en bicicleta, como dijo ella– eran los que mejor resultados obtenían.

Así que, amiga, si se encuentra en medio de un conflicto emocional, antes que cualquier cosa dese cuenta de que no está sola. Pida ayuda. Conéctese con las miles de personas que pueden ayudarle a superarlo. Luego, una vez que esté estable, ayude a que otros consigan la salud emocional. La vida puede continuar, y hasta para los que tienen linfedema puede ser bastante bonita.

# 20

# *la* HISTORIA *de* RUTH: *una* PSICÓLOGA SE TRATA *a* SÍ MISMA *y a* OTROS

Ruth Bach, a quien conocimos en el capítulo pasado, aconseja a pacientes con cáncer y dirige un centro de atención que da tratamiento cada mes a docenas de pacientes con cáncer y a sus familias. Ella se mantiene en forma y a la moda, usando una falda que llega casi a los tobillos y una túnica negra. Sus observaciones acerca de los efectos del cáncer y el linfedema sobre la salud emocional vienen de las casi tres décadas que ha pasado como terapeuta, al igual que de sus propias experiencias como paciente. "Yo pienso", dice, "que la depresión es una respuesta hacia lo interminable que resultan las cosas. En nuestra sociedad estamos preparados para huir o pelear. La depresión puede asumir el papel de huída. Nos deprimimos para no sentir la ansiedad. La depresión puede ayudar a disminuir la agudeza de nuestro dolor. Estamos equipados con determinación, aunque el linfedema es difícil de resolver".

Ruth había estado aconsejando a mujeres con cáncer de mama durante siete años cuando a ella se le diagnosticó. Tuvo una lumpectomía y sus ganglios linfáticos fueron removidos para estadificación. "Conocer a otras mujeres con cáncer de mama realmente me ayudó a lidiar con mi propio cáncer", dice ella. "No creo que para ser una buena psicóloga haya tenido que pasar por el cáncer de mama, pero creo que profundizó mi entendimiento –aunque también estoy consciente de que todos somos individuos, de que no existen dos personas iguales–. En cada uno de nosotros hay huecos, lugares secretos que nadie llegará a conocer ni a entender".

Ella continúa: "Uno de los recursos más importantes para la sobrevivencia es tener un propósito y el sentimiento de que se pertenece a una comunidad, a un lugar donde tengamos una conexión. La salud y la recuperación dependen de éste". Sus palabras salen rápidamente, como si estuviera ansiosa de ayudar a todas las mujeres. "Tenemos que levantar la voz en cuanto a nuestros problemas. No podemos solamente continuar y –hace señales de comillas en el aire– 'vivir con él nada más'. Solía ser el caso con el cáncer. Se nos decía que simplemente teníamos que vivir con él. Ahora es típico con el linfedema. Sí, tienes que vivir con él, pero eso no significa que no puedes hacer nada al respecto. No admitas la respuesta 'No hay nada que podemos hacer'. Si nos dicen que no hay nada que se pueda hacer, necesitamos preguntar, '¿Entonces *quién* me puede ayudar?' Si no le están ayudando o su médico no está respondiendo sus dudas, vaya con su asesor de cáncer, vaya con otros pacientes con cáncer, llame a las enfermeras que dan consejos, hable con un fisioterapeuta. Existe ayuda, pero a veces debe buscar para encontrarla".

Seis años después del primer enfrentamiento con el cáncer Ruth tuvo una recurrencia, la cual fue tratada con mastectomía y quimioterapia. Ella recuerda con precisión cuando desarrolló el linfedema. "Llevaba seis años de que se habían removido los ganglios. Durante seis años no tuve ningún problema. Luego, al poco tiempo después de la segunda cirugía, estaba trabajando en el jardín, cortando pequeñas ramas de un árbol que habíamos podado. Dos días después –enseña el brazo derecho, el cual es delgado y elegante– mi brazo se hinchó como un globo. Pienso que estaba más alterada con la inflamación que en cualquier momento con el cáncer. Estaba trabajando en la comunidad médica en ese momento, pero nadie sabía del masaje para la inflamación, ni del vendaje o de cualquiera de las técnicas que existen ahora".

Ella sola encontró una manga de compresión, la cual utilizó veinticuatro horas al día durante un año. Finalmente la inflamación se quitó, con la excepción de "un pequeño bulto" justo por arriba del codo. "Sigo trabajando en él", dice ella. "Realizo este mini-ejercicio", y me enseña cómo empuja con los dedos subiendo por el brazo, hacia el hombro.

"Es normal y saludable ser obsesivo cuando a uno le sucede algo malo, particularmente al principio. A veces la obsesión es nuestra forma de seguir adelante. Es saludable si en el proceso te ayuda a continuar. Algunas veces *necesitamos* enfocarnos, obsesionarnos. Pienso que a menudo en nuestra sociedad evitamos las cosas, Así que alejarnos se convierte en nuestra respuesta normal. Pero para cuidar el cuerpo *tenemos* que pensar en él. Creo que es importante poner atención en él para obtener calidad de vida. Nada importa sin eso. La autoestima y el ego son muy importantes".

Ella estira el brazo de nuevo y lo acaricia suavemente. "Por razones prácticas el linfedema se ha quitado. Utilizo los tendones como señales de si está inflamado o no. Les presto atención para asegurarme de que aún los puedo ver". Ruth utiliza una manga de compresión si va a realizar trabajo pesado, o a planchar. Se ríe: "Aún con las telas como son hoy en día, me sigue gustando planchar de vez en cuando". Añade que realiza ejercicio con mancuernas todas las mañanas, sin falta, y trabaja con pesas estacionarias y libres tres veces a la semana. Dice: "Si no lo hago diario me dan crujidos y cosquillas". Aún así, se despierta algunas mañanas con una sensación que le preocupa. "Mi brazo se siente cansado, o pesado, o como si algo sucediera. No sé si está en mi imaginación o no, pero no me gusta. A veces me gustaría tomarme unas vacaciones de la rutina de ejercicio". Se ríe. "*Todos* toman vacaciones, pero yo en realidad no puedo. Si quiero mantener la inflamación bajo control es algo que tengo que hacer siempre".

Para concluir, añade: "Se me ocurre que hay mejorías en el diagnóstico [de cáncer] que permiten a algunas mujeres conservar sus nódulos linfáticos. Eso ocasionará un dilema para aquéllas de nosotras a quienes nos sucedió antes. Veo ese mismo dilema en las mujeres que se hicieron la mastectomía radical de antes". Su expresión se vuelve dura. "¡Hablando de deformidad! ¡Hablando de inmovilidad! He tenido que aconsejarlas y lidiar con su ira y tristeza cuando comienzan a pensar que tuvieron el cáncer muy temprano. Nosotros vamos a sentir esa tristeza y a lamentarnos un día. *Van a llegar* mejoras. En el futuro las mujeres no tendrán que sufrir tanto como nosotras. Debemos reconocer y expresar nuestros sentimientos acerca de eso. Tiene que haber lugar para protestar. Tenemos que permitir que la niña de dos años que existe en cada una de nosotras patalee y grite. Eso no hace que el dolor desaparezca, pero nos permite honrarnos a nosotras mismas y a nuestras experiencias. Debemos tener un espacio para decirlo".

# 21

# *los* PODERES *de la* MENTE *y el* ESPÍRITU

Desde un punto de vista holístico, la salud y el bienestar incluyen la salud mental y la alegría espiritual al igual que la salud física y el bienestar emocional. En este capítulo observamos los efectos del estrés sobre nuestras vidas y los beneficios potenciales de la relajación, meditación, oración y visualización para las personas con linfedema.

El oncólogo médico Stephen Chandler ha visto efectos positivos en algunos de sus pacientes que han incorporado prácticas alternativas a su régimen de salud junto con tratamientos médicos regulares. "En mi práctica", dice, "Estoy alentando a la gente a que fortalezcan juntos sus sistemas emocionales, espirituales e inmunológicos; a tomar todo en cuenta: masaje, caminata, acupuntura, oración. Los beneficios de todas estas cosas están comprobadas científicamente". Se ríe y dice: "Solo en nuestro país podríamos tratar de comprobar científicamente los efectos de la oración. Algunas tomografías por emisión de positrones (TEP) muestran que hay mejorías después de rezar (PET por las siglas en inglés de *positron emission tomography*; es una radiografía que puede mostrar lugares de mucha actividad en el cuerpo; comúnmente áreas de actividad cancerígena donde existe una rápida división celular)". Él continúa: "Nuestro cuerpo entero no responde bien cuando no nos estamos cuidando, como cuando no comemos bien, no descansamos o no dormimos lo suficiente".

Como dice el Dr. Chandler, es nuestro cuerpo "entero" el que nos da salud –de hecho las palabras *entero* y *salud* vienen de la misma raíz– y encontrar integridad es el tema de este capítulo. Quizás usted ya esté utilizando algunas de las ideas que aquí le presentamos. De ser así, qué bien por usted. Si no, considere empezar. No solo pueden incrementar la recuperación sino también pueden hacer más plena su vida.

## El Poder de la Mente para Sanar

Quizás algunas de nuestras fuerzas más potentes se encuentren en el poder de nuestras mentes. Norman Cousins nos relata, en su libro *Anatomy of an Illness* (Anatomía de una enfermedad), que tenía una enfermedad que estaba destruyendo los tejidos conectivos en su columna y sus articulaciones.[1] Enfermo y hospitalizado, Cousins comenzó a pensar que la enfermedad podía surgir de los pensamientos de una persona igual que de un accidente, trauma, enfermedad o de la genética, y formuló una hipótesis que sostenía que lo contrario también podía ser cierto, de modo que si podía él curar su propia mente el cuerpo lo seguiría. Él pidió que mandaran a su cuarto unas películas viejas de los hermanos Marx junto con cortes de *Candid Camera*. Cuando las vio comenzó a reírse. Los resultados fueron casi inmediatos. Diez minutos de risa involucrando el abdomen le produjeron dos horas de sueño sin dolor, sin el beneficio de analgésicos, y aún más importante: los resultados fueron acumulativos y después de cada sesión de risa su salud continuó mejorando. "He aprendido a no subestimar la capacidad de la mente y del cuerpo humano para regenerarse", admitió.[2]

El beneficio poderoso de la risa y el humor en el caso de Norman Cousins no es un evento aislado. Los beneficios de la risa están bien documentados y han sido estudiados científicamente.[3,4,5] La risa ejercita a los pulmones y al sistema circulatorio, incrementa la cantidad de oxígeno en la sangre y estimula al sistema inmune. "¡Aquel que ríe, perdura!", dice la autora Mary Pettibone Poole. El enlace específico entre la risa y el tratamiento y manejo del linfedema aún no está documentado, pero al menos sabemos que la risa estimula la respiración diafragmática, lo cual ayuda a estimular el flujo de linfa. ¿Porqué no divertirse un poco intentándolo?"

## Los Efectos del Estrés

Una manera en que podemos aprovechar el poder de la mente para sanar es estar al pendiente de cómo manejamos el estrés. Nuestras vidas están llenas de estrés y cuando lo experimentamos nuestros cuerpos responden instantáneamente: se tensan nuestros músculos, nuestro sistema libera adrenalina, nuestro metabolismo se acelera, respiramos más rápido, nuestros niveles de azúcar en la sangre se elevan, se acelera nuestro corazón, aumenta nuestra presión sanguínea y nuestro suministro de sangre se desvía desde el estómago hacia las extremidades. En otras palabras, nuestro cuerpo nos prepara para luchar o huir.

Cuando tenemos estas experiencias en ráfagas cortas el estrés tiene un propósito importante: Nos prepara para responder ante el peligro. Pero si el estrés se vuelve crónico puede disminuir la respuesta inmunológica de nuestro cuerpo y debilitar –hasta dañar– nuestros sistemas. Nadie vive sin estrés, así que saber cómo manejarlo es un componente importante para la salud. Todos hemos tenido un resfriado o gripe al estar bajo una gran cantidad de estrés. De hecho, algunos pacientes con cáncer dicen que sintieron venir el cáncer durante un periodo particularmente estresante. Ciertos acontecimientos de la vida elevan considerablemente los niveles de estrés. Aquí hay una breve lista de los más potentes:[6]

* muerte de un cónyuge.

* divorcio.

* separación matrimonial.

* cumplir una pena de cárcel.

* muerte de un familiar cercano.

* lesiones o enfermedad.

* matrimonio.

* ser despedido de un trabajo.

* reconciliación matrimonial.

* jubilación.

* cambio del estado de salud de un miembro de la familia.

* embarazo.

* dificultades sexuales.

\* llegada de un nuevo miembro a la familia.

\* reajuste empresarial.

...y la lista continúa.

Debido a que uno no puede controlar todos los eventos externos, su misión es hacerse cargo de cómo responde ante ellos. La mitad de la batalla es descubrir cuándo el estrés lo tiene a uno en sus garras. Esté consciente de cuando sus hombros se están levantando hacia sus orejas, su pecho se siente tenso, aprieta los dientes, o cuando está sosteniendo la respiración o está respirando más rápido. Imagínese esto: está atorado en tráfico pesado y como resultado llegará tarde a una entrevista de trabajo por la cual tardó tres días en reescribir su currículum. Está completamente parado en una intersección. Cada vez que el semáforo cambia de verde a amarillo a rojo los músculos de su cuello se tensan. Sus dedos aprietan el volante y se ponen pálidos. Rechina los dientes y se aguanta la respiración. Se está enojando y tiene miedo de perder el trabajo perfecto –el *único* gran trabajo que tendrá en su vida–. Usted es un desastre.

¿Acaso la tensión que usted guarda hará que el tráfico se mueva? ¿Llegará a la entrevista más rápido si aguanta la respiración? ¿Cómo actuará si llega sintiéndose como se siente? ¿Por qué no, ahí mismo en medio de los tubos de escape, hace un cambio? ¿Por qué no deshacer el nudo de su estómago y descansar? Haga lo siguiente: Deje que sus manos se relajen en su regazo. Baje los hombros y comience a respirar. Practique lo que aprendió en el capítulo de respiración abdominal. Inhale lentamente por la nariz y permita que la respiración llegue a lo profundo, moviendo únicamente el estómago. Exhale la respiración lentamente por los labios. Concéntrese en soltarse, en cómo se siente; literalmente imagine que los músculos tensos de su cuello se relajan.

Tiene que elegir. Puede conseguir sentirse mejor. Eventualmente llegará a la entrevista. Cómo se sienta al llegar allí depende de usted.

## Los Beneficios de la Relajación

Sentirse mejor es el resultado más extraordinario de la relajación, y es el producto de muchos cambios fisiológicos. Cuando nos relajamos nuestros sistemas dan un giro radical. Nuestra presión sanguínea disminuye, nuestra respiración es más lenta, se relajan los músculos y nuestro metabolismo disminuye. En pocas palabras, estar relajados es saludable. Sin embargo, a diferencia de la respuesta ante el estrés, el cual se desencadena inconscientemente, lograr la relajación requiere de un esfuerzo consciente.[7] Con la práctica, una respuesta de relajación puede desencadenarse inmediatamente, quizás con la respiración diafragmática como la señal.

La lista de herramientas que pueden ayudar a manejar el estrés es larga. Necesitamos experimentar para descubrir lo que mejor nos funciona. Algunas opciones conocidas incluyen:

* realizar ejercicio con regularidad.

* practicar una buena alimentación.

* dormir adecuadamente.

* minimizar los estresores emocionales (entornos ruidosos, colores brillantes, temperaturas extremas, olores fuertes, desórdenes, etc).

* rodearse de personas que lo apoyan (en lugar de agotarlo).

* practicar la respiración diafragmática y buscar técnicas progresivas de relajación.

El Dr. Herbert Benson, del Mind/Body Medical Institute (Instituto Médico para el Cuerpo y la Mente) en la Harvard Medical School (Escuela de Medicina de Harvard) y autor del libro *The Relaxation Response,* ha estudiado los efectos fisiológicos de la meditación, relajación y oración durante varios años. Un artículo en el *New York Times* lo cita diciendo: "Existen muchas actividades que uno puede utilizar para evocar la respuesta de relajación: yoga, meditación, correr, música". Él agrega que alrededor del 80 por ciento de sus pacientes escogen la oración.[8] En otras entrevistas Benson ha dicho que la relajación requiere de dos pasos básicos: El primero es dejar de pensar en los problemas cotidianos. "Una de las maneras más efectivas de lograr esto es a través de la repetición: repita una palabra, un sonido, un pensamiento, un ejercicio de respiración o hasta una frase religiosa".[7] Ejemplos: "Los cristianos quizás utilicen 'Padre nuestro que estás en el cielo', los judíos quizás escojan 'Shalom', un hindú quizás utilice 'Om'". Él sostiene que las palabras como *paz, calma* u *océano* pueden funcionar también.[9] El segundo paso es tomar un tiempo para relajarse *todos los días* –de hecho, dos veces al día sería mejor– de diez a veinte minutos. Puede tomarle un mes perfeccionar esta práctica, pero pronto su cuerpo responderá automáticamente al estrés con mucho menos ferocidad que como lo hacía anteriormente.

## Meditación y Visualización

Hemos sabido durante mucho tiempo que existe una conexión mente-cuerpo, pero sigue siendo poco entendida y difícil de documentar. Carl y Stephanie Simonton, trabajando con pacientes con cáncer a principios de la década de 1970, utilizaron técnicas de imágen y visualización para promover la recuperación. El cirujano Bernie Siegel, autor de *Love, Medicine, and Miracles* (El amor, la medicina y los milagros), un libro acerca de la psicología de la recuperación, amplió su trabajo. Él observó que la recuperación en pacientes con cáncer ocurría en respuesta a técnicas de relajación, meditación, hipnosis y visualización.[10] En el 2002 Gregg D. Jacobs, asistente de docente en la Harvard Medical School (Escuela de Medicina de Harvard), escribió en el *Journal of Alternative Complementary Medicine* (Revista de medicina alternativa y complementaria) que las interacciones mente-cuerpo son reales y pueden ser medidas.[11] Esta sección examina dos prácticas mentales a las que se les atribuye promover un efecto de recuperación en el cuerpo: la meditación y la visualización.

En su libro *Minding the Body, Mending the Mind* (Aliviar al cuerpo y curar la mente), Joan Borysenko define meditación como "una actividad que mantiene la atención agradablemente anclada en el momento presente".[12] Bernie Siegel describe que es un método en el que uno puede "temporalmente dejar de escuchar las presiones y las distracciones de la vida cotidiana" y estar más alineado con "pensamientos profundos y sentimientos, la paz de la conciencia pura y espiritual".[13] El enfoque inicial de muchas formas de meditación es la respiración –simplemente notar la respiración al fluir hacia dentro y hacia fuera–. Algunos maestros recomiendan repetir frases o sonidos que tienen significado para usted, por ejemplo "paz", "amor", "suave y despacio" o "suéltalo", o sonidos tales como "mmmm" o "nnnn". A veces imaginarse una sola imagen relajante, tal como la flama de una vela, funciona bien. Es importante que usted escoja sus propias palabras, sonidos o imágenes; escoja aquéllos que liberen su mente y permitan que se enfoque en *solo ser*.

Por sencillo que parezca, acostumbrarse y encontrar serenidad interna puede ser un reto porque nuestra cultura no la acepta abiertamente; en vez de esto, nos obliga a actuar y nos premia por mantenernos ocupados. Muchos de nosotros hasta encontramos difícil permitirnos periodos cortos de inactividad y calma, pero seguir y desarrollar una práctica constante de meditación vale la pena. Las personas que meditan persistentemente disfrutan de una mejor concentración y, eventualmente, una sensación de calma que les permite lidiar mejor con los retos diarios de la vida. La respuesta ante el estrés se minimiza, conduciendo a un mayor bienestar emocional, mental y físico. Bernie Siegel escribe: "Yo no conozco otra actividad que sola pueda producir tanta mejoría en cuanto a la calidad de vida".[14]

La visualización, una práctica que combina técnicas de relajación o meditación con imágenes mentales específicas, recae en un fenómeno curioso: El cuerpo humano no puede distinguir entre una experiencia vívida mental y una física real. Mucha evidencia clínica apoya la teoría que la visualización puede producir una respuesta física potente. La electromiografía, el estudio de la actividad eléctrica en el músculo, ha demostrado que al simplemente imaginarnos un movimiento se activan eléctricamente los músculos que se utilizarían para llevarlo a cabo.

Los lineamientos para la visualización sugieren que escoja enfocarse en una imagen que sea realista, creíble para usted, y que pueda verse claramente con el ojo de la mente. Bernie Siegel nota que los Simontons inicialmente juzgaron mal al especular que todos los pacientes responderían a una imagen que involucraba peleas y guerras para matar células cancerígenas, pero a muchas personas les molestaron estas imágenes y como resultado tuvieron dificultad para relajarse al imaginárselas. Una visualización más útil puede ser una en que un ejército de glóbulos blancos se lleva a las células cancerígenas. El Dr. Siegel cuenta de un niño que visualizó su cáncer como comida para gato y a las células inmunes como gatos blancos.[15]

Para alguien con linfedema sugerimos la siguientes visualizaciones:

 * Vea cómo se expanden los vasos linfáticos existentes y saludables, permitiendo que salga del brazo el flujo de la linfa.

\* Visualice pequeños ríos de flujo linfático hacia canales linfáticos hacia arriba y por encima de su hombro, o atravesando la línea media de su cuerpo hacia un cuadrante nuevo.

\* Visualice caminos alternativos de flujo que rodean el sistema linfático afectado.

\* Visualice que los nódulos linfáticos en todo su cuerpo bombean efectivamente (de la misma manera que se imagina el bombeo del corazón).

\* Visualice que cada linfangión (el segmento individual del vaso linfático) bombea líquido hacia el próximo linfangión, y que ése bombea el líquido hacia el que sigue y así progresivamente.

\* Enfóquese en que cada válvula de una sola dirección del vaso linfático se abre y cierra para evitar que el líquido linfático se regrese.

\* Enfóquese en realizar la respiración diafragmática y visualice que los cambios de presión en la cavidad torácica estimulan suavemente a los vasos linfáticos del tronco.

\* Imagínese con una extremidad más pequeña [menos inflamada], y quizás utilizando ropa para presumirla.

\* Mientras realiza ejercicio con el vendaje de compresión, visualice que se exprimen los vasos linfáticos entre los músculos y la venda de compresión, haciendo que la linfa suba por el brazo.

\* Durante el masaje linfático, visualice que asiste en el flujo del líquido.

Utilice su imaginación para crear otras visualizaciones que sean significativas para usted. Las opciones no tienen límite.

Otras sugerencias para mejorar su práctica de visualización: Modifique su entorno auditivo rodeándose de sonidos que lo calman y le ayudan a enfocarse: música suave, sonidos de la naturaleza, ruido suave. Algunas personas encuentran que les es útil grabar un guión que los guíe en sus visualizaciones (más adelante le proporcionamos un ejemplo), otros prefieren guiar las imágenes mentalmente. Para obtener la mayor efectividad es mejor practicar la visualización regularmente a lo largo de un periodo de varias semanas. No es realista hacerla una vez y esperar resultados significativos.

Aquí solo podemos ver el tema superficialmente. Se encuentran disponibles muchas publicaciones, cintas y videos que ofrecen información a fondo acerca de visualización y lineamientos para desarrollar la práctica. Cientos de practicantes están entrenados en técnicas de visualización y algunos de ellos dan clases. Pídale a un especialista en cáncer o a cualquier terapeuta profesional que le recomiende buenas fuentes para aprender más acerca de la visualización para las condiciones médicas.

## *Una Sugerencia de Visualización*

Colóquese en una posición cómoda, de preferencia sentado sin cruzar los brazos ni las piernas. Sea consciente de su respiración y el movimiento de su pecho y abdomen. Lentamente inhale y exhale, notando el flujo suave del aire. Inhale paz y exhale tensión. Cierre los ojos si así lo desea comenzando con su frente y bajando hasta los dedos de los pies, enfóquese en una zona del cuerpo a la vez. Quizás querrá apretar y soltar los músculos en cada área, sucesivamente. Tome en cuenta la liberación gradual de tensión al cambiar su atención parte por parte. Su cuerpo puede empezar a sentirse pesado o caliente.

Imagínese una escena agradable, un lugar seguro para usted. Imagine los colores, los aromas y los sonidos. Éste es su pedacito del universo, un lugar donde existe el bienestar. Encuentre en su escena un lugar para sentarse. Tómese un momento simplemente para estar ahí, permitiendo que el calor del sol y la energía de la tierra lo alivien. Aquí, usted está a salvo y en paz.

Luego, cambie su atención hacia la zona del cuerpo que está inflamada con linfedema. Visualice que el líquido linfático sale del área e imagínese que fluye hacia nuevas áreas que se pueden encargar de él. Agregue cualquier imagen que usted crea que va a ayudarle –quizás incluyendo alguna de la lista de arriba.

Después de pasar varios minutos con las imágenes que ha escogido, permita que su atención se concentre en todo el cuerpo, quizás notando la posición en que usted se encuentra, la presión de la silla contra su espalda, el movimiento de su pecho y abdomen al respirar. Gradualmente lleve su enfoque y atención de regreso a la habitación.

Para concluir la sesión realice varias respiraciones lentas, profundas, purificantes, estando más alerta y despierta con cada una de ellas.

Permítase un tiempo sin ruido para sentir los beneficios de la sesión antes de regresar a su rutina normal.

El Dr. Chandler dice: "Es muy importante que todos nos deshagamos de aquello que entorpece nuestras vidas. Los medios en este país parecen estar obsesionados con cosas que tienen poco significado. Siento que las mujeres deben dejar algunas cargas en sus vidas. Los atletas tratan de estar en lo que llaman 'la zona', un lugar donde lo de afuera y lo de adentro son absolutamente la misma cosa. El cuerpo es una máquina de recuperación, pero algunas veces uno debe soltarse también. Si no todo es perfecto, si su edema continúa, usted no es un fracaso. Haga lo más que pueda, luego deje que todo tome su rumbo".

Cada uno de nosotros es único. Cada quién encuentra paz y confort en su propia manera creativa. Ahora es el momento de descubrir y adoptar cada cosa hermosa que nutra nuestro espíritu: la vela de canela, el sachet de lavanda, las gotas de aceite de sándalo en su baño, su habitación llena de música de Mendelssohn o las canciones de Jimmy Buffett. No importa cómo lo hagamos, si nos callamos por dentro y escuchamos los murmullos de nuestros corazones podemos estar llenos de salud, paz y poder.

# 22

# la HISTORIA de FEATHER: un ACERCAMIENTO CREATIVO a la SANACIÓN

Cuando nos conocimos, Feather había sido una enfermera psiquiátrica durante casi quince años. Ella terminó sus estudios tarde, después de que sus hijos ya habían crecido. Su ropa de estilo oriental era dramática y moderna. Llevaba una túnica de algodón y pantalones holgados que colgaban con estampados de la India. Aretes verdes colgaban de sus oídos. De cara redonda y ojos azules tenía alrededor de 60 años, pero sus características joviales escondían su edad.

Ella dijo: "Me diagnosticaron cáncer hace tres años y decidí en ese momento que no dejaría que me venciera. Decidí que me iba a deshacer de él. Los doctores querían basarse en las estadísticas, Pero yo no soy una estadística. La mente es el órgano más poderoso del cuerpo. Los doctores no podían saber de lo que yo era capaz". Ella tuvo una mastectomía y reconstrucción durante la misma cirugía. Tuvo que convencer al cirujano de realizarle los dos procedimientos al mismo tiempo. En ese tiempo su hospital no estaba llevando a cabo las dos cirugías a la vez, aunque ella sabía de otros que sí lo hacían. Entonces insistió en que si el hospital no iba a hacer lo que ella quería entonces encontraría uno que sí lo hiciera.

"Me fue tan bien y me estaba sintiendo tan bien después de un par de semanas de la cirugía que decidí cambiar el piso de mi sala. No tenía idea de que necesitaba tener cuidado con el trabajo pesado repetitivo y después de un par de días mi brazo se hinchó mucho". Se animó bastante al contar su historia. "Le hablé con lágrimas a mi psicóloga. Justo comenzaba a sentir como si estuviera viva de nuevo y en un camino hacia la recuperación cuando se presentó esta inflamación. La psicóloga no tenía idea de qué sugerir. Busqué ayuda por todos lados. Mi oncólogo no sabía qué decirme. Tuve linfedema durante dos años. Pedía ayuda a gritos y nadie sabía como brindármela".

Eventualmente escuchó acerca del masaje linfático. No estaba disponible en su clínica médica y su seguro de gastos médicos no lo cubría. Ella dijo, "Estaba comenzando a pensar que iba a tener que argumentar de nuevo que me dieran una referencia externa para acudir al especialista externo. Resultó que, debido a mi insistencia, mi clínica médica mandó a alguien a entrenamiento. Fui la primer paciente de mi terapeuta. La inflamación comenzó a bajar".

Alrededor de un mes antes de nuestra entrevista, Feather fue sometida a una cirugía para aflojar un poco del tejido cicatrizal que quedó después de la mastectomía. El sitio quirúrgico se infectó y su brazo se inflamó de nuevo. Me enseñó el brazo, la parte inferior, la cual estaba más grande que el otro brazo. Ella dijo: "No siento tanto pánico esta vez. Sé qué hacer al respecto. Soy esporádica en cuanto al vendaje. Lo hago quizás una vez a la semana, pero hago qigong cada mañana y he encontrado que ayuda". Feather aprendió qigong de la Maestra Chen Hui-Xien, quien había sido diagnosticada con una forma particularmente virulenta de cáncer de mama quince años antes. Los doctores le dijeron a Chen Hui-Xien que tenía de tres a cuatro semanas de vida. Ella se rehusó a aceptar su pronóstico y decidió buscar una cura y rehabilitarse ella misma. descubrió una forma de qigong que llama Soaring Crane ("grulla que se eleva").

"Qigong significa vida-respiración, vida-trabajo, energía", dice Feather. "Respirar oxigena tu cuerpo. El qigong es tan antiguo como el tai chi, pero no es como el tai chi, el cual es un arte marcial. El qigong es estrictamente para la sanación y la salud. Enseña la respiración y visualización para atraer la energía universal. Uno aprende a exhalar de manera que el cuerpo se libra de la enfermedad". Ella sacudió los brazos suavemente sobre su cabeza, "Como una grulla que vuela", dijo.

Feather se enfermó mucho durante la quimioterapia, pero cada mañana, o casi todas las mañanas, "iba a un jardín especial cerca de una mansión en la ciudad. El jardín estaba escondido detrás de un bosque de árboles. Ahí, antes de que se despertaran todos, respiraba y hacía qigong. Siempre regresaba a casa sintiéndome mejor. Creo que el qigong es la razón por la que mi linfedema ya no está tan mal, aún después de la infección".

Ella continuó: "Estos últimos tres años han sido un regalo para mí, de verdad. Siento la oportunidad de estar viva. Mis conexiones con las personas son mucho más profundas. Todo se ha profundizado –lo espiritual, la razón para estar viva–. He aprendido a ser muy muy amable con mis cirujanos, con mi terapeuta, con todas las personas que trabajan conmigo. Les tengo compasión. Los quería involucrados en mi recuperación y creo que estos pensamientos han hecho que todos trabajen mejor conmigo". Se rió, "Aunque te diré, no iba a dejar que alguien que no supiera me operara. Me siento tan bendecida, tan sin miedo ahora. Tengo una oportunidad para estar sobre el camino de la gratitud. Una vez que decidí que realmente quería vivir era como si llegaran infinitas conexiones: nuevos amigos, aprendizaje fascinante, energía", dijo.

Cinco años después Feather y yo nos volvimos a reunir. Ella seguía trabajando de enfermera y estaba en medio de redecorar su condominio con un tema oriental. Estaba estudiando caligrafía oriental y practicando yoga y meditación. Había encontrado a una maestra de yoga que se especializaba en trabajar con lo que Feather llamaba "cuerpos más viejos". En cuanto al linfedema, recientemente había regresado con su terapeuta por seis sesiones de tratamiento "para ver qué había de novedad". Después de eso la inflamación de su brazo se redujo aún más de lo que se había reducido originalmente. El brazo con linfedema ahora estaba casi del mismo tamaño que el otro.

Utiliza una manga cuando vuela o trabaja en el jardín. Se da masaje y hace ejercicios para linfedema en la mañana cuando se levanta y algunas veces se pone Kinesiotape en la parte superior del hombro. "Es algo crónico", dijo, " pero no dejo que me preocupe mucho. No me enfoco en eso. Te conviertes en lo que te enfocas. Tienes que apreciar lo que tienes. Creo que toda la vida uno tiene que sentirse viva".

# 23

# TERAPIAS
# COMPLEMENTARIAS *y*
# TECNOLOGÍAS EMERGENTES

En los últimos cuatro o cinco años mucho ha cambiado en el mundo de la terapia para el linfedema. Hemos aprendido más acerca de la enfermedad y hemos expandido las posibilidades de tratamiento. Más y más personas con linfedema –ciertamente, con condiciones médicas de todo tipo– están utilizando tratamientos alternativos o complementarios. De hecho los doctores en Vermont reportan que más del 70 por ciento de los pacientes de ahí utilizan terapias alternativas –y no les da pena decirle a sus doctores que lo hacen.[1]

A pesar de que los investigadores todavía no han encontrado una sola píldora que disminuya la inflamación causada por linfedema o un método de un solo paso que ponga todo en orden de nuevo, existen algunas posibilidades emocionantes para tratamientos complementarios. Tales conforman el tema de este capítulo. Es importante darse cuenta de que las terapias como las que aquí se describen están destinadas solo para *complementar* los tratamientos tradicionales, no para reemplazarlos. Antes de comenzar cualquier terapia nueva, informe a su doctor y a otros profesionales a cargo de su salud acerca de sus planes, sobre todo en caso de que usted esté tomando medicamento o recibiendo tratamientos que pueden perjudicarlo al interactuar con la terapia. Su buen estado de salud depende de un equipo médico bien informado.

## Naturopatía y Acupuntura

Edythe Vickers, BSc, ND, LAc, es una acupunturista licenciada y ha sido médico naturopático durante dieciocho años. La clínica que ella dirige se especializa en acupuntura, medicina naturista y curación holística. La Dra. Vickers ha tratado a muchos pacientes con linfedema. Típicamente, ella les da una receta para acudir con el terapeuta de linfedema pero también los entrevista y valora su salud y dieta en general. Ella enfatiza la necesidad de tratar el linfedema de la misma manera en que uno trataría la salud en general: como un conjunto. "Estoy preocupada con lo demás que sucede en sus cuerpos", dice. "¿Fuman? ¿Comen bien? ¿Se ejercitan? ¿Cuál es su dieta? Si están acostumbrados a tomar hierbas quizás pueda comenzar con una fórmula de hierbas y orientación de estilo de vida, o si no comenzaré con balanceo básico del cuerpo para alcanzar sus metas… Veo el balance, a la persona completa, lo que necesita, lo que está dispuesta a hacer".

La Dra. Vickers hace hincapié en la importancia de una dieta saludable y educa a los pacientes acerca de las necesidades esenciales del agua para el cuerpo. La ingesta adecuada de agua, dice, es imprescindible para una buena salud. Para determinar la cantidad de agua que necesita una persona debe dividir su peso corporal (en libras) a la mitad. El número resultante dice cuántas onzas de agua deben estar ingiriendo cada día. Ella cree que la mayoría de las personas no beben suficiente agua. En cuanto al tratamiento de linfedema, opina: "Quiero que piensen en hacer solo una cosa a la vez". Ella recomienda tomar unos cuantos suplementos diario, incluyendo calcio, magnesio, vitamina D, aceite de pescado y fibra (en forma de dos a cuatro cucharadas de linaza). también prescribe té verde por sus polifenoles, igual que cardo lechero, Pycnogenol y selenio. Ella recomienda que todos sus pacientes con cáncer tomen Quercenol, una píldora de múltiples antioxidantes. (Algunos de estos suplementos se describen posteriormente).

La Dra. Vickers ha tenido éxito utilizando agujas de acupuntura directamente sobre la zona afectada por el linfedema (dice que esta práctica es común en China), pero muchos de sus pacientes están conscientes acerca del uso de agujas en la extremidad afectada. Ella deja en sus pacientes la elección acerca de si usar acupuntura directamente sobre la zona involucrada. Está consciente de que uno de los argumentos en contra del uso de las agujas de acupuntura en pacientes con linfedema es la posibilidad de la introducción de bacterias en el tejido afectado, pero las agujas son extremadamente pequeñas y esterilizadas, además son desechadas inmediatamente después de su uso. Además la piel se limpia meticulosamente antes del tratamiento. La Dra. Vickers reclama que el riesgo de infección bajo estas condiciones es infinitamente pequeño. "Nunca he visto que una aguja cause linfedema", sostiene. También ha realizado acupuntura "con buenos resultados" en los brazos y las manos de doctores y otros profesionales a quienes el linfedema les impedía practicar sus habilidades. Ella algunas veces combina la acupuntura con la moxibustión, un tratamiento que involucra la hierba artemisa, la cual al calentarse incrementa la circulación sanguínea. Ella dice que ha visto que la combinación de acupuntura con moxibustión inmediatamente reduce la inflamación por linfedema. Cuando un paciente es tratado con acupuntura "El linfedema desaparece durante más tiempo, a menos de que haga algo para agravarlo de nuevo", dice.

La Dra. Vickers aconseja que cualquier persona que busque tratamiento naturopático o acupuntura debe primero preguntar a la persona que los aplica cuánta experiencia ha tenido trabajando con pacientes con cáncer y con linfedema. Ella recomienda encontrar profesionales acreditados por la American Association of Naturopathic Physicians (AANP; Asociación Americana de Médicos en Naturopatia) o el National Certification Commission for Acupuncture and Oriental Medicine (NCCAOM; Comisión Nacional de Certificación en Acupuntura y Medicina oriental). Vea "Recursos".

## Tecnologías Emergentes

Se continúan desarrollando terapias que aprovechan los constantes avances en la tecnología médica. Una o más de ellas pueden ser adecuadas para usted como complementos al tratamiento convencional para el linfedema.

### Tratamiento con láser

Un procedimiento que utiliza cierto mecanismo parecido a una manga que emite un rayo láser al brazo o al torso del paciente parece ser prometedor en el tratamiento de linfedema. Se cree que esta técnica –desarrollada en Australia– aumenta la viscosidad (flujo) de linfa. En un estudio realizado en la Flinders University (Universidad de Flinders), en Adelaide, no aparecieron resultados luego de uno a tres meses tras series de dos ciclos de tratamiento. Pero cuando los efectos se dejaron ver los resultados fueron impresionantes. Casi un tercio de los pacientes tratados con láser tuvieron una reducción significativa en inflamación y ablandamiento de tejido en el brazo afectado, aunque no presentaron mejorías en el arco de movimiento.[2]

Aunque el uso de tratamiento de láser para el linfedema no es actualmente una práctica estándar en los Estados Unidos, Vladimir Zharov, en la University of Arkansas for Medical Sciences (Facultad de Ciencias Médicas de la Universidad de Arkansas), está trabajando para desarrollar más a fondo la tecnología, después de haberla probado en Rusia a finales de la década de 1990. Se planean más pruebas clínicas y el método está bajo consideración por la U.S. Food and Drug Administration (la Administración de Alimentos y Fármacos o FDA, por sus siglas en inglés).

## Terapia con Infrarrojos

Se dice que la terapia con infrarrojos, otra tecnología que utiliza luz, mejora la circulación sanguínea y oxigena al tejido. Ha sido utilizada por bastante tiempo en el tratamiento de heridas que no sanan y se comienza a probar para el tratamiento de linfedema. No existieron investigaciones publicadas en las revistas que han sido consultadas, pero los profesionistas comienzan a reportar resultados con algunos de sus pacientes. Esperamos que en un futuro cercano se realicen pruebas clínicas acerca de la efectividad de esta tecnología en el tratamiento de linfedema.

## Oxigenación Hiperbárica

La oxigenación hiperbárica involucra el tratamiento del cuerpo completo (no solo la zona afectada por el linfedema) con 100 por ciento de oxígeno que ha sido presurizado a niveles por encima de lo normal. El proceso aumenta la concentración de oxígeno en todos los tejidos del cuerpo y estimula el crecimiento de nuevos vasos en zonas de circulación reducida. Provoca una dilatación de los vasos sanguíneos que mejora el flujo de la sangre. También estimula la producción corporal de antioxidantes y eliminadores de radicales libres.

Así que, ¿cómo pueden estos efectos ayudar al linfedema? Eso es lo que un ensayo de investigación en Inglaterra está tratando de determinar. El estudio preliminar demostró resultados prometedores. Tres de diecinueve pacientes presentaron más de 20 por ciento de reducción de inflamación después del tratamiento, y seis de trece presentaron una reducción de más del 25 por ciento. Sin embargo, después de doce meses, la reducción era más modesta. Este estudio preliminar ha llevado a una investigación completa en el Hospital Royal Marsden, en Sutton, Inglaterra, que comenzó a reclutar pacientes el 4 de junio del 2005.[3]

A diferencia de la mayoría de los tratamientos que se describen en este libro, la oxigenación hiperbárica puede nunca estar ampliamente disponible, en particular como tratamiento casero, pues involucra un aparato muy grande y caro que probablemente no quepa en su recámara de visitas, y mucho menos viene en una botella o caja.

## Suplementos Nutricionales

El mercado para los suplementos es muy grande. Los fabricantes, médicos y comerciantes hablan de la efectividad de una gran variedad de ingredientes que prometen ayudar en el tratamiento de linfedema. Pero únicamente unos cuantos de éstos han sido sometidos a un escrutinio científico y podrá encontrarlos en su tienda local de alimentos. Recuerde que aunque los suplementos herbales normalmente se hacen con ingredientes botánicos, siguen siendo medicina; verifique con su doctor antes de tomar cualquier suplemento que no interfiera con otros medicamentos que actualmente esté tomando. A continuación discutimos algunos suplementos que se promueven como tratamientos para linfedema.

### *Flavonoides*

A los flavonoides –los cuales se encuentran naturalmente en varios alimentos– también se les conoce como vitamina P. Los alimentos ricos en flavonoides incluyen arándano azul, cebolla, manzana, uva, cereza, toronja, limón, naranja, ciruela pasa, escaramujo, té verde y la corteza blanca de las frutas cítricas. Puede comprar flavonoides en tiendas de alimentos, pero normalmente se mezclan con otros nutrientes y se venden como bioflavonoides.

La Dra. Judith Casley-Smith, fundadora de la Lymphoedema Association of Australia (Associación Linfática de Australia) dice que los flavonoides pueden ser efectivos en la reducción de inflamación por linfedema pero trabajan lentamente –puede tomar varios meses percibir la reducción de inflamación–. Los flavonoides están compuestos por moléculas grandes que son bastante voluminosas como para que las absorba el cuerpo. Debido a que solamente una pequeña parte de la molécula es efectiva para el linfedema, la dosis debe ser alta para ser efectiva (3,000 a 6,000 mg/día).[4] Otra complicación es el hecho de que los complejos bioflavonoides que normalmente se encuentran en las tiendas contienen solo alrededor de 50 por ciento de flavonoides.

Los flavonoides pueden causar malestar estomacal, así que si usted decide probarlos comience con dosis pequeñas y permita que su cuerpo se ajuste antes de subir a un nivel que reduzca la inflamación.

## Pycnogenol

El pycnogenol (el nombre comercial de cierta clase de bioflavonoides) ha sido utilizado durante muchos años en Europa para reducir inflamación en piernas y tobillos. Es prometedor en el tratamiento para linfedema. El pycnogenol viene de un extracto de semilla de uva y del pino marítimo francés (aunque la compañía que lo produce insiste en que la corteza del pino marítimo francés es la única verdadera fuente).[5] Usted puede encontrar ambos tipos en tiendas de alimentos naturales; el que está hecho de semilla de uva normalmente es menos costoso. Se está realizando una prueba, patrocinada por el National Center for Complementary and Alternative Medicine (Centro Nacional para la Medicina Complementaria y Alternativa, o NCCAM por sus siglas en inglés), el cual se está llevando a cabo por la University of Wisconsin Comprehensive Cancer Center and the School of Pharmacy (Centro Integral para el Cáncer y la Escuela de Farmacología de la Universidad de Wisconsin) para determinar la eficacia del pycnogenol derivado del pino marítimo francés. En otoño del 2004 el estudio todavía no reclutaba pacientes.[6]

El pycnogenol no tiene efectos secundarios tóxicos conocidos. Trabaja en sinergia con la vitamina C para reforzar la función de ésta en las membranas capilares y para fortalecer el colágeno en los capilares.[5] La dosis recomendada difiere dependiendo del peso corporal y de cuánto tiempo lo ha estado tomando la persona.[7]

## Selenio

El mineral selenio es un eliminador potente de radicales libres que se cree que incrementa el beneficio de la terapia física en pacientes que tienen linfedema causado por tratamiento de radiación. Buenas fuentes de selenio son las nueces de Brasil, huevos, carnes magras, mariscos, leguminosas y granos integrales.[8] El selenio rara vez es causa de toxicidad en el cuerpo.[9] Le repetimos, igual que con cualquier suplemento, antes de tomar selenio platíquelo con su médico.

## Benzopirenos (Cumarina)

Los compuestos más comunes que se utilizan para el tratamiento de linfedema pertenecen a la familia química conocida como benzopirenos. La más pequeña de éstas y su molécula base se llama *cumarina*. Médicos en Australia, India, Inglaterra y otros lugares, durante varios años ya, han utilizado benzopirenos para el tratamiento de linfedema con éxito,[10] Pero en los Estados Unidos el comité todavía no decide acerca de su efectividad. Una investigación publicada en 1999 en el *New England Journal of Medicine* (Revista de Medicina de Nueva Inglaterra) encontró que la cumarina no tuvo efectos en un grupo de 140 mujeres con linfedema crónico.[11] Los benzopirenos siguen bajo investigaciones aquí, y la FDA todavía no los ha aprobado.

Se piensa que la cumarina funciona al abastecer el cuerpo con macrófagos, los cuales rompen y consumen células de deshecho y el exceso de líquido alto en proteínas. Esto causa una reducción en el número de moléculas de proteínas, células de deshecho, virus y bacterias en áreas de inflamación, aumentando la posibilidad de que el cuerpo desarrolle caminos linfáticos alternos para retirar los materiales de deshecho. La Dra. Casley-Smith reporta que sus investigaciones demuestran que la cumarina tiene un efecto retardado, tomando semanas o meses para que funcione. Puede ser administrada de tres maneras: oralmente, en polvo o en forma de crema. Como nota precautoria, la administración oral ha sido excluida en Australia debido a un porcentaje pequeño de pacientes que presentaron un tipo de hepatitis al ingerirlo. Parece que se resolvió el problema cuando descontinuaron los benzopirenos. No se han reportado efectos secundarios con el uso tópico de cumarina, salvo una ocasional leve alergia cutánea, la cual desaparece al descontinuar las aplicaciones.[10]

## *Hierba del Castaño de Indias*

El castaño de Indias ha demostrado ser efectivo en el tratamiento de insuficiencia venosa[12] y ha sido utilizado durante varios años en Europa para el tratamiento de linfedema de pierna y venas varicosas. La University of Wisconsin (Universidad de Wisconsin) se está esforzando por demostrar científicamente su efectividad en el tratamiento de linfedema. Un estudio pequeño preliminar resultó ser algo decepcionante; después de tres meses no encontró diferencias estadísticas entre personas a las que se les dio el extracto y aquéllas a las que se les dio un placebo. Sin embargo, los investigadores no fueron convencidos acerca de la ineficacia de la hierba, así que planean llevar a cabo investigaciones adicionales. En otoño del 2004 la Universidad estaba reclutando participantes para un estudio más grande.[13]

Tenemos la fortuna de vivir en una época en que podemos escoger entre muchos tratamientos médicos disponibles. Depende de nosotros entender –y escoger– lo que creemos nos hará saludables. Lo confuso, y al mismo tiempo lo bello de esto, es que no hay manera de que algo nos funcione a todos por igual. Depende de nosotros leer, sopesar, preguntar, compartir y desarrollar nuestra propia estrategia para lo que creemos que va a servirnos.

*24*

# CONCLUSIÓN

Esperamos que este libro le ayude a responder todas sus preguntas acerca de linfedema. Esperamos que le asista en su trato con médicos y terapeutas de linfedema. Esperamos que le dé un sentido de control sobre su futuro y una noción de que existe una comunidad de personas –millones, de hecho– que saben íntimamente lo que les está sucediendo.

## Nota de Gwen

Escribir la primera edición de este libro fue una experiencia tremenda para mí. Me ayudó a crecer como terapeuta, requirió que aprendiera todo lo que pudiera acerca del linfedema y me retó en mi trabajo con pacientes. Escribir la segunda edición, seis años después, ha sido una experiencia aún más grande y más desafiante. Cuando escribí la primera edición llevaba poco tiempo trabajando con linfedema, y ahora me doy cuenta de que no sabía mucho en esa época. Aun así, escribí *todo* lo que sabía acerca de la enfermedad. Desde entonces he aprendido mucho más y tengo muchísima más experiencia como terapeuta. He trabajado con cientos de pacientes en los últimos seis años.

Ha sucedido mucho en el mundo del linfedema desde que salió la primera edición de este libro. Se han llevado a cabo más investigaciones, existen nuevas opciones de tratamiento y productos; han surgido más escuelas y organizaciones, y más fundaciones dedican apoyo económico a la investigación de linfedema. Hace seis años se habían publicado muy pocos artículos acerca de la enfermedad; este año, cuando introduje la palabra *linfedema* a un motor de búsqueda de publicaciones médicas, la búsqueda produjo casi quinientos artículos sobre el tema. (Ese número incrementó a más de mil cuando amplié los criterios de búsqueda para incluir cicatrización inducida por radiación y otras modalidades de tratamiento). En 1999 solo existían un par de opciones de entrenamiento en Norteamérica para terapeutas de linfedema; ahora existen ocho o nueve de estos programas. El resultado es un gran incremento en el número entrenado de terapeutas de linfedema. El número de productos y proveedores también se ha multiplicado significativamente. La primera edición tenía una sección de "Recursos" de únicamente tres páginas; la sección de "Recursos" en este volumen tiene muchísimas más. Es un momento fascinante en el mundo del tratamiento para linfedema.

Continúo sintiéndome bendecida cada día al poder trabajar con personas que tienen linfedema. Es una experiencia enriquecedora para mí. Aunque yo no tengo linfedema siento mucha conexión con aquéllos que sí lo tienen. Tengo un deseo fuerte de ayudarlos, enseñarles y capacitarlos para que ellos mismos se cuiden. Es mi esperanza que este libro proporcione las herramientas necesarias para que los pacientes con linfedema puedan usarlas inmediatamente, hacerlo los llevará al camino de la recuperación.

## Nota de Jeannie

Igual que muchas de las personas que compartieron sus historias personales con nosotros, yo todavía tengo linfedema, pero cada año se desvanece en términos de cuánto pienso en él y el esfuerzo que le dedico. Continúo siendo activa. Me ejercito caminando lo que parece ser la mitad de distancia a Singapur cada año, reacomodo los muebles de vez en cuando y planté un jardín. Tengo una buena dieta y en general tengo una vida plena y gratificante. Todavía me coloco el vendaje si voy a tener un proyecto grande (como limpiar por debajo del sillón) y cuando viajo en avión. Algunos días utilizo las prendas de compresión; incluso las relleno en lugares particularmente obstinados. Admito que el verano pasado me dio pereza y mi brazo se hizo un poco más grande. Gwen ha estado trabajando en él y parece que se está deshinchando. También he comenzado a aprender que mi peso tiene mucho que ver con el estado de mi brazo. Cuando aumento de peso mi brazo responde hinchándose aún más, y cuando bajo de peso alegremente la inflamación se reduce.

Creo que siempre estaré consciente de mi linfedema, pero ya no estaré tan enfocada en él (lea mejor "obsesionada con él") como alguna vez estuve. Ya no pide a gritos mi atención, ahora solo murmulla de vez en cuando si no modero mi vida. Tal y como lo dije en el "Prefacio", por ahora estoy contenta con ese resultado. Saber qué hacer con el linfedema ha sido la clave para mí porque el conocimiento me da opciones. Cada día tomo decisiones en cada aspecto de mi vida, hasta con el linfedema. Cada día mi preocupación por él se desvanece más en la distancia. Mi deseo es que sea igual para cada uno de ustedes que lee este libro.

Aquéllos que tenemos linfedema probablemente lidiemos con él durante el resto de nuestras vidas. Lo que decidamos hacer al respecto depende de cada uno de nosotros. No escogemos tener linfedema, pero tampoco escogemos tener caries en nuestros dientes, así que los limpiamos con hilo dental y acudimos regularmente al dentista. Comemos nuestras porciones diarias de frutas y vegetales; En pocas palabras, nos esforzamos en muchas áreas para mantenernos y crear la mejor salud posible. Así es con el linfedema. Es una condición que simplemente requiere de nuestros cuidados; entre mejor lo atendamos más pronto podremos disfrutar y reanudar las cosas que amamos. ¿No es así con todos los aspectos de la vida?

# notas

## Capítulo 1

1. M. Grabois, "Breast Cancer: Post-Mastectomy Lymphedema", *State of the Art Review, Physical Medicine and Rehabilitation Review* 8: 267–77 (1994).
2. Saskia R. J. Thiadens, *Lymphedema: An Information Booklet*, 4th ed. (San Francisco, CA: National Lymphedema Network, 1996).
3. Peter Mortimer, "The Pathophysiology of Lymphedema", *Cancer Supplement* 83 (12): 2798–2802 (15 Diciembre 1998).
4. Judith R. Casley-Smith, *Information about Lymphoedema for Patients,* 6th ed. (Malvern, Australia: Lymphoedema Association of Australia, 1997).
5. A. Bollinger et al., "Aplasia of Superficial Lymphatic Capillaries in Hereditary and Connatal Lymphedema (Milroy's Disease)", *Lymphology* 16:27–30 (1983).
6. National Cancer Institue, Paper on Breast Cancer Treatment, NCI publication, U.S. National Institutes of Health (Mayo 2004).
7. B. Fisher et al., "Five-Year Results of a Randomized Clinical Trial Comparing Total Mastectomy and Segmental Mastectomy with or without Radiation in the Treatment of Breast Cancer", *New England Journal of Medicine* 312(11): 665–73 (1985).
8. J. Armer et al., "Lymphedema Following Breast Cancer Treatment, Including Sentinel Lymph Node Biopsy", *Lymphology* 37(2): 73–91 (2004).
9. Peter Pressman, "Surgical Treatment and Lymphedema", *Cancer Supplement* 83(12): 2782–87 (15 Diciembre 1998).
10. D. S. Lind, B. L. Smith, y W. W. Souba, "Breast Procedures", en *ACS Surgery: Principles and Practice 2004,* ed. American College of Surgeons (Danbury, CT: WebMD Professional Publishing Inc., 2004) 187–200.
11. U. Veronesi et al., "A Randomized Comparison of Sentinel Node Biopsy with Routine Axillary Dissection in Breast Cancer", *The New England Journal of Medicine* 349: 546–53 (Agosto 2003).
12. W. E. Burak et al., "Sentinel Lymph Node Biopsy Results in Less Postoperative Morbidity Compared with Axillary Lymph Node Dissection for Breast Cancer", *American Journal of Surgery* 183(1): 23–27 (Enero 2002).
13. M. Golshan, W. J. Martin, y K. Dowlatshahi, "Sentinel Lymph Node Biopsy Lowers the Rate of Lymphedema when Compared with Standard Axillary Lymph Node Dissection", *The American Surgeon* 69(3): 209–211 (Marzo 2003).

14. C. Ozaslan y B. Kuru, "Lymphedema after Treatment of Breast Cancer", *American Journal of Sugery* 187(1): 69–72 (Enero 2004).

15. R. H. Ronka et al., "Breast Lymphedema after Breast Conserving Treatment", *Acta Oncologica* 43 (6): 551–57 (2004).

16. R. H. Baron et al., "Eighteen Sensations after Breast Cancer Surgery: A Comparison of Sentinel Lymph Node Biopsy and Axillary Lymph Node Dissection", *Oncology Nursing Forum* 29(4): 651–59 (Mayo 2002).

17. K. K. Swenson et al., "Comparison of Side Effects Between Sentinel Lymph Node and Axillary Lymph Node Dissection for Breast Cancer", *Annals of Surgical Oncology* 9(8): 745–53 (Octubre 2002).

18. A. H. Moskovitz et al., "Axillary Web Syndrome After Axillary Dissection", *American Journal of Surgery* 181(5): 434–39 (2001).

19. S. B. Edge et al., "Emergence of Sentinel Node Biopsy in Breast Cancer as Standard of Care in Academic Comprehensive Cancer Centers", abstract, *Breast Diseases: A Yearbook Quarterly* vol. 15, no. 3 (Octubre–Diciembre 2004).

20. H. I. Vargas et al., "Lymphatic Tumor Burden Negatively Impacts the Ability to Detect the Sentinel Lymph Node in Breast Cancer", abstract, *Breast Diseases: A Yearbook Quarterly* vol. 15, no. 2 (Julio–Septiembre 2004).

21. Allen G. Meek, "Breast Radiotherapy and Lymphedema", *Cancer Supplement* 83(12): 2788–97 (15 Diciembre 1998).

22. "Advances in Early-Stage Breast Cancer Treatment", *Harvard Women's Health Watch* vol. 12, no. 2 (Octubre 2004).

23. W. L. Murillo, "Contralateral Breast Management in Breast Reconstruction", *Seminars in Plastic Surgery* 16(1): 77–92 (2002).

24. N. E. Rogers y R. J. Allen, "Radiation Effects on Breast Reconstruction: A Review", *Seminars in Plastic Surgery* 16(1): 19–25 (2002).

25. S. J. Kronowitz et al., "Delayed-immediate Breast Reconstruction", *Plastic Reconstructive Surgery* 113(6): 1617–28 (Mayo 2004).

26. M. Overgaard et al., "Postoperative Radiotherapy in High-Risk Premenopausal Women with Breast Cancer Who Receive Adjuvant Chemotherapy", *New England Journal of Medicine* 337: 949–55 (1997).

27. J. Ragaz et al., "Adjuvant Radiotherapy and Chemotherapy in Node-Positive Premenopausal Women with Breast Cancer", *New England Journal of Medicine* 337:956–62 (1997).

28. Hester Hill Schnipper, *After Breast Cancer* (New York: Bantam Books, 2003), 52–55.

29. H. Brorson, "Liposuction in Arm Lymphedema Treatment", *Scandinavian Journal of Surgery* 92(4): 287–95 (2003).

30. V. S. Erickson et al., "Arm Edema in Breast Cancer Patients", *Journal of the National Cancer Institute* 93(2): 96–111 (17 Enero 2001).

31. C. S. Hinrichs et al., "Lymphedema Secondary to Postmastectomy Radia-

tion: Incidence and Risk Factors", *Annals of Surgical Oncology* 11(6): 573–80 (Junio 2004).

32. S. V. Deo et al., "Prevalence and Risk Factors for the Development of Lymphedema Following Breast Cancer Treatment", *Indian Journal of Cancer* 41(1): 8–12 (Enero-Marzo 2004).

33. M. Golshan, W. J. Martin, y K. Dowlatshahi, "Sentinel Lymph Node Biopsy Lowers the Rate of Lymphedema when Compared with Standard Axillary Lymph Node Dissection", *The American Surgeon* 69(3): 209–211; discussion 212 (Marzo 2003).

34. R. H. Ronka et al., "Breast Lymphedema after Breast Conserving Treatment", *Acta Oncologica* 43(6): 551–57 (2004).

35. Conferencia por Nicole Gergich, "Breast and Truncal Edema Management", Reno, NV, 2004 NLN Conference.

36. C. S. Hinrichs et al., "LYmphedema Secondary to Postmastectomy Radiation: Incidence and Risk Factors", *Annals of Surgical Oncology* 11(6): 573–80 (Junio 2004).

37. M. Deutsch y J. C. Flickinger, "Arm Edema after Lumpectomy and Breast Irradiation", *American Journal of Clinical Oncology* 26(3): 229–31 (Junio 2003).

38. K. Johansson et al., "Factors Associated with the Development of Arm Lymphedema Following Breast Cancer Treatment: A Match Pair Case-Control Study", *Lymphology* 35(2): 59–71 (Junio 2002).

39. A. Meek et al., "The Influence of Body Mass Index (BMI) on the Development of Lymphedema in Women Diagnosed with Breast Cancer", *NLN Newsletter* vol. 13, no. 1 (Enero–Marzo 2001).

## Capítulo 2

1. Michael Foeldi, "Treatment of Lymphedema", *Lymphology* 27:1–5 (1994).

2. Judith R. Casley-Smith, "Signs to Be Aware of for the Onset of Lymphoedema", *Lymphoedema Association of Autralia Newsletter* 6 (1996).

3. *Lymphedema* (Bethesda, MD: National Cancer Institute, 1997), 4. Redistributed by University of Bonn Medical Center, 1997.

4. Michael J. Brennan, "Lymphedema Following the Surgical Treatment of Breast Cancer: A Review of Pathophysiology and Treatment", *Journal of Pain and Symptom Management* 7(2): 112 (1992).

5. Jeanne A. Petrek y Melissa Heelan, "Incidence of Breast Carcinoma-Related Lymphedema", *Cancer Supplement* 83(12): 2776–81 (15 Diciembre 1998).

6. Consensus Document of the International Society of Lymphology Executive Committee, "The Diagnosis and Treatment of Peripheral Lymphedema", *Lymphology* 28: 113–17 (1995).

7. Michael Foeldi, "Treatment of Lymphedema", *Lymphology* 27: 1–5 (1994).

## Capítulo 3

1. John W. Hole, Jr., "Lymphatic System", en *Human Anatomy & Physiology*, 6th ed. (Dubuque, IA: William C. Brown Publishers, 1993), 716–23.
2. Walter D. Glanze, Kenneth Anderson, y Lois E. Anderson, eds., "Lymphocyte", en *Signet/Mosby Medical Encyclopedia* (Bergenfield, NJ: Signet New American Library, 1987), 365.
3. Ingrid Kurz, *Textbook of Dr. Vodder's Manual Lymph Drainage, Volume 2: Therapy*, 2nd ed. (Heidelberg, Germany: Karl F. Haug Publishers, 1989), 43–45.

## Capítulo 5

1. Kathy LaTour, *The Breast Cancer Companion* (New York: Avon Books, 1993), 380–88.
2. Saskia R. J. Thiadens y Mitchelle Tanner, "Lymphedema, Breast Cancer and the Brassiere", *National Lymphedema Network Newsletter* vol. 9, no. 3:9 (Julio 1997).
3. DeCourcy Squire, "Cool Tips for a Hot Summer", *National Lymphedema Network Newsletter* vol. 13, no. 3 (Julio–Septiembre 2001).
4. Peter Mortimer, "Managing Lymphedema", *Clinical and Experimental Dermatology* 20:98–106 (1995).
5. E. Foeldi, M. Foeldi y L. Clodius, "The Lymphedema Chaos: A Lancet", *Annals of Plastic Surgery* 22(6): 509 (1989).
6. Consensus Document of the International Society of Lymphology Executive Committee, "The Diagnosis and Treatment of Peripheral Lymphedema", *Lymphology* 28: 113–17 (1995).
7. Judith R. Casley-Smith, *Information about Lymphoedema for Patients*, 6th ed. (Malvern, Australia: Lymphoedema Association of Australia, 1997).
8. Judith R. Casley-Smith, "Tips for Travel", *National Lymphedema Network Newsletter* vol. 12, no. 2 (Abril–Junio 2000).
9. Judith Casley-Smith y John R. Casley-Smith, *Information about Lymphoedema for Patients*, 6th ed. (Malvern, Australia: Lymphoedema Association of Australia, 1997), 24.
10. A. H. Mokdad et al., "The Spread of the Obesity Epidemic in the United States", *Journal of the American Medical Association* 282(16): 1519–22 (Octubre 1999).
11. American Institute of Cancer Research booklet, *A Healthy Weight for Life* E35-WL/F47, http://www.aicr.org/publications/brochures (acceso el 8 Julio de 2005).
12. Sonja L. Connor y William F. Connor, Chapter 1 en *The New American Diet* (New York: Simon and Schuster, 1989).
13. J. A. Petrek et al., "Lymphedema in a Cohort of Breast Carcinoma Survivors 20 Years after Diagnosis", *Cancer* 92: 1368–77 (Septiembre 2001).

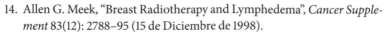

14. Allen G. Meek, "Breast Radiotherapy and Lymphedema", *Cancer Supplement* 83(12): 2788–95 (15 de Diciembre de 1998).
15. M. Deutsch y J. C. Flickinger, "Arm Edema after Lumpectomy and Breast Irradiation", *American Journal of Clinical Oncology* 26(3): 229–31 (Junio 2003).
16. C. Ozaslan y B. Kuru, "Lymphedema after Treatment of Breast Cancer", *American Journal of Surgery* 187(1): 69–72 (Enero 2004).
17. J. A. Petrek, News from MSKCC, *Cancer News,* http://www.mskcc.org (Junio 1998).
18. U. S. Dept. of Health and Human Services, *Diet, Nutrition and Cancer Prevention: A Guide to Food Choices,* NIH publication no. 87-2878 (Washington, DC: Government Printing Office, 1986).
19. American Institute for Cancer Research booklet, *Diet and Health Recommendations for Cancer Prevention* E36-DH/F31.
20. Conferencia por Wendy Kohatsu, "Nutrition and Diet Sense", Women's Health Conference, OHSU Integrative Medicine Clinic, Portland, OR, Mayo 2004.
21. Sonja L. Connor y William E. Connor, *The New American Diet Cookbook* (New York: Simon and Schuster, 1997).
22. Miles Hassell, Optimal Nutrition and Exercise to Reduce the Risk of Breast Cancer, Providence Health System, 2003.
23. Saskia R. J. Thiadens, "Prevention and Treatment of Lymphedema", *Innovations in Oncology Nursing* 10(3): 62–63 (1994).
24. The Cleveland Clinic Foundation Heart Center, Section of Preventive Cardiology and Rehabilitation, "The Heart-Health Benefits of Chocolate Unveiled", 2004, http://www.clevelandclinic.org/heartcenter/pub/guide/prevention/nutrition/chocolate.htm (acceso el 12 Julio 2005).
25. A. S. Malin et al., "Intake of Fruits, Vegetables and Selected Micronutrients in Relation to the Risk of Breast Cancer", *Breast Diseases: A Yearbook Quarterly* vol. 15, no. 2 (2004).
26. Michael J. Brennan y Linda Miller, "Overview of Treatment Options in Management of Lymphedema", *Cancer Supplement* 83(12): 2821–27 (15 de Diciembre de 1998).
27. Linda Miller, "Lymphedema: Unlocking the Doors to Successful Treatment", *Innovations in Oncology Nursing* 10(3): 53–62 (1994).
28. Judith R. Casley-Smith, "Scuba Diving", *Lymphoedema Association of Australia Newsletter* 9 (1995).

## Capítulo 6

1. H. Wittlinger y G. Wittlinger, *Introduction to Dr. Vodder's Manual Lymph Drainage* (Heidelberg, Germany: Karl F. Haug Publishers, 1986).
2. M. Foeldi, Ethel Foeldi y H. Weissleder, "Conservative Treatment of

Lymphoedema of the Limbs", *Angiology, Journal of Vascular Diseases* 36(3): 171–80 (Marzo 1985).

3. E. Foeldi, M. Foeldi y L. Clodius, "The Lymphedema Chaos: A Lancet", *Annals of Plastic Surgery* 22(6): 505–15 (1989).
4. Deborah Kelly, *A Primer on Lymphedema*, (Upper Saddle River, NJ: Prentice Hall, 2002), 66.
5. Robert Lerner, "What's New in Lymphedema Therapy in America?" *International Journal of Angiology* 7(3): 191–96 (1998).
6. Consensus Document of the International Society of Lymphology Executive Committee, "The Diagnosis and Treatment of Peripheral Lymphedema", *Lymphology* 28: 113–17 (1995).
7. M. Boris, S. Weindorf, y B. Lasinski, "Persistence of Lymphedema Reduction after Noninvasive Complex Lymphedema Therapy", *Oncology* 11(1): 99–109; discussion 110, 113–14 (Enero 1997).
8. A. L. Cheville et al., "Lymphedema Management", *Seminars in Radiation Oncology* 13(3): 290–301 (Julio 2003).
9. Stanley G. Rockson et al., "Diagnosis and Management of Lymphedema", *Cancer Supplement* 83(12): 2882–85 (1998).
10. Judith R. Casley-Smith y John R. Casley-Smith, "Modern Treatment of Lymphoedema 1. Complex Physical Therapy: The First 200 Australian Limbs", *Australian Journal of Dermatology* 33:61–68 (1992).

## Capítulo 7

1. A. D. Domar, *Healing Mind, Healthy Woman* (New York: Dell Publishing, 1996).
2. Joan Borysenko, *Minding the Body, Mending the Mind* (New York: Bantam Books, 1988), 62–67.
3. Managing Stress and Anxiety Workbook (Kaiser Permanente, 1996).

## Capítulo 8

1. H. Wittlinger y G. Wittlinger, *Textbook of Dr. Vodder's Manual Lymph Drainage*, vol. 1, 5th ed., ed. Robert Harris (Brussels, Belgium: Haug International, 1995).
2. Michael Foeldi, "Treatment of Lymphedema", *Lymphology* 27:1–5 (1994).
3. Joachim E. Zuther, "Understanding Lymphedema", *PT/OT Today* 5(39): 15–22 (1997).
4. Renato Kasseroller, notas de clase de Therapy II y III (Victoria, Canada: Dr. Vodder School of North America, Agosto 1997).
5. H. Wittlinger y G. Wittlinger, *Textbook of Dr. Vodder's Manual Lymph Drainage*, 74.
6. Inédito adaptado de la conferencia dictada por Nicole Gergic, "Breast and Truncal Lymphedema", National Lymphedema Network Conference, Reno, Nevada (Octubre 2004).

## Capítulo 10

1. M. Leidenius et al., "Motion Restriction and Axillary Web Syndrome after Sentinel Node Biopsy and Axillary Clearance in Breast Cancer", *American Journal of Surgery* 185(2): 127–30 (Febrero 2003).
2. A. H. Moskovitz et al., "Axillary Web Syndrome after Axillary Dissection", *American Journal of Surgery* 181(5): 434–39 (2001).
3. Conferencia por Jane Kepics, "Physical Therapy Treatment of Axillary Web Syndrome after Breast Cancer Treatment", National Lymphedema Network National Conference, Reno, Nevada (Octubre 2004).
4. Material de curso, Theresa Schmidt, "Myofascial Release", sponsored by Cross Country University, Portland, Oregon (2004).
5. S. Delanian et al., "Randomized Placebo-Controlled Trial of Combined Pentoxifylline and Tocopherol for Regression of Superficial Radiation-Induced Fibrosis", *Journal of Clinical Oncology* 21 (13): 2545–50 (Julio 2003).
6. P. Okunieff et al., "Pentoxifylline in the Treatment of Radiation-Induced Fibrosis", *Journal of Clinical Oncology* 22(11): 2207–13 (Junio 2004).

## Capítulo 12

1. H. Wittlinger y G. Wittlinger, *Textbook of Dr. Vodder's Manual Lymph Drainage,* vol. 1, 5th ed., ed. Robert Harris (Brussels, Belgium: Haug International, 1995), 56.
2. Judith R. Casley-Smith, "Treatment for Lymphoedema of the Arm: The Casley-Smith Method", *Cancer Supplement* 83(12): 2843–60 (15 Diciembre 1998).
3. Judith Casley-Smith y John R. Casley-Smith, *Information about Lymphoedema for Patients,* 6th ed. (Malvern, Australia: Lymphoedema Association of Australia, 1997), 24.
4. Esther Muscari-Lin, "Truncal Lymphedema", *National Lymphedema Network Newletter* vol. 16, no. 1 (Enero–Marzo 2004).
5. Judith Casley-Smith y John R. Casley-Smith, "Compression Bandages in the Treatment of Lymphoedema".
6. Ethel Foeldi, "Treatment of Lymphedema", *Cancer Supplement* 83(12): 2833–34 (15 de Diciembre de 1998).
7. Robert Lerner, "Effects of Compression Bandaging", *Lymphology* 33(2): 169–70 (Junio, 2000).
8. Linda Miller, "An Introduction to the Management of Breast Cancer Lymphedema: An Integrated Approach", de notas de clase, Anaheim, California, Noviembre de 1996.
9. Judith R. Casley-Smith y John R. Casley-Smith, "Modern Treatment of Lymphoedema 1. Complex Physiotherapy: The First 200 Australian Limbs", *Australian Journal of Dermatology* 33:63–69 (1992).
10. Linda Miller, "Lymphedema: Unlocking the Doors to Successful Treatment", *Innovations in Oncology Nursing* 10(3): 53–62 (1994).

11. Susan Harris y Antoinette Megens, "Physical Therapist Management of Lymphedema Following Treatment for Breast Cancer: A Central Review of Its Effectiveness", *Physical Therapy* 78(12): 1302–11 (1998).
12. Judith R. Casley-Smith et al, "Complex Physical Therapy for the Lymphoedematous Arm", *Journal of Hand Surgery* 17(4): 437–41 (Agosto 1992).
13. Claud Regnard, Caroline Badger y Peter Mortimer, *Lymphoedema: Advice on Treatment*, 2nd ed. (Beaconsfield, England: Beaconsfield Publishers, 1991), 4–8.

## Capítulo 13

1. Kenzo Kase, Jim Wallis y Tsuyoshi Kase, *Clinical Therapeutic Applications of Kinesio Taping Method* (Tokyo, Japan: Kinesio Taping Association, 2003).
2. Kenzo Kase, *Illustrated Kinesio Taping*, 3rd ed., (Albuquerque, NM: Universal Printing and Publishing, 2000).
3. Michael Foeldi, "Treatment of Lymphedema", *Lymphology* 27:1–5 (1994).
4. E. Foeldi, M. Foeldi, y L. Clodius, "The Lymphedema Chaos: A Lancet", *Annals of Plastic Surgery* 22(6): 509 (1989).
5. A. Szuba, R. Achula, S. Rockson, "Decongestive Lymphatic Therapy for Patients with Breast Carcinoma-Associated Lymphedema. A randomized, prospective study of a role for adjunctive intermittent pneumatic compression", *Cancer* 95(11): 2260–67 (Diciembre 2002).
6. Judith R. Casley-Smith y John R. Casley-Smith, *Information Booklet of the Lymphoedema Association of Australia* (Adelaide, Australia: University of Adelaide, Marzo 1997).
7. Consensus Document of the International Society of Lymphology Executive Committee, "The Diagnosis and Treatment of Peripheral Lymphedema", *Lymphology* 28:113–17 (1995).
8. Guenter Klose, "Treatment Choices for Chronic Extremity Lymphedema", *Physical Therapy Forum* 5(39): 19–22 (19 Noviembre 1991).
9. Deborah Kelly, *A Primer on Lymphedema* (Upper Saddle River, NJ: Prentice Hall, 2002).

## Capítulo 16

1. A. L. Schwartz et al., "Exercise Reduces Daily Fatigue in Women with Breast Cancer Receiving Chemotherapy", *Medical Science, Sports, and Exercise* 33(5): 718–23 (Mayo 2001).
2. J. D. Potter et al., booklet, *Diet and Health Recommendations for Cancer Prevention*, World Cancer Research Fund/American Institute for Cancer Research Expert Panel (2004).
3. David C. Nieman, *The Exercise-Health Connection* (Champaign, IL: Human Kinetics, 1998) 65–67.

4. M. Deutsch y J. C. Flickinger, "Arm Edema after Lumpectomy and Breast Irradiation", *American Journal of Clinical Oncology* 26(3): 229–31 (Junio 2003).

5. K. Johansson et al., "Factors Associated with the Development of Arm Lymphedema Following Breast Cancer Treatment: A Match Pair Case-Control Study", *Lymphology* 35(2): 59–71 (Junio 2002).

6. Allen G. Meek, "Breast Radiotherapy and Lymphedema", *Cancer Supplement* 83(12): 2788 (15 Diciembre 1998).

7. Stanley Rockson et al., "Diagnosis and Management of Lymphedema", *Cancer Supplement* 83(12): 2882–85 (15 de Diciembre de 1998).

8. Michael Alter, *Sport Stretch* (Champaign, IL: Human Kinetics, 1990), 1–25.

9. Linda Miller, "Exercise in Management of Breast Cancer-Related Lymphedema", *Innovations in Breast Cancer Care* 3(4): 101–106 (Septiembre 1998).

10. Kenneth Cooper, *The Aerobic Program for Total Well-Being* (New York: M. Evans, 1982), 112.

11. Linda Miller y Michael Brennan, "Overviews of Treatment Options and Review of the Current Role and Use of Compression Garments, Intermittent Pumps, and Exercise in the Management of Lymphedema", *Cancer Supplement* 83(12): 2821–27 (15 de Diciembre de 1998).

12. Charles McGarvey III, "Rehab of the Breast Cancer Patient", in *Physical Therapy for the Cancer Patient* (New York: Churchill Livingston, 1990), 67–84.

13. Judith R. Casley-Smith, "Treatment for Lymphoedema of the Arm: The Casley-Smith Method", *Cancer Supplement* 83(12): 2843–60 (15 de Diciembre de 1998).

14. Marisa Perdomo, "Conservative Management of Upper Extremity Lymphedema in Cancer Patients", in *Course Notebook, North American Seminars* (Kirkland, WA: 1998).

15. Bob Anderson y Jean Anderson, *Stretching 20th Anniversary* (Bolinas, CA: Shelter Publications, 2000).

16. D. C. McKenzie y A. L. Kalda, "Effect of Upper Extremity Exercise on Secondary Lymphedema in Breast Cancer Patients: A Pilot Study", *Journal of Clinical Oncology* 21(3): 463–66 (Febrero 2003).

17. Linda Miller, "Exercise in Management of Breast Cancer-Related Lymphedema", *Innovations in Breast Cancer Care* 3(4): 101–106 (Septiembre 1998).

18. Bonnie Lasinksi, "Exercise, Lymphedema and the Limb at Risk", *National Lymphedema Network Newsletter* vol. 13, no. 2 (2001).

19. John R. Casley-Smith y Judith R. Casley-Smith, "Aircraft Flights and Scuba Diving", *National Lymphedema Network Newsletter* 7(3): 8–9 (1995).

20. "Steps for Health" University of Nebraska Cooperative Extension, Lincoln, NE, http://www.lancaster.unl.edu/food/WALK.htm (consultado el 12 de Julio de 2005).

21. S. Harris y S. Niesen-Vertommen, "Challenging the Myth of Exercise Induced Lymphedema Following Breast Cancer: A Series of Case Reports", *Journal of Surgical Oncology* 74:94–99 (2000).

## Capítulo 18

1. J. Rovig, M. Miller y Saskia R. J. Thiadens, "Suggested Guidelines: Questions to Ask when Contacting a Lymphedema Treatment Center", *National Lymphedema Network* special circular (Octubre 1995).

## Capítulo 19

1. Beverly R. Mirolo et al., "Psychosocial Benefits of Postmastectomy Lymphedema Therapy", *Cancer Nursing* 18(3): 197–205 (1995).
2. Saskia R. J. Thiadens, "18 Steps to Prevention for Upper Extremities", *National Lymphedema Network* special circular (Abril 1997).

## Capítulo 21

1. Norman Cousins, *Anatomy of an Illness, as Perceived by the Patient: Reflections on Healing and Regeneration* (New York: Bantam Books, 1981), 27–48.
2. Norman Cousins, *Anatomy of an Illness*, 48.
3. Lee Berk et al., "Neuroendocrine and Stress Hormone Changes During Mirthful Laughter", *The American Journal of Medical Science* 298(6): 390–96 (Diciembre 1989).
4. Lee Berk, "Modulation of Neuroimmune Parameters During the Eustress of Humor Associated Mirthful Laughter", *Journal of Alternative Therapies in Health and Medicine* 7(2): 62–76 (Marzo 2001).
5. Robert R. Provine, *Laughter: A Scientific Investigation* (New York: Viking Penguin, 2000).
6. Kenneth N. Anderson, *The Signet/Mosby Medical Encyclopedia* (New York: Signet New American Library, 1985), 547.
7. Mark Golin, "Natural Tranquilizers: Stress Relief That Works Round the Clock", *Prevention* 47(12): 65–74 (Diciembre 1995).
8. Philip J. Hilts, "Health Maintenance Organizations Turn to Spiritual Healing", *The New York Times* 37, 27 de Diciembre de 1995.
9. Cathy Perlmutter, "Break Free from Fatigue Now and Forever", *Prevention* 48(12): 102 (Diciembre 1996).
10. Bernie S. Siegel, *Love, Medicine and Miracles* (New York: Harper and Row, 1986), 147–56.
11. G. D. Jacobs, "The Physiology of Mind-Body Interactions: The Stress Response and the Relaxation Response", *Journal of Alternative Complementary Medicine* 7 suppl. 1: S83–92 (2001).
12. Joan Borysenko, *Minding the Body, Mending the Mind* (New York: Bantam Books, 1987), 36.

13. Bernie S. Siegel, *Love, Medicine and Miracles,* 149.
14. Íbid., 150.
15. Íbid., 156.

## Capítulo 23

1. T. Ashikaga et al., "Support Care", *Cancer* 10(7): 542–48 (Octubre 2002).
2. C. J. Carati et al., "Treatment of Postmastectomy Lymphedema with Low-Level Laser Therapy: A Double Blind, Placebo-Controlled Trial", *Cancer* 98(6): 1114–22 (15 de Septiembre de 2003).
3. "Clinical Trial: Hyperbaric Oxygen Therapy Compared With Standard Therapy in Treating Chronic Arm Lymphedema in Women Who Have Undergone Radiation Therapy for Early Breast Cancer", http://www.clini caltrials.gov/ct/gui/show/NCT00077090 (consultado el 14 de Junio de 2005).
4. Judith R. Casley-Smith, "Other Oral Products Which May Be Useful in Place of Coumarin", *Lymphoedema Association of Australia Newsletter* 2 (1996).
5. Arnold Pike, "Pycnogenol: A Gift from the Pines", *Let's Live* (reprint), Enero 1992.
6. Paul Hutson, *Study ID Numbers: R21 AT001724-01,* University of Wisconsin Comprehensive Cancer Center and School of Pharmacy, Octubre 2004.
7. Linda Edwards, "General, Clinical Use of Maritime Pine Pycnogenol", *Fairborne Pycnogenol Monograph* 1:8 (14 de Julio de 1997).
8. J. Anderson y B. Deskins, "Selenium", en *The Nutrition Bible* (New York: William Morrow, 1995).
9. Frank Bruns, Oliver Micke y Michael Bremer, "Current Status of Selenium and Other Treatments for Secondary Lymphedema", *Journal of Supportive Oncology* 1:121–38 (2003).
10. Judith R. Casley-Smith, "What Is Lymphedema?" en *Information about Lymphoedema for Patients,* 6th ed. (Malvern, Australia: Lymphoedema Association of Australia, 1997), 3.
11. Charles L. Loprinzi et al., "Lack of Effect of Coumarin in Women with Lymphedema after Treatment for Breast Cancer", *The New England Journal of Medicine* 340(5): 346 (4 de Febrero de 1999).
12. M. H. Pittler y E. Ernst, "Horse-Chestnut Seed Extract for Chronic Venous Insufficiency: A Criteria-Based Systematic Review", *Archives of Dermatology* 134(11): 1356–60 (Noviembre 1998).
13. Para información acerca del estudio ver: http://www.medicine.wisc.edu /mainweb/DOMPages.php?section=medicaloncology&page=lymphe dema.

# glosario

*abdomen.* Sección del cuerpo entre el pecho y la pelvis.

*acupuntura.* Medicina tradicional china que involucra la inserción de agujas finas al cuerpo en lugares específicos.

*adyuvante.* Término utilizado para describir un tratamiento.

*auxiliar.* Para el cáncer, puede ser quimioterapia, radiación o terapia hormonal que se utiliza para controlar, destruir o reducir las células cancerígenas que pueden haber migrado a otras partes del cuerpo.

*aeróbico.* Que ocurre en la presencia de oxígeno. El ejercicio aeróbico hace que el corazón y los pulmones trabajen más para cumplir con la necesidad de oxígeno de los músculos.

*afectado.* Cuando se utiliza en referencia a sistemas físicos, designa a aquéllos que se encuentran en peligro o no están funcionando a una capacidad óptima.

*anastomosis.* Las líneas invisibles que dividen varias secciones linfáticas del cuerpo. La anastomosis vertical está marcada por el esternón, las horizontales por la cintura y las clavículas.

*angión.* Un solo vaso (como un vaso linfático) que se encuentra entre dos válvulas adyacentes.

*antibióticos.* Medicinas u otras sustancias que destruyen o inhiben el crecimiento de microorganismos.

*anticuerpos.* Moléculas de proteína producidas por el sistema linfático que combaten bacterias, virus y otros cuerpos extraños.

*antioxidantes.* Sustancias que inhiben reacciones promovidas por el oxígeno. Se cree que los antioxidantes juegan un papel en la prevención o en la reducción del crecimiento de algunos tipos de cáncer.

*arteria.* Vaso sanguíneo que lleva sangre oxigenada desde el corazón hacia el resto del cuerpo.

*arterial.* Que corresponde a las arterias.

*atrofia.* Reducción en el tamaño de una célula, tejido, órgano, u otra parte del cuerpo debido a la falta de nutrición de dicha parte. Generalmente es el desgaste de un tejido corporal o un órgano.

*automasaje.* Masaje que se realiza uno mismo, por ejemplo estimular los ganglios linfáticos y mover linfa.

*axila.* Espacio debajo del hombro entre la parte superior del brazo y el costado del pecho (también se le llama *sobaco*).

*axilas.* Plural de axila.

*barrer.* En el masaje, un empujón suave en la dirección en la que debe de fluir la linfa.

*barriga.* Ver *abdomen.*

*benzopirenos.* Compuestos que estimulan el sistema inmune ayudándolo a remover proteínas estancadas de los tejidos corporales, teóricamente ayudando así en la reducción de linfedema. También llamados *cumarina* o *Lodema.* Actualmente no están aprobados por la FDA.

*bioflavonoides.* También llamados *vitamina P.* Los bioflavonoides son necesarios para la absorción de vitamina C.

*biológico.* Relativo a la vida y los seres vivos. En la medicina, un producto utilizado en la prevención o tratamiento de una enfermedad.

*biopsia de ganglio centinela.* Procedimiento quirúrgico en que se inyecta tinte al tumor mamario, el cual viaja por los vasos linfáticos al primer ganglio de la axila. Se extirpa ese ganglio y se evalúa para ver si tiene cáncer. Si el ganglio es negativo, se puede evitar la disección ganglionar axilar.

*bomba de compresión.* Ver *bomba vasoneumática.*

*bomba de compresión secuencial.* Ver *bomba vasoneumática.*

*bomba vasoneumática.* Bomba conectada a una manga que rodea el brazo o la pierna involucrada y que distribuye presión de manera segmentaria de distal a proximal para retirar la linfa de la extremidad. También se le conoce como *bomba de compresión secuencial.*

*cáncer de mama invasivo.* Cáncer de mama que se ha extendido hacia tejido que no es mamario.

*capacidad de transporte.* Cantidad de líquido linfático que es capaz de transportar el sistema linfático. El fluido se mueve continuamente desde el torrente sanguíneo hacia los tejidos y de regreso a la sangre. Si se excede la capacidad de transporte, la linfa se estancará causando linfedema.

*capilares.* Son los vasos sanguíneos más pequeños que unen las arterias con las venas.

*capilares arteriales.* Vasos sanguíneos más pequeños del sistema arterial. Los capilares arteriales se encuentran al final de las arterias, donde se conectan con capilares venosos. De ahí, la sangre sin oxígeno fluye a través de las venas de regreso al corazón.

*capilar linfático.* El vaso más pequeño que lleva linfa.

*cardiovascular.* Relativo al corazón y los vasos sanguíneos.

*CAT scan.* Ver *ecografía tridimensional.*

*cavidad torácica.* El espacio dentro del pecho.

*capilares venosos.* Venas pequeñas que se conectan con capilares arteriales.

*célula B.* Un tipo de glóbulo blanco, también llamado *linfocito*, que juega un papel en la respuesta inmune del cuerpo.

*célula T.* Un glóbulo blanco pequeño que tiene varias funciones en el sistema inmune. Llamada "célula asesina" porque secreta compuestos especiales que asisten a las células B en destruir proteínas extrañas. También llamada *linfocito T.*

*celulitis.* Infección de la piel o tejido subcutáneo. Los síntomas son calor, enrojecimiento, dolor e inflamación.

*cintura escapular.* Soporte del cuerpo y del hombro. Consiste de la escápula, clavícula, el brazo superior y músculos y ligamentos que se relacionan con éstos.

*círculos estacionarios.* En el masaje, movimientos circulares que se realizan en un lugar del cuerpo (tal como la base del cuello) con las yemas planas de los dedos.

*cirugía conservadora de mama.* Tratamiento quirúrgico para el cáncer de mama que elimina solo al tumor, un poco de tejido alrededor del tumor y ganglios linfáticos axilares. También conocido como *lumpectomía* o *mastectomía segmentaria.*

*cirugía reconstructiva.* Cirugía para reconstruir algo que ha sido removido, como por ejemplo la cirugía reconstructiva de mama después de una mastectomía.

*colateral.* Accesorio o secundario, no directo, tal como los vasos pequeños de acceso.

*columna torácica xifótica.* Curvatura de la columna torácica desde el área cervical baja hasta la lumbar superior. Caracterizada por vértebras y costillas adheridas.

*complicación.* Una enfermedad o condición secundaria que se desarrolla durante el curso de una enfermedad o condición primaria.

*compresión segmentaria.* Presión que aplicada en secuencia causa que el líquido linfático circule y se retire de la extremidad afectada.

*congénito.* Presente desde el nacimiento.

*congestionado.* Tener una acumulación excesiva de algo (de un líquido, por ejemplo).

*constricción.* Un apretamiento. Acto de hacer algo más estrecho.

*contracción.* Un acortamiento o el desarrollo de tensión, tal como la contracción muscular.

*contraindicación.* Cualquier condición que hace que un tratamiento sea incorrecto o indeseable.

*contralateral.* Que corresponde al lado opuesto.

*cosmético.* Hacerlo bonito, estético; hecho para preservar la belleza; hecho para mejorar la apariencia.

*cuadrante.* Una cuarta parte. Sección.

*cuadrante involucrado.* El cuadrante de drenaje linfático del cuerpo que presenta linfedema.

*cumarina.* Ver *benzopirenos.*

*diafragma.* Partición o membrana muscular que separa las cavidades del pecho y del abdomen.

*dicloxacilina.* Antibiótico especialmente efectivo en el tratamiento de infecciones de la piel.

*disección ganglionar axilar.* Procedimiento quirúrgico que involucra quitar los ganglios linfáticos de la axila.

*distal.* Situado distante al punto de inserción u origen; por ejemplo, el codo es distal al hombro.

*diuréticos.* Medicinas u otras sustancias que promueven la formación y liberación de orina.

*DLM.* Ver *drenaje linfático manual.*

*drenaje linfático manual (DLM).* Una técnica especial de masaje que transporta líquido linfático desde una zona del cuerpo congestionada o edema hacia una zona con linfáticos que funcionan. Se utiliza para tratar el linfedema.

*ducto torácico.* El ducto principal de colección del sistema linfático, recibe linfa del lado izquierdo de la cabeza, cuello y pecho, el brazo izquierdo superior y el cuerpo completo por debajo de las costillas. Se localiza en la parte alta del abdomen y corre a través del tórax (pecho).

*ecografía tridimensional.* Tomografía axial computarizada. Una radiografía computarizada que produce una imagen tridimensional de alto detalle del interior del cuerpo.

*edema.* La presencia de cantidades anormalmente grandes de líquido en los espacios de los tejidos del cuerpo.

*edema con fóvea.* Hendidura que tarda en llenarse, causada por presión aplicada sobre una zona de inflamación.

*edematoso.* Que tiene edema.

*electromiografía.* Una investigación que prueba el potencial eléctrico del músculo y registra la función nerviosa y muscular.

*encordonamiento.* Una complicación de la disección ganglionar axilar que involucra una banda de tejido compuesto por vasos cicatrizados, que corre de la axila hacia el brazo. También se le conoce como *síndrome de la red axilar.*

*enfermedad de Milroy.* Tipo de linfedema hereditario, presente al nacer, en el que hay una ausencia de vasos linfáticos iniciales.

*enzimas.* Proteínas complejas que son capaces de acelerar o producir reacciones bioquímicas específicas a temperatura corporal.

*esclerosado.* Engrosado o endurecido, tal como en una parte del cuerpo.

*estadificación.* Evaluar el grado de desarrollo de una enfermedad. Un estadio es una fase precisa en el curso de una enfermedad; por ejemplo, estadio I o estadio II del cáncer de mama.

*exacerbar.* Incrementar la severidad o agravar.

*extremidad no involucrada.* La extremidad que no presenta linfedema.

*extremidad involucrada.* El brazo o la pierna que presenta linfedema.

*extremidad superior.* El brazo.

*familiar.* Que ocurre en o afecta a diferentes miembros de la misma familia.

*fibroesclerótico.* Fibras que se endurecen en los tejidos.

*fibrosis.* Dispersión de tejido conectivo de tipo fibroso sobre tejido liso muscular u otro tejido.

*fibrosis por radiación.* Endurecimiento o engrosamiento de tejido causado por radiación.

*fibrótico.* Que tiene que ver con fibrosis; tejido más duro de lo normal, con frecuencia conocido como *tejido cicatrizal.*

*filamento.* Una fibra delgada como la que se conecta del tejido conectivo al vaso linfático inicial para abrir las células del vaso que admiten linfa.

*filariasis.* Infestación de los linfáticos por una larva madura del parásito *Wuchereria bancrofti.*

*filtración.* La salida de líquidos del cuerpo, como cuando la sangre y sus componentes se filtran hacia tejidos intersticiales a través de capilares arteriales.

*filtro.* Colar el agua o algún otro líquido para separar materia de partículas.

*fisiología.* El estudio del funcionamiento del cuerpo humano.

*fisiológico.* Funcionamiento del cuerpo humano.

*flavonoides.* Que tiene que ver con flavones, componentes cristalinos que se encuentran en muchas plantas. Se cree que los flavonoides ayudan en el cuerpo al procesamiento de proteínas, bacterias y otros cuerpos extraños.

*ganglio centinela.* El primer ganglio linfático en recibir drenaje linfático de un tumor.

*genético.* Que corresponde al nacimiento u origen, heredado.

*glándulas mamarias.* Glándulas que producen leche que se localizan en la mama.

*hiperactividad muscular.* Activación excesiva de los músculos.

*hipoalergénico.* No es probable que cause una reacción alérgica.

*indicación.* Aquéllo que indica el tratamiento apropiado. Una circunstancia que demuestra la causa, patología o tratamiento de una enfermedad.

*inflamación.* Una respuesta del cuerpo a las células dañadas por lesión o irritación. Los signos de la inflamación normalmente son enrojecimiento, dolor, calor e inflamación.

*inmunidad.* La capacidad de resistir una enfermedad, organismo, otro cuerpo extraño o cáncer.

*in situ.* Confinado al sitio de origen sin invadir tejidos adyacentes.

*insuficiencia cardíaca congestiva.* Condición en la que existe una acumulación anormal de líquido alrededor del corazón.

*insuficiencia venosa.* Circulación anormalmente baja de la sangre que regresa de las piernas hacia el tronco. Puede causar acumulación de líquidos, dolor, venas varicosas y ulceración.

*intersticial.* Espacio entre los tejidos del cuerpo.

*intervenciones.* Acciones cuya intención es prevenir la aparición de una condición, o para mantener o alterarla.

*IRM.* Imagen por resonancia magnética. Prueba que utiliza electromagnetismo, ondas de frecuencia y una computadora para proporcionar una imagen.

*Keflex.* Marca de un antibiótico que es particularmente efectivo en el tratamiento de infecciones de la piel.

*Kinesio Tex Tape.* Cinta elástica de tela que se utiliza en el método Kinesio Taping.

*linfa.* líquido delgado, pálido, transparente y amarillento que baña los tejidos del cuerpo, pasa hacia los canales y ductos linfáticos y se filtra por los nódulos linfáticos antes de ser llevado hacia la sangre por medio del ducto torácico.

*linfangiografía.* Examinación con rayos X de las glándulas y vasos linfáticos después de la inyección de un tinte.

*linfangiosarcoma.* Cáncer raro del sistema linfático.

*linfangitis.* Infección bacteriana del sistema linfático.

*linfático.* Que tienen que ver con la linfa; también, tejido que se relaciona con las glándulas linfáticas, vasos linfáticos o linfocitos.

*linfedema.* Inflamación causada por acumulación de líquido linfático en los tejidos.

*linfedema congénito.* Linfedema que está presente desde el nacimiento.

*linfedema precoz.* Linfedema primario que se desarrolla durante la adolescencia.

*linfedema primario.* Linfedema del cual se desconoce la causa.

*linfedema secundario.* Linfedema que ocurre después de que se daña el sistema linfático debido a cirugía, trauma, radiación o infección.

*linfedema tardío.* Linfedema primario que se desarrolla en adultos, normalmente después de los treinta y cinco años de edad.

*linfocitos.* Glóbulos blancos especializados pequeños que incrementan en número durante una infección y se especializan en destruir proteínas extrañas y en combatir la infección.

*linfocito B.* Ver *célula B.*

*linfocito T.* Ver *célula T.*

*linfogammagrafía.* Técnica diagnóstica que crea una imagen de dos dimensiones de los vasos linfáticos utilizando radioisótopos.

*linfología.* Disciplina dedicada al estudio de linfáticos.

*linfostasis.* Acumulación o estancamiento de líquido linfático.

*lumpectomía.* Resección quirúrgica de un tumor de mama, una pequeña área de tejido circundante y algunos nódulos linfáticos axilares. También se le conoce como *cirugía conservadora de mama.*

*macrófagos.* Células grandes que divagan e ingieren microorganismos u otras células y partículas extrañas.

*malignidad.* Crecimiento canceroso.

*masaje linfático.* Masaje especializado, muy suave que estimula el sistema linfático y mueve el líquido desde una zona del cuerpo que no lo puede procesar hacia una zona que sí puede. También se le conoce como *drenaje linfático manual.*

*mastectomía.* Resección quirúrgica de una mama, algo de tejido circundante y nódulos linfáticos axilares del mismo lado. También se le conoce como *mastecomía radical modificada.*

*mastectomía radical.* Tratamiento quirúrgico para el cáncer de mama en el que se retira el tejido mamario, músculos de la pared torácica, una porción de piel y todos los ganglios linfáticos debajo del brazo. También se le conoce como *mastectomía radical de Halsted.*

*mastectomía simple.* Una mastectomía en la que se remueve únicamente tejido mamario.

*metabolismo.* Cambio químico realizado por células vivas a través del cual se produce la energía para procesos vitales.

*metástasis.* Propagación de células cancerígenas a partes distantes del cuerpo, normalmente a través del sistema linfático o vasos linfáticos.

*Método Kinesio Taping.* Aplicación de una cinta especial a la piel para estimular el movimiento de líquido y reblandecer la fibrosis.

*microbio.* Organismo o bacteria diminuta. Germen.

*moxibustión.* Tratamiento herbal chino.

*National Lymphedema Network (NLN).* Es el principal proveedor de información acerca de linfedema en los Estados Unidos.

*neoadyuvante.* Se refiere a la quimioterapia que se administra para disminuir el tamaño del tumor antes de removerlo quirúrgicamente.

*nódulos.* Ver *nódulos linfáticos.*

*nódulos linfáticos.* Estructuras pequeñas ovaladas que se deshacen de los deshechos que provienen de los tejidos del cuerpo, combaten y producen glóbulos blancos. El cuerpo humano tiene de quinientos a mil quinientos nódulos linfáticos, normalmente agrupados en el cuello, la axila, la ingle, el abdomen y el tronco.

*oncología.* Estudio del cáncer y su tratamiento.

*oncología radioterápica.* Especialidad médica que trata el cáncer a través de radiación.

*oncólogo.* Médico que se especializa en el estudio y el tratamiento del cáncer.

*oxigenar.* Saturar con oxígeno.

*palpar.* Verificar la textura, el tamaño y la localización de partes del cuerpo con las manos.

*paravertebral.* Adyacente o cerca de la columna vertebral.

*pared torácica.* Área del tronco por arriba del abdomen y por debajo de la clavícula que consiste del esternón y las costillas.

*pase con presión.* Un pase del masaje que aplica presión al tejido en una dirección específica. Compare con *pase de liberación.*

*pase de liberación.* Un pase del masaje en que no se aplica presión, pero que mueve la mano a una posición para preparar el pase con presión que va a continuación. Compare con *pase con presión.*

*pectoral.* Área del cuerpo sobre la pared torácica que va desde el hombro hasta la mama subyacente.

*pelota de gimnasia.* Una pelota grande que se utiliza durante el ejercicio, particularmente para obtener y mantener fuerza y flexibilidad. También se le conoce como *pelota terapéutica.*

*pelota terapéutica.* Ver *pelota de gimnasia.*

*peristalsis.* Ola rítmica de contracción a lo largo del aparato digestivo, su propósito es propulsar sus contenidos.

*PET scan.* Ver *TEP.*

*pH.* Escala que indica el nivel de acidez o alcalinidad.

*pycnogenol.* Bioflavonoide que se encuentra en la corteza del pino marítimo francés y en la semilla de uva. Se cree que ayuda a la circulación y a mantener saludables las arterias.

*predisposición.* Susceptibilidad a enfermedad latente que puede ser activada bajo ciertas condiciones.

*prenda de compresión.* Media o manga elástica de tejido apretado que aplica presión a una zona del cuerpo para prevenir que el líquido regrese y se acumule.

*producto de desecho.* Escombros que no le sirven al sistema corporal.

*profiláctico.* Que protege o previene la enfermedad; preventivo.

*proteínas.* Grupo de compuestos muy grande y complejo que está conformado por aminoácidos y que es esencial para el crecimiento y la reparación de tejido.

*prótesis.* Aparato que reemplaza una parte del cuerpo.

*proximal.* Más cercano al tronco del cuerpo.

*quimioterapia.* Tratamiento de una enfermedad utilizando medicamentos altamente tóxicos por vía intravenosa u oralmente.

*radioterapia.* Tratamiento de una enfermedad por medio de rayos X o sustancias radioactivas.

*reabsorción.* Tomar, como en tomar líquido desde el tejido intersticial hacia los capilares venosos.

*reflejo de estiramiento.* Reflejo de contracción de un músculo en respuesta a un estiramiento pasivo.

*rehabilitación.* Restaurar al estado previo normal de forma y funcionamiento después de una lesión o enfermedad.

*respiración diafragmática.* Respiración en la cual se contrae el diafragma y se mueve hacia arriba y hacia abajo. A veces se le refiere como *respiración de barriga* o *respiración abdominal.* Se cree que este tipo de respiración ayuda en el movimiento de la linfa.

*rollo Ethafoam.* Es un rollo de tipo poliestireno de dos a cuatro pies de largo y de cuatro a seis pulgadas de diámetro, se utiliza para el ejercicio.

*selenio.* Elemento químico parecido al azufre; también es un mineral esencial de la alimentación.

*seroma.* Bolsa de fluído que se acumula alrededor de un sitio quirúrgico.

*síndrome de la red axilar.* Complicación de la disección ganglionar axilar en la cual una banda de tejido, conformado por venas y vasos linfáticos cicatrizados, corre desde la axila hacia el brazo. También se le conoce como *encordonamiento.*

*sistémico.* Que pertenece o afecta al cuerpo como un todo.

*sistema circulatorio.* Es el sistema de la sangre, vasos sanguíneos, linfáticos y el corazón, que se relaciona con la circulación de sangre y linfa.

*sistema inmunológico.* Habilidad del cuerpo para protegerse de enfermedad, organismos, otros cuerpos extraños y cánceres. El sistema linfático es parte del sistema inmunológico.

*sistema linfático.* Red extensa y compleja de capilares, vasos delgados, válvulas, ductos y nódulos responsable de la filtración de líquido linfático y de llevarlo desde los tejidos hacia el ducto torácico, que regresa el líquido a la sangre. También juega un papel en la protección del cuerpo contra enfermedades.

*subclavio.* Que se localiza debajo de la clavícula.

*supraclavicular.* Que se sitúa por arriba de la clavícula.

*tamoxifeno.* Medicamento que se utiliza en el tratamiento de ciertos tipos de cáncer de mama que bloquea la acción del estrógeno.

*técnica de liberación miofascial.* Técnica que aplica una presión suave y mantenida a la piel para estirar el tejido cicatrizal.

*tejido conectivo.* Tejido que forma las estructuras de soporte y conexión del cuerpo.

*tejido miofascial.* Capa de tejido que se encuentra justo por debajo de la piel y rodea el tejido muscular, separando las capas.

*TEP.* Tomografía por emisión de positrones. Una prueba diagnóstica de rayos X para evaluar prequirúrgicamente si están involucrados los ganglios axilares, para determinar la estadificación del cáncer.

*terapia de compresión.* Ver *vendaje.*

*terapia descongestiva.* Terapia que reduce la acumulación de líquido en los tejidos.

*terapia física.* Tratamiento de enfermedades por medios físicos.

*terapia física completa (CPT por sus siglas en inglés).* También conocida como *fisioterapia compleja descongestiva (CDP)* o *fisioterapia combinada.* ahora por lo general se le conoce como *terapia linfática descongestiva*. Terapia utilizada para tratar el linfedema. Incluye cuidados meticulosos de la piel, masaje linfático conocido como *drenaje linfático manual (DLM)*, compresión utilizando vendas y prendas especiales, y ejercicio.

*Theraband.* Banda elástica que se utiliza durante ciertos ejercicios para incrementar la fuerza y la circulación.

*timo.* Glándula del pecho, localizada detrás del esternón y entre los pulmones. Es una glándula central del sistema linfático, aloja linfocitos y macrófagos.

*timocito.* Una célula del timo.

*tomografía por emisión de positrones.* Ver *TEP*.

*tórax.* Área del pecho.

*trombosis.* Desarrollo o presencia de un coágulo o un tapón en un vaso sanguíneo.

*umbral de dolor.* Punto en el que se estimulan los receptores del dolor y éste aparece.

*vascular.* Que pertenece a los vasos.

*vaso.* Tubo pequeño en el cuerpo que lleva líquidos tales como sangre o linfa.

*vasos colaterales linfáticos.* Vasos linfáticos secundarios o ramas pequeñas que conectan a los cuadrantes linfáticos.

*vasos colectores.* Vasos en el sistema linfático hacia los cuales drenan los capilares linfáticos.

*vasos linfáticos.* Vasos que transportan linfa.

*vasos linfáticos iniciales.* Las proyecciones en forma de dedos hacia el tejido intersticial donde la linfa entra al sistema linfático; comienzo del sistema linfático. También se les conoce como *capilares linfáticos*.

*VEGF-C.* Factor de crecimiento endotelial vascular C (una hormona). Investigaciones recientes indican que el VEGF-C puede mejorar la función de linfáticos después del cáncer.

*venas.* Vasos que transportan sangre sin oxígeno de regreso al corazón.

*venoso.* Que tiene que ver con las venas.

*visualización.* Lograr una impresión visual de un objeto; imaginarse algo en la mente.

# bibliografía seleccionada

Consultar también la Lista de "Lectura Recomendada" que sugerimos a continuación de esta bibliografía.

Beers, Mark H. y Robert Berkow, MD, eds. *The Merck Manual of Diagnosis and Therapy,* Centennial ed. Whitehouse Station, NJ: Merck Research Laboratories, 1999.

Casley-Smith, Judith R., MD. *Information about Lymphoedema for Patients,* 6th ed. Malvern, Australia: Lymphoedema Association of Australia, 1997.

Casley-Smith, Judith R., MD *Modified Treatment for Lymphoedema,* 8th ed. Malvern, Australia: Lymphoedema Association of Australia, 1999.

Domar, Alice y Henry Dreher. *Healing Mind, Healthy Woman.* New York: Bantam Doubleday Dell Publishing, 1997.

Dorland, W.A. Newman, ed. *Dorland's Illustrated Medical Dictionary,* 24th ed. Philadelphia, PA: W.B. Saunders, 1994.

Foeldi, Michael y Ethel Foeldi. *Lymphoedema: Methods of Treatment and Control,* 5th ed. New York: Gustav Fischer Verlag, 1991.

Foeldi, Michael y Roman Strößenreuther. *Foundations of Manual Lymph Drainage,* 3rd ed. St. Louis, MO: Elsevier Mosby, 2005.

Glanze, Walter D., Kenneth N. Anderson y Lois E. Anderson, eds. *The Signet Mosby Medical Encyclopedia.* New York: Signet/New American Library, 1987.

Hole, John W., Jr. "Lymphatic System". En *Human Anatomy/Physiology,* 6th ed., 716-23. Dubuque, IA: William C. Brown Publishers, 1993.

Halverstadt, Amy y Andrea Leonard. *Essential Exercises for Breast Cancer Survivors.* Boston, MA: The Harvard Common Press, 2000.

Kase, Kenzo. *Illustrated Kinesio Taping,* 3rd ed. Albuquerque, NM: Universal Printing and Publishing, 2000.

Kase, Kenzo, Tsuyoshi Kase y Jim Wallis. Clinical Therapeutic Applications of the *Kinesio Taping Method.* Tokyo, Japan: Kinesio Taping Association, 2003.

Kelly, Deborah G. *A Primer on Lymphedema.* Upper Saddle River, NJ: Prentice Hall, 2002.

Lebed-Davis, Sherry. *Thriving after Breast Cancer.* New York: Broadway Books, 2002.

Schnipper, Hester Hill. *After Breast Cancer.* New York: Bantam Dell, 2003.

Thiadens, Saskia R. J. *Lymphedema: An Information Booklet,* 4th ed. San Francisco, CA: National Lymphedema Network, 1996.

Thomas, Clayton L., ed. *Taber's Cyclopedic Medical Dictionary*, 18th ed. Philadelphia, PA: F.A. Davis, 1997.

Zuckweiler, Rebecca. *Living in the Postmastectomy Body*. Point Roberts, WA: Hartley and Marks Publishers, 1998.

## Lectura Recomendada

American Institute of Cancer Research. *A Healthy Weight for Life*. Booklet E35-WL/F47. Washington, DC. Consultado 7 de Julio de 2005 en http://www.aicr.org/publications/brochures/online/wl.htm.

American Institute of Cancer Research. *Diet and Health Recommendations for Cancer Prevention*. Booklet E36-DH/F31. Washington, DC. Un formulario de pedido de esta publicación se puede encontrar en http://www.aicr.org/information/hp/hpb.pdf.

Anderson, Bob y Jean Anderson. *Stretching*, 20th anniversary ed. Bolinas, CA: Shelter Publications, 2000.

Casley-Smith, Judith R., MD. *Information about Lymphoedema for Patients*, 6th ed. Malvern, Australia: Lymphoedema Association of Australia, 1997.

Connor, Sonja L. y William E. Connor. *The New American Diet Cookbook*. New York: Simon and Schuster, 1989.

Devi, Nischala Joy. *The Healing Path of Yoga*. New York: Three Rivers Press, 2000.

Domar, Alice y Henry Dreher. *Healing Mind, Healthy Woman*. New York: Bantam Doubleday Dell Publishing, 1997.

Gallagher-Mundy, Chrissie. *Essential Guide to Stretching*. New York: Random House Value Publishing, 1996.

Halverstadt, Amy y Andrea Leonard. *Essential Exercises for Breast Cancer Survivors*. Boston, MA: The Harvard Common Press, 2000.

Harmon-Jenkins, Nancy. *The Mediterranean Diet Cookbook*. New York: Bantam Books, 1994.

Hobler, Deborah. *No Less a Woman: Femininity, Sexuality & Breast Cancer*, 2nd ed. Alameda, CA: Hunter House Publishers, 1995.

Hoffman, Lisa, con Alison Freeland. *The Healing Power of Movement*. Cambridge, MA: Perseus Publishing, 2002.

Lasater, Judith. *Living Your Yoga: Finding the Spiritual in Everyday Life*. Berkeley, CA: Rodmell Publishing, 2000.

Lebed-Davis, Sherry. *Focus on Healing Through Movement and Dance for the Breast Cancer Survivor*. Videotape. Morro Bay, CA: Enhancement, Inc., 1998.

McGinn, Kerry A. y Pamela J. Haylock. *Women's Cancers: How to Prevent Them, How to Treat Them, How to Beat Them*, 3rd ed. Alameda, CA: Hunter House Publishers, 2003.

Mitchell, Rita, Bob Arnot y Barbara Sutherland. *The Breast Health Cookbook*. New York: Little, Brown and Company, 2001.

O'Brien, Paddy. *A Gentler Stretch, The Yoga Book for Women.* London, Thorsons, 1992.

Ratner, Elaine. *The Feisty Woman's Breast Cancer Book.* Alameda, CA: Hunter House Publishers, 1999.

Ricks, Delthia. *Breast Cancer Basics and Beyond: Treatment, Resources, Self-Help, Good News, Updates.* Alameda, CA: Hunter House Publishers, 2005.

Schnipper, Hester Hill. *After Breast Cancer.* New York: Bantam Dell, 2003.

Stumm, Diana. *Recovering from Breast Surgery: Exercises to Strengthen Your Body and Relieve Pain.* Alameda, CA: Hunter House Publishers, 1995.

Thiadens, Saskia, R. J. *Lymphedema: An Information Booklet,* 4th ed. San Francisco, CA: National Lymphedema Network, 1996.

Thiadens, Saskia, R. J. *18 Steps for Preventing Lymphedema.* San Francisco, CA: National Lymphedema Network, 1997.

U.S. Dept of Health and Human Services. *Diet, Nutrition and Cancer Prevention: A Guide to Food Choices.* NIH publication no. 87-2878. Washington, DC: Government Printing Office, 1986.

Zuckweiler, Becky. *Living in the Postmastectomy Body.* Point Roberts, WA: Hartley and Marks Publishers, 1998.

# recursos

La tecnología, la ayuda y el apoyo para personas que sufren de linfedema han avanzado mucho. Además de la intrépida Saskia Thiadens y la National Lymphedema Network (Red Nacional de Linfedema), quienes han representado a los pacientes durante varios años, continúan surgiendo nuevos grupos de apoyo, agencias certificadoras, terapeutas y productos. Esta sección contiene varios de ellos.

## Asociaciones y Organizaciones

National Lymphedema Network (NLN)
Latham Square
1611 Telegraph Ave., Suite 111
Oakland CA 94612-2138      Infoline: (800) 541-3259
E-mail: nln@lymphnet.org      www.lymphnet.org
Esta organización sin fines de lucro fue fundada en 1988 por Saskia R. J. Thiadens, RN, para proporcionar información y pautas a los pacientes con linfedema, profesionistas del área de la salud y al público en general. Los servicios incluyen:

* Referencias acerca de centros de tratamiento de linfedema y profesionales de la salud. El sitio de internet proporciona una lista de terapeutas certificados para realizar el tratamiento de linfedema (Note que no todos los terapeutas se registran con el NLN; pueden existir terapeutas calificados adicionales en su área).

* Varias publicaciones disponibles al público acerca del linfedema y su tratamiento.

* Boletines de noticias cada cuatro meses, con información acerca de desarrollos médicos y científicos, grupos de apoyo, amigos por correspondencia, guías de consulta actualizadas y más.

* Cursos educativos para profesionales de la salud y pacientes.

* Una base de datos computarizada extensa.

* Conferencias internacionales bienales.

Lymphology Association of North America (LANA)
P.O. Box 466
Wilmette IL 60091     (773) 756-8971
E-mail: lana@telusys.net     www.clt-lana.org
Hace tiempo encontrar terapeutas calificados en linfedema era una tarea abrumadora. LANA se fundó en el 2001 en respuesta a la necesidad de estándares mínimos de capacidad para el tratamiento de linfedema. LANA es una corporación sin fines de lucro cuyos miembros son profesionales de la salud con experiencia en el campo de linfología y linfedema, incluyendo médicos, enfermeras, terapeutas de masaje, fisioterapeutas y terapeutas ocupacionales.

Para estar certificado con LANA, los terapeutas deben aprobar estándares rigurosos, incluyendo las 135 horas de entrenamiento en TDC; un año de experiencia documentada después del entrenamiento, y 180 horas de anatomía, fisiología, y/o patología a nivel universitario. Los terapeutas se deben recertificar por LANA cada seis años.

The Lymphoedema Association of Australia (LAA)
94 Cambridge Terrace
Malvern, SA 5061, Australia     +61-8-8271-2198, +61-8-8271-8776, fax
Email: Casley@internode.on.net     www.lymphoedema.org.au
Presidente: Judith R. Casley-Smith, PhD, MA, MD (h.c), Prof. (h.c. multi).
La LAA es líder mundial en la investigación y tratamiento de linfedema. Fundada en 1982 por los Dres. John R. y Judith R. Casley-Smith, su misión es llevar a cabo investigaciones, ayudar a pacientes y educar a los pacientes, terapeutas y médicos. También ha sido líder en la investigación y la educación acerca del uso y los beneficios de la terapia descongestiva linfática y de los efectos de los benzopirenos sobre el linfedema.

La LAA tiene una biblioteca de folletos, videos y boletines. Sus publicaciones más recientes incluyen *Modern Treatment for Lymphoedema, High-Protein Oedemas and the Benzo-Pyrones* (para doctores y terapeutas), *Information about Lymphoedema for Patients, Exercises for Patients with Lymphoedema of the Arm* y una *Guide to Self-Massage and Hydrotherapy*. También ofrece grabaciones musicales para acompañar las rutinas de ejercicios, igual que videos de ejercicios, causas del edema, benzopirenos y microcirculación.

International Society of Lymphology
University of Arizona, College of Medicine, Department of Surgery
P.O. Box 245063
1501 N. Campbell Ave.
Tucson AZ 85724-5063     (520) 626-6118
E-mail: lymph@u.arizona.edu     www.u.arizona.edu/~witte
Secretaria General: Marlys H. Witte, MD

Fue fundada para avanzar y diseminar el conocimiento en el área de linfología, establecer relaciones entre investigadores y médicos, avanzar en el intercambio de ideas entre linfólogos, y para fortalecer la investigación experimental y clínica acerca del linfedema.

Lymphatic Research Foundation (LRF)
100 Forest Dr.
East Hills NY 11548
E-mail: lrf@lymhaticresearch.org
Fundadora y Presidente: Wendy Chaite, Esq.
Es una organización sin fines de lucro dedicada a apoyar y promover la investigación linfática. Su misión es fomentar un campo interdisciplinario de investigación que proporciona beneficios de salud a todos los individuos y en particular conlleva avances terapéuticos y a una cura para la enfermedad linfática, el linfedema y alteraciones asociadas. El objetivo inmediato del LRF es incrementar tanto la consciencia pública como los fondos públicos y privados para la investigación linfática.

The North American Vodder Association of Lymphatic Therapy (NAVALT)
833 Independence Dr.
Longmont CO 80501      (888) 4NAVALT (888-462-8258)
www.navalt.org
Es una asociación sin fines de lucro para terapeutas que están certificados en el método del Dr. Vodder de drenaje linfático manual y para personas que tienen linfedema o enfermedades linfáticas. NAVALT lleva a cabo una conferencia educacional cada año abierta a todo el público. También publica un boletín cuatro veces al año que contiene información y estudios de casos acerca de enfermedades del sistema de linfa.

Grupo de ayuda en línea
Lymphedema People      www.lymphedemapeople.com
Foro comprensivo en la red y portal de información para personas aquejadas por el linfedema.

### Programas de Entrenamiento de Linfedema (Norteamérica)

Dr. Vodder School of North America
P.O. Box 5701
Victoria BC V8R 6S8, CANADÁ      (250) 522-9862, (250) 598-9841, fax
www.vodderschool.com
Director: Robert Harris, HND, RMT, CLT-LANA
Ofrece programas de entrenamiento para terapeutas en todas partes de Canadá y los Estados Unidos. También puede proporcionar información acerca de terapeutas certificados en DLM en su área. Su misión es proveer una educación

de la más alta calidad en el método del Dr. Vodder de drenaje linfático manual y terapia descongestiva combinada, y asegurar un nivel homogéneo de practicantes entrenados por el Dr. Vodder School.

Academy of Lymphatic Studies
11632 High St., Suite A
Sebastian FL 32958      (772) 589-3355
www.acols.com
Director: Joachim E. Zuther, CI
Director Médico: Michael King, MD, FACP, FACC
Ofrece programas de entrenamiento extensivos y certificación en el tratamiento de linfedema, incluyendo entrenamiento de médicos, fisioterapeutas, enfermeras, terapeutas ocupacionales y terapeutas de masaje (los terapeutas de masaje deben cumplir con ciertos requisitos para ser aceptados). También mantiene una lista y un servicio preferente para terapeutas que han completado el programa.

CLT-Courses
115 Leyden St.
Decatur GA 30030      (800) 642-3629, (404) 377-9883, ext. 2
E-mail: CLTcourses@cs.com
Director: DeCourcy Squire, PT, CLT, CS-CI
Un afiliado de Casley-Smith en los Estados Unidos. Ofrece un programa de entrenamiento de 135 horas en 17 días que está abierto a doctores, enfermeras, terapeutas físicos y ocupacionales, terapeutas de masaje y asistentes de terapia física y ocupacional.

Lymphedema Therapy Boris-Lasinski School
77 Froehlich Farm Blvd.
Woodbury NY 11797      (516) 364-2200, (516) 364-1844, fax
Fundadores y Directores: Marvin Boris, MD, Bonnie B. Lasinski, PT
Un afiliado de Casley-Smith. Médicos y fisioterapeutas en esta escuela han sido entrenados en terapia compleja de linfedema (TLC) por los Dres. John y Judith Casley-Smith de Australia. Además de proporcionar entrenamiento para terapeutas de linfedema, la escuela opera una práctica dedicada al diagnóstico, tratamiento y manejo de individuos con linfedema primario o secundario, incluyendo el linfedema complicado por heridas abiertas. Se enfatiza la educación del paciente y el autocuidado.

Klose Training and Consulting
110 Highway 35
Red Bank NJ 07701      (866) 621-7888, (732) 530-7888, fax: (732) 530-2802

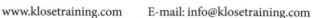

www.klosetraining.com    E-mail: info@klosetraining.com
Director: Lawrence N. Sampson, MD
Proporciona entrenamiento en drenaje linfático manual y terapia descongestiva completa en un curso de 135 horas con duración de doce días. Mantiene los
estándares más altos de entrenamiento basándose en los años de experiencia de
su cuerpo docente, monitoreando los últimos desarrollos en los tratamientos
de DLM-TDC y proporcionando a los estudiantes los mejores materiales disponibles para la educación.

The Upledger Institute
11211 Prosperity Farms Rd., Suite D-325
Palm Beach Gardens FL 33410    (561) 622-4334
www.upledger.com
Directores: Bruno Chikly, MD y Renee Romero, RN
Ofrece un programa de entrenamiento de terapia para linfedema de 140 horas
que dura dieciocho días. Su Health Resource Center se enfoca en los programas de educación contínua, investigación clínica y servicios terapéuticos utilizando la terapia de drenaje linfático (TDL). El centro emplea a más de setenta
docentes profesionales y clínicos que se encuentran en el campus, más de dos
mil instructores entrenados, ayudantes docentes y facilitadores de curso en
Norteamérica, Centroamérica, Sudamérica, Europa, India, Asia, el Oriente,
Nueva Zelanda y Australia. También proporciona al público una amplia variedad de materiales de apoyo y referencia.

Norton School of Lymphatic Therapy
326 Broad St.
Red Bank NJ 07701    (866) 445-9674, (732) 842-4414
E-mail: info@nortonschool.com    www.nortonschool.com
Directora: Andrea Cheville, MD
En la tradición del método Foeldi de terapia descongestiva completa (TDC),
esta escuela entrena a médicos, fisioterapeutas y sus asistentes, terapeutas ocupacionales y sus asistentes, enfermeras y terapeutas en masaje, certificándolos
nacionalmente para volverse expertos en el tratamiento de patologías relacionadas con el sistema linfático.

Centro de Estudios Linfáticos
9945 NW 47 Terr.
Doral FL 33178-1938    (305) 477-6409, USA
E-mail: StudyMLD@aol.com
Directora: Monika Keller, NCTMB, CLT-LANA
Ofrece terapia clínica para el linfedema y enfermedades asociadas; un pro-
grama de certificación completamente acreditado en drenaje linfático manual

y terapia descongestiva completa, y seminarios de especialidad en las áreas de vendaje, pediatría y cuidado de heridas. La clínica opera con terapeutas certificados en linfedema, incluyendo terapeutas bilingües. Las clases son impartidas por instructores Europeos entrenados en el método Foeldi. Los programas de entrenamiento se ofrecen en varios sitios por todo México, tanto en inglés como en español.

Asociación Linfática de México, A.C.
+55 -5396-5861, México
E-mail: asociaciónlinfática@hotmail.com   www.linfedema.com.mx
Asociación civil cuya misión es brindar tratamiento integral a través de un equipo médico multidisciplinario, además de ofrecer la capacitación en el manejo, control y cuidados de la enfermedad a terapeutas físicos, así como concientizar a pacientes, familiares y público en general sobre dicha condición para crear una red nacional en pro del paciente con linfedema.

Programas de Entrenamiento para Linfedema (Fuera de Norteamérica)
Dr. Vodder Schule-Walchsee
Alleestrassee 30, A-6344 Walchsee, Tyrol, AUSTRIA
+43-5374-5245-0, +43-5374-5245-4, fax
www.vodderschule.com
Los Vodder fueron los inventores del sistema de drenaje linfático manual (DLM). En 1967 se fundó la Sociedad para el Drenaje Linfático Manual del Dr. Vodder con el propósito de comprobar los efectos del DLM y crear cursos de estudio para varios grupos profesionales. La escuela ahora ofrece entrenamiento básico y avanzado en el método original Vodder en varios sitios de Norteamérica. Las clases en Walchsee normalmente se imparten en alemán, pero al menos una clase al año se enseña en inglés. La Escuela Vodder tiene listas de terapeutas certificados en Vodder en todo el mundo.

The Foeldi School-Privateschule Foeldi GMBH
Clinic of Lymphology
Rosslehofweg 2-6
79856 Hinterzarten, ALEMANIA
+49-7652-1240, +49-7652-124116, fax
www.foeldiklinik.de
Directores: Dr. Michael Foeldi, Dra. Ethel Foeldi
La Clínica y Escuela Foeldi comenzó a principio de la década de 1980. Entrena a terapeutas ocupacionales y físicos, terapeutas de masaje, médicos, y enfermeras. Recientemente ha agregado clases en inglés orientadas a terapeutas y médicos. La Clínica ofrece programas de tratamiento intensivos para residentes con linfedema.

The Casley-Smith School
94 Cambridge Terr.
Malvern, AUSTRALIA 5061
+61-8-8271-2198, +61-8-8271-8776, fax
E-mail: Casley@internode.on.net    www.lymphoedema.org.au
Directora: Dra. Judith Casley-Smith
Ofrece un programa de entrenamiento en terapia descongestiva completa. Los cursos en Australia fueron suspendidos en octubre del 2004 debido a circunstancias imprevistas. Visite el sitio web para información actualizada.

### Programas de Tratamiento de Linfedema para Pacientes Hospitalizados

Providence St. Peter Hospital, Inpatient Lymphedema Clinic
Department of Physical Medicine and Rehabilitation
413 Lilly Rd. NE MS01B03
Olympia, WA 98506
Preguntas con Anita Wilkinson, RN, al (888) 491-9480, ext. 37646.

### Proveedores y Distribuidores de Productos para Linfedema

La siguiente lista no está de ningún modo completa y su terapeuta de linfedema quizás también podrá dirigirlo con proveedores locales. No apoyamos ni recomendamos ninguna compañía o producto en específico; la lista es simplemente un intento de presentar un amplio espectro de productos que pueden ser útiles en el manejo de su linfedema.

#### *Productos para el Vendaje*

*Bandages Plus*    (800) 770-1032
Distribuidor de suministros para la terapia de compresión. Proporciona una línea completa de vendas, gomaespumas y rellenos, Kinesio Tex Tape, productos para el cuidado de la piel y las lesiones, prendas de compresión, material educativo y clases. Varios de los empleados son terapeutas de linfedema.

*North American Rehabilitation*    (800) 300-5512
www.healthclick.com/nar_main.cfm
Tiene una línea completa de suministros para la terapia de compresión para el tratamiento de linfedema. También ofrece productos educativos. La compañía dice que sus productos pueden ser enviados tres días después de su pedido a cualquier parte los Estados Unidos.

*Bandages Direct*    (866) 99-LYMPH (866-995-9674)
www.bandagesdirect.com
Pertenece a unos terapeutas de linfedema y proporciona una amplia variedad de vendas, prendas de compresión y productos linfáticos para la salud.

*Lymphawrap*     (480) 661-1820
E-mail: lymphawraps@qwest.net
www.lymphawrap.com
Distribuye una variedad de productos para el linfedema, incluyendo Kinesio
Tex Tape, varias marcas de vendas, guantes, hule de espuma y envoltura de espuma. La compañía también es la distribuidora exclusiva de Lymphawrap, una
media sintética tubular conocida por su suavidad y frescura.

*Academy Bandages*     (800) 863-5935
www.acols.com/store.html
Es subsidiaria de Academy of Lymphatic Studies. Proporciona una línea completa de productos para el manejo de linfedema, incluyendo vendas de marca,
hules de espuma, prendas de compresión y accesorios. También ofrece material
educativo.

*Lohmann and Rauscher*     (800) 279-3863
Ofrece una línea completa de productos de calidad para el vendaje y accesorios, incluyendo vendas de corta elasticidad y hules de espuma Komprex.

*Kinesio Tex Tape*
www.kinesiotaping.com
El Kinesio Tex Tape es una cinta elástica, de tela de algodón que se desarrolló
en Japón por Kenzo Kase, D.C. La cinta estimula el movimiento de los líquidos
linfáticos e intersticiales al crear un masaje suave que reduce el edema, el dolor
y mejora la sensación.

### Prendas de Compresión

*BSN-Jobst*     (800) 537-1063
www.jobst.com
Vende prendas de compresión vascular hechas a la medida y prefabricadas,
prendas para el linfedema y ofrece una línea completa de provisiones para el
vendaje.

*Juzo*     (888) 255-1300
www.juzousa.com
Fabrica prendas de compresión para el linfedema. Hechas con Lycra, las prendas Juzo son duraderas y no tienen latex. Juzo ofrece la variedad más amplia de
tallas y estilos de compresión en mangas, guantes/guanteletes y medias.

*Medi-USA*     (800) 633-6334
Fabrica y vende una línea completa de mangas y medias de compresión prefabricadas y hechas a la medida, igual que medias de soporte y terapéuticas.

*Sigvaris*     (800) 322-7744
www.sigvaris.com
Fabrica y distribuye calcetines, medias, mangas y vendas de compresión para alteraciones venosas y linfáticas.

## *Prendas Especializadas*

*CircAid*     (800) 247-2243
www.circaid.com
Ofrece prendas para el tratamiento de linfedema de brazo, incluyendo la prenda de compresión Measure-Up 2001 Arm-Sleeve, y Silhouette, una manga suave de hulespuma que ayuda a los pacientes en el autovendaje. Los productos fueron diseñados por ingenieros, médicos y terapeutas que entienden el linfedema y su tratamiento.

*Peninsula Medical, Inc., The Reid Sleeve People*
(800) 29-EDEMA (800-293-3362)
www.lymphedema.com / www.reidsleeve.com
Distribuye prendas especiales para el tratamiento y el mantenimiento de linfedema, incluyendo la Reid Sleeve, otras prendas de hulespuma suaves, la Contour Line y OptiFlow Products.

*MedAssist Group*     (800) 521-6664
www.medassistgp.com
Distribuye sistemas de contención de extremidad no elásticas, incluyendo el ArmAssist Compression Sleeve. También distribuye el Anodyne Therapy System, un producto que proporciona tratamiento infrarrojo.

*Solaris, Inc.*     (262) 821-6113
www.swellingsolutions.com
Distribuye prendas Tribute, las cuales son mangas de hulespuma suaves que ayudan en la compresión. También distribuye Swell Spots, herramientas más pequeñas de acolchonamiento para ser aplicadas en áreas específicas del cuerpo.

*Tri-D Corporation*     (866) 888-JOVI (866-888-5684)
Es el fabricante y distribuidor de productos Jovi-Pak, diseñados por la terapeuta en linfedema Joanne Rovig. La compañía también ofrece videos de autoayuda y otros materiales para la educación del paciente.

*Lady Grace Mexico*     +55 -5543-0803
www.ladygracemx.com
Distribuye prendas de compresión para linfedema y otros artículos para pacientes que presentan efectos secundarios al cáncer de mama.

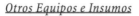

## *Otros Equipos e Insumos*

*Flexitouch*    (866) 435-3948
www.tactilesystems.com
El Flexitouch Lymphedema System está basado en los principios fisiológicos del drenaje linfático manual. El proceso Flexitouch Two Phase Preparation and Drainage infla y desinfla electrónicamente cámaras pequeñas en preparación para que el tronco reciba y evacúe fluidos, luego se concentra en drenar la extremidad afectada.

*Biocompression Systems, Inc.*    (800) 888-0908
www.biocompression.com
Distribuidor del Sequential Circulator Lymphedema Pump, una bomba de terapia de compresión para el linfedema.

*Global Medical Imports, Ltd.*    (800) 568-0868
E-mail: gmiltd_sampsonj@klis.com
Distribuidor de la bomba de compresión conocida como Lymphapress.

*Lymphacare*    (800) 228-1801
www.lymphacare.com
Distribuye productos para linfedema, incluyendo el BioCompression Systems Sequential Circulator Lymphedema Pump, la Reid Sleeve, la prenda de especialidad Med Assist y un sistema de terapia infrarroja. Lymphacare trabajará con compañías de seguro para ayudar con reclamos y reembolso de los productos para linfedema.

## *Dónde Encontrar un Proveedor de Cuidados Complementarios*

Los sitios web de las organizaciones profesionales que se encuentran a continuación presentan directorios de practicantes con licencia en sus respectivos campos.

American Association of Naturopathic Physicians (AANP)
www.naturopathic.org

National Certification Commission for Acupuncture and Oriental Medicine (NCCAOM)
www.nccaom.org

# índice